U0121348

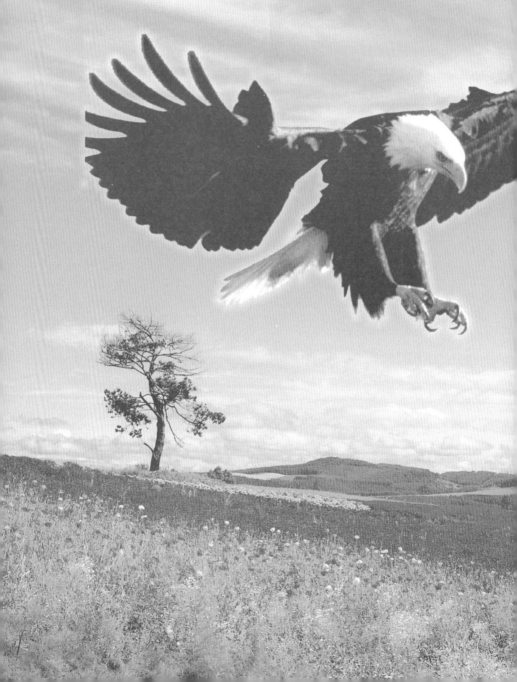

大展好書　好書大展

品嘗好書・冠群可期

中醫保健站：71

新編
清代名醫
醫話精華

張存悌
白　龍　編著
趙文文

大展出版社有限公司

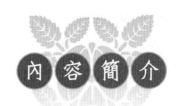

內容簡介

本書仿照秦伯未先生《清代名醫醫話精華》之意，擇其書中所未收者，計 7 位清代名醫的筆記體醫案續編而成，總計近 500 則。

所錄醫案皆係醫話式醫案，其特點通俗如話，涉筆成趣，言之有案，內容充實。所選醫家謝映廬、鄭素圃、吳天士、陳拯生、楊乘六、袁桂生、王蓉塘均係有影響的清代名醫，學驗俱富，或長於傷寒，或長於雜病，或長於溫補，或長於攻下，或精於脈診。特色鮮明，風格各異，啟人心智，堪於取法。

編者選案精嚴，編排有序，綱目清晰，便於研習。本書對鑽研中醫理論、提高臨床水準具有較高價值，適用於中西醫專業人員和中醫愛好者閱讀。

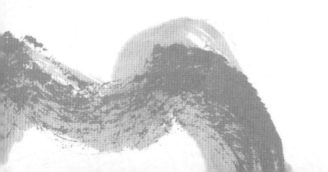

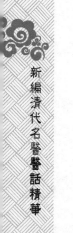

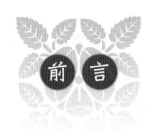

前言

　　「醫家之醫話，猶儒家之筆記，最能益人神明」
（《對山醫話》）。「較之瀏覽醫書尤有趣味，且足
長見識而益智慧」（何廉臣語）。醫話一向是為廣大
醫家和中醫愛好者喜聞樂見的中醫文化體裁。

　　近賢謝利恆先生亦推崇醫話：「醫書所最忌者為
空言無實，又其甚者，採綴群書，絕無心得，陳陳相
因，尤為可厭。……惟醫話則不然，以無門面可拘，
且非確有心得者不能著筆。」民國年間，秦伯未先生
編了《清代名醫醫案精華》一書，因不滿於醫案體例
枯燥，才又編了《清代名醫醫話精華》一書，「爰積
歲成清代醫案書，今復嫌其為體例所拘，未能詳備，
爰擇筆記體者，另輯是編。」

　　概括說來，醫話特點有三：(1)題材豐富廣泛，不
拘一格；(2)語言通俗如話，不同於枯燥的理論說教；
(3)讀者樂於翻閱，「較之瀏覽醫書尤有趣味」。

　　總之，醫話是作者「皆本各個人之閱歷，或話所
聞，或話所見，或話所心得，或轉述師友之見聞，或
指摘醫家之利弊，或憲章先聖之名言。……足長見識
而益智慧」（何廉臣語）。像清代《冷廬醫話》、秦

伯未的《清代名醫醫話精華》等已成醫壇名著，頗受讀者喜愛，至今多次重印。本書即仿秦氏《清代名醫醫案精華》之意，專擇秦氏書中所未收者，計7位清代名醫的筆記體醫案續成本書，名之為《新編清代名醫醫話精華》。

本書具有以下特點：

1.精選名家的醫話佳篇

本書所選謝映廬、鄭素圃、吳天士、陳掬生、楊乘六、袁桂生、王蓉塘均係卓有影響的清代名醫，學驗俱富；所錄醫話皆係佳篇，且均受到後世醫家的推崇，如姜春華教授稱：「古今醫案中對我最有啟發的要算孫東宿的《醫案》、陳菊生的《診餘舉隅錄》，此二書的辨證論治精神強，值得好好學習。」

蔣潔塵先生舉薦最好的醫案範本是《謝映廬醫案》：「該書的一個特點是處方用藥，善於選用成方。它在每一則醫案的後面，都附有一至兩個他所本的成方，而且不偏執經方時方，對初學者來說，此書允稱為最好的醫案範本。」

潘澄廉先生「認為在醫案方面，如《寓意草》、《王孟英醫案》、《謝映廬得心集》、《程杏軒醫案》之類，對症狀的描述、處方的意義、治療的效果等，敘述得較為詳明，端緒易尋。」

2.以醫案為著眼點，綱目清晰

醫話題材廣泛，本書則專輯以醫案為主要內容者，即醫話式醫案、筆記體醫案，冀其語言平實，言之有物，較之一般醫案，醫話式醫案更好讀，「益人神明」。所選醫

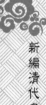

案，係從各家醫案中優中選優，堪為取法者。

除了選案之外，編者對入錄醫案做了若干加工，主要是以病症為綱，合併同類項，同時加了數字序號；另外對某些沒有標題或標題過長者，根據案意新擬了標題，這些都是為了綱目清晰，便於研習。對原文未作改動。

3.所選醫家風格各異，各有所長

所錄 7 家各篇起首附以醫家簡介，他們或長於傷寒，或長於雜病，或長於溫補，或長於攻下，或精於脈診，……特色鮮明，風格各異。清代姚龍光說：「熟讀王叔和，不如臨證多。此乃世醫欺人之語，非確論也。心中無此理解，即臨證百千，仍屬茫然不悟。所以，多讀名賢專集為第一義。」

本書可以說是薈萃了 7 家「名賢專集」。

4.與《清代名醫醫話精華》互為補充

秦伯未先生的《清代名醫醫話精華》，雖說收錄了 20 位名家的醫話精品，然而清代醫話畢竟「作者如林」，名著林立，難免遺漏。本書即揀秦氏未錄者，尤其是少見的醫案佳作，發掘出來以補其不逮。其中如陳掬生的《診餘舉隅錄》、楊乘六的《潛村醫案》、袁桂山的《叢桂草堂醫案》至今迄少單行本，市面上根本找不到，而王蓉塘的《醉花窗醫案》則是手抄本，允稱珍稀。

在此謹向原文作者表示衷心的感謝。參與本書編著的還有楊洪云、史瑞鋒、車群、聶晨旭、李昊、王波、呂濤、李新等，謹此一併致謝。

張存悌

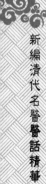

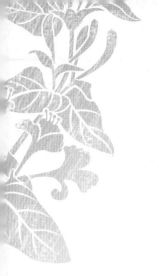

目 錄

一、陳搯生醫話

二、謝映廬醫話

三、吳天士醫話

新編清代名醫醫話精華

四、袁桂生醫話

七、楊乘六醫話

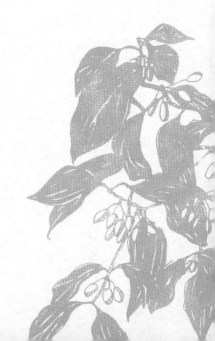

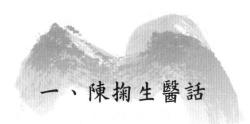

一、陳掬生醫話

陳廷儒，字掬生，陽湖（今江蘇省武進縣）人，清末江蘇名醫。著《診餘舉隅錄》，分列 54 證，凡時病、內、外、婦、兒各雜症幾乎盡備。「因讀其一案，即可貫通或因寒、或因熱，或因虛、或因實之同證各病，所謂舉一隅，反以三是也。」

《珍本醫書集成》刊於 1936 年。「本書的特點是寓醫案於論證之中，每論一症，先剖析病源，後列舉緣由迥異之案例，分別審因論治，讀其醫案之一二，即可貫通或因寒、或因熱、或因實之同證各病，所謂任舉一隅，皆資反三，書中還痛斥庸醫陋習，進一步闡明了醫理」（《珍本醫書集成·序》）。書中時見警句卓識，惜原書印行不多，今已難覓，允宜再刊傳播。

❶ 四時感冒虛脫證

春夏地氣上升，秋冬天氣下降，人在氣交中一呼一吸與時消息，間有不和，名曰感冒。病本輕，平人患此表散和解便癒。若係虛人，初起施治即當標本兼顧，於祛邪中寓扶正法，否則虛虛之禍，變不可言。

丁亥，余授徒於家，及門梅錦培病感冒。一月後病勢由重轉危，一二時流斷為立斃。其家請診於余。余視之，身熱未清，神氣已極昏弱，脈象微不可辨，似有若無，時蓋胃虛欲脫，非補不治。因急飲以參湯，少頃又與以米湯，米湯後，再繼參湯，更番迭進，一日數次。

　　明日復診，脈來有神，惟夜不安寐。獨參湯外，又用冬地歸脾湯，並戒其家曰：「飲劑後必安睡，安睡後必大便，防脫，須多備參湯以待。」及飲藥一時許，果睡甚酣，夜半果大便，便時汗大出，如欲脫狀，頻飲參湯，得無恙。越日又診，身熱已退，神識亦清，後以補中益氣湯、八珍湯等方，出入加減，溫補而痊。

　　或問曰：「前醫皆云此症不可服參，獨先生見之，即知非參不起，何也？」

　　余答曰：「參之用不用，視證之虛不虛，人惟邪熱積滯大實證，誤用人參釀禍最酷。乃世俗鑑此，視人參如砒毒，雖病至虛危欲脫，亦禁服參，未免太愚。夫虛者於參，譬如飢者於食，渴者於飲，實有相需以養，相賴以生之勢。惟其人不飢而食，不渴而飲，所以停積為災。使見停積為災，遂疑飲食非生人之具，甘飢渴而死，有是理乎？喻嘉言曰：人受外感之邪，必先汗以驅之。惟元氣旺者，外邪始乘藥勢以出。若虛弱之人，藥力外行，氣從中餒，輕者半出不出，重者反隨元氣縮入，發熱無休，故表藥中必用人參三五七分，稍助元氣，為袪邪之主，庶使邪氣得藥，一湧而出。又曰：傷寒專科從仲景至今，明賢方書，無不用參，今日單除不用，全失相傳宗旨，使體虛之人百無一活，曾不悟其害。由是而思，能為虛人必用之

藥，彼不敢用參者，盍味斯言。」

❷ 春溫夾滯證

冬令寒邪，伏藏少陰，至春寒化為火，發於少陽，由
內而出，名曰春溫，與傷寒邪由外發不同。昔人治春溫，
以黃芩湯為主方，若因感受外邪，引動在裏伏熱，則先辛
涼以解新邪，繼進苦寒以清裏熱，緣溫邪忌散，不與暴感
門同法故也。使誤散之，胃汁劫盡，症必轉危。

乙未春，余客上海。凌少遺之母，年近花甲。患春溫
證，兩旬後身熱汗出，譫語神昏，食不進，寐不安，勢已
垂危，似不可治。來延余診，切其脈虛細而疾，望其舌苔
膩而黃。令按胸脘問痛否，聞伊答曰痛，出話聲音頗有清
朗之致。外象雖危，中氣未敗。核脈審症，明是邪入營
室，陰液被劫，脘中更有積滯未消。用羚羊清營湯加枳實
二劑，熱止神清，脈象亦靜，惟神疲氣弱，不思飲食。改
用加減復脈法，二劑，胃氣漸蘇，神識亦振。再承前方去
二冬加黃蓍、白朮，溫補而癒。

按春溫證，隨地有之，上海為多。蓋東南地氣，溫於
西北，上海一隅，尤偏於東，至春令木旺，天氣與地氣合
同疏洩，不能無偏勝之弊。主治者若知救弊補偏，得其道
矣。

❸ 夏熱失治證

夏至以後，炎暑司令，相火用事，其人伏邪久鬱，適
隨時氣暑熱一朝勃發，名曰熱病。及早清之，本無大害，
特恐拘守六經分證，仍用傷寒法治，勢必轉重轉危。

庚寅夏，余客天津。金陵張君臥樓患病二旬，來延余診。脈浮細而疾，面赤舌赤，目呆耳聾，神昏譫語，身熱汗出，煩躁不寐者八日，米飲不進者六日，小便短赤，大便先溏後結。令人按其脘腹，拒不欲按，至少腹更不能按。明是大熱之證，中有結糞，非急為清下不可。

因合白虎、承氣，去厚朴、粳米，加元參、花粉、竹葉、蘆根為方。並告其僕曰：「服藥外，恣飲西瓜水。」余去又有醫至，慮病久正虧，所藥過峻，不敢與服，改用牛黃清心丸法。入夜，猝起發狂，越戶，仆地，舉室駭然。其僕記余臨去時，有恣飲西瓜水一語，即用西瓜取水飲之。神稍定，扶而入。

比明又延余往，見證較昨益危，詢知其故，因告之曰：「釜底抽薪之法，古人正為此等熱證設也。不通下竅，則上、中二焦火清亦無功，余豈不揣病情，輕以猛藥與人者？實因勢已垂危，不如此則不救，迫於弗得已也。」仍用前方加小生地、麥冬，飲藥一時許即安睡。至夜大便一次，明晨又大便一次，神識俱清，能進粥飲。即日又診，比余至時剛午刻，神識又昏，人謂此必病退正虛之兆，余曰：「不然，面色尚赤，脈象尚數，按至少腹，尚有欲拒之狀，見證仍實而不虛，神識復昏，實緣巳午二時，陽氣極盛，外火引動內火，相因而熾故也。」今再服前藥一劑，服後睡如昨，便亦如昨，從此神清，不復昏矣。後去生大黃、芒硝，專服石膏、生地等藥至六十餘劑，每劑膏、地必用兩許，並飲西瓜至三石而後瘥。

夫此症起於五月，重於六月，其為熱病明矣。古人治熱病以白虎湯為主，後賢劉河間創議分三焦投藥，以苦辛

寒為主，治法俱在。乃俗工不知早為之所，致兆焚如，迨勢已垂危，又欲救車薪以杯水，名為慎重，實則因循。幸而氣血尚充，稍延時日，否則火性至暴，頃刻燎原，雖有盧扁其及抽薪於釜底耶？

❹ 秋燥脫肛證

春分以後，地氣動而濕勝；秋分以後，天氣肅而燥勝。秋燥致病，氣分先受，治肺為急，人皆知之。然肺與大腸相表裏，其為金也則一。燥從下受，往往大腸液涸，症轉為危。

辛卯秋，入都應試畢，吾友史怡之遣人持書，邀余往診。脈象細數，舌微有黃苔而乾，大腸燥結，便後脫肛。人見形容瘦弱，以脫肛為氣虛，進以補中益氣湯加味，遂至異常疼痛，日夜呻吟，安寐既不能，飲食尤少進。

余思瘦人多火，此症係伏火為患，現屆秋月燥令，燥火二氣相併，庚金受灼殊甚，又服補氣之劑，火得補而益熾，病安得不劇？因用地冬潤腸膏二劑，大便潤，疼痛平，能安睡矣。再用生地黃煎去竹瀝、薑汁，三劑，諸恙大減，飲食如恆。後又服滋養藥，十餘服而癒。

論脫肛一證，小兒氣血未壯，老人氣血已衰，或產育及久痢用力過多，每患此疾。《難經》云：大腸與肺相表裏，肺藏蘊熱則閉，虛則脫，須升舉而補之。蓋緣氣虛不能約束故也。後人宗其議，遇脫肛證，不問何故，率用補中益氣湯為主方。

豈知治者愈是，病者愈苦，症情百出，安能以一法繩乎？如此證，燥火爍金，非清潤不可，若一於升補，邪愈

實，血愈枯，後恐變不可測。昔人於大腸燥結門有氣血耗竭，嘔逆不食，便如羊矢之戒，豈無所見而云然哉？

❺ 冬月傷寒兩感證

霜降以後，寒邪直入三陰，謂之直中傷寒，治有溫熱一法。若由三陽傳入三陰，謂之傳經傷寒，在外為寒，入內為熱，按經施治，宜散宜清。而且六經傳變，厥名甚多，有循經傳，有越經傳，有首尾傳，有表裏傳，其症以表裏傳為至重，即傷寒兩感證也。一日太陽與少陰同病，二日陽明與太陰同病，三日少陽與厥陰同病，以其陰陽俱病，欲汗則有裏證，欲下則有表證，來勢極重，辨之不早，頃刻害人。故《內經》、仲景皆云必死，並不言所治法。愚竊謂兩感證外寒內熱，即冬溫證又感重寒而發者，隨其邪之輕重，按證施治，未必絕無挽回。

吳鶴皋曰：易老製大羌活湯，用羌活、獨活、防風，防己、細辛、川芎、白芷、蒼朮、黃芩、黃連、知母、生地、生甘草，意謂傳經者皆為陽邪，一於升陽發散，滋陰養藏，則兩感之淺者尚或可平。所論與愚意頗合。

至乙未冬，余客上海。有茶業王某患傷寒證，身熱惡寒，頭痛項強，口乾煩渴，溺赤便燥，舌苔黃色，脈來浮舉則緊，沉按則數，表有寒，裏有熱，內外邪俱盛，非太陽與少陰同病之兩感證乎？

余即師大羌活湯之意，用麻黃、紫蘇、荊芥、防風以散外寒；用石膏、知母、元參、生地以清內熱；又加枳殼、陳皮利其氣而為之佐，重劑投之，兩服而瘳。可知傷寒兩感證，即冬溫感寒，外寒內熱證，本無不治。其云必

死者，為誤治者言之，非謂概不可治也。其不言治法者，欲後人將六經條治之法，融會貫通，權其表裏寒熱，分緩急而施治，故不復為贅言也。至六日死三日死之說，亦謂症情危急，圖治當速，遲則無及耳。豈真計日待死，絕無法治哉？方書此類正多，不可不思。

❻ 精氣不足衰證

人生五十始衰，過此以往，全賴隨時節養，設或勤勞太過則衰甚矣。

癸巳夏季，應試入都，貴大司寇來延余診。據云：去冬即有小恙，至春其恙大發，醫藥迭進，轉重轉劇。延今數月，食不甘，寐不安，面燒齒浮，溺澀便澀，心悸汗出，肢弱體疲，耳不足於聽，目不足於視，語不足於音，一切精神尤為彷徨。余切其脈，浮舉似弦，沉按又微，知是血氣大虧，風陽不潛所致。先用濟陽息風之劑加補益以佐之，五盲稍可用，四肢較有力矣。再用補氣養血之劑，頻增減以治之。心神雖不足，眠食可如常矣，餘症亦就痊矣。原此症由來，因於日勞心太過，精氣受戕，遣病起初又治失其宜，所以衰羸至此。

前於虛人感冒證，特申扶正祛邪，標本兼顧之說。蓋欲主治者，遇此等虛弱症情，為之早籌全局也。至論病後攝養，要藥有二，大法有三。所謂二者何？一曰鹿茸，二曰人參，蓋非茸不能補督脈之精，非參不能補五臟之氣。所謂三者何？一曰益，二曰復，三曰恆，益者益其正氣，復者復其元精，恆者恆久而後奏功。

竊見今人，有病後失手調理，終身羸弱不堪者，是氣

之傷也；有病未復元，即起勞役，時癒時壞，後竟無可挽回者，是精之奪也；有病癒後，急需調養，聽人訛說，謂補藥不宜多服，因循自誤者，是功敗於垂成也。惟有明理人，知精與氣為吾身至寶，既虧損於前，思補救於後，當病後元氣未復，除藥餌外，起居必慎，飲食必調，雖累月累年不忍或勞，非自逸也。蓋養氣蓄精，猶欲出其身以有為，不敢輕於嘗試也，則聖賢存心養性之功也。

氣血兩損弱證

人生二十曰弱，弱者，血氣未充之謂；當血氣未充時，勞乏以致疾，怯損已成。

己丑，內親蔣丙炎，時十九歲。四月中，害目赤方癒，五月初即應試澄江。北返，又病暑溫，時而治癒，時而勞復，如是者數旬。其家疑醫藥無功，禱於神，服仙方月餘，病益劇，速余往視。脈細如絲而數，忽寒忽熱，咳嗽喘促，口吐清涎，間有紅絲，自汗腹痛，室中略行數步，汗喘即甚，痿頓不堪。其家問病可治否？余答曰：「怯損已成，姑念年少，試設法以挽回之。」用十全大補湯、生脈散、香砂六君丸等方，出入加減治之。

數旬後，忽壯熱不退，知是感冒外邪所致，另用紫蘇煎湯沖飲，得微汗，熱即退。又數旬，忽腹痛下痢，知是正氣得理，邪無所容故，另加川連數分因勢利導之，痛痢即止。又數旬，因怒火上升，忽於午前面赤神昏，兩足逆冷，知是命火上泛，非引火歸元不可。另以金匱腎氣丸一兩，分作三服，交巳刻，先用開水送下，並用火爐烘足，浮火即平。是症也，共治百數十日，症雖屢變，所藥不

變，隨時隨症略加數味而已，居然逐決奏功，終收全效。使所見不確，施治不專，有不因循貽誤者乎？

迨病癒後，里中有老者見之，驚為異，踵余門求治數十年老病。余曰：「某病所以能挽回，固由醫藥功，亦由年華富。蓋年未弱冠謂之少，年將花甲謂之耆。少如春初草，勾萌甫達，常存生長之機；耆如秋後林，枝葉雖繁，隱寓衰殘之象也。惟事亦不必以常理拘耳，嘗見世之人，老而強每勝於少而弱，是知人定亦許勝天。齊邱子曰：松柏之所以能凌霜者，藏正氣也；美玉之所以能犯火者，蓄至精也。惟人亦然，子能藏氣蓄精，即卻病延年之道矣。」書一調補方與之，老者乃欣然而去。

❽ 咳嗽內外因證

肺為五臟華蓋，體本清虛，一物不容，毫毛必咳，有外感六氣而嗽者，有內傷七情六慾而嗽者。治當先其所因。

癸巳冬，余寓天津，高君誠齋之室，晨起即嗽，至暮尤甚，連咳不止，延余往診。切其脈浮虛細數，知是寒束於表，陽氣併於胸中，不得洩越所致。用利膈煎治之，下咽即安。又曹某，每日午後，必發乾咳嗽聲，病已年餘，問治於余。切其脈，六部中惟左尺沉按則數，知陰分至深處有宿火內伏，故午後陰氣用事時，上衝於肺而咳。

朱丹溪所謂火鬱之乾咳嗽，證最難治也，余用杞菊地黃丸意，加減治之，十餘劑而癒。丙申冬，余又至天津，周菁我大令患咳嗽症甚劇，終夜不得臥，來速余診，切其脈六部細數，右關尺按尤有力，知是大腸溫邪上乘於肺而

咳。用芩知瀉火湯加減，十數劑而治癒。

丁酉夏初，江君鏡泉，子後午前咳嗽痰多，並見筋骨痠痛，食少神疲等症。余診之脈來緩弱，知是脾虛寒侵，用理中湯加味溫補而癒。此數證也，或表或裏，或虛或實，或寒或熱，如法施治，應手奏效。

故先哲有言：咳嗽雖責之肺，而治法不專在肺，誠以咳嗽受病處，不盡屬於肺也。今人但知咳不離乎肺，凡見咳嗽，即以辛藥治之，一切咳嗽不因於肺者，纏綿不已，永無癒期。迨至勞證將成，乃歸咎於肺氣不充與肺陰不足。今試問氣何以不充，陰何以不足，非緣過服辛藥，肺經受傷之故歟？使能先其所因，不沾沾於治肺，則咳早平而金不受困，其得失為何如耶？

❾ 咳嗽吐血大腸火證

吐血一證，有心、肝、脾、肺、腎之分，或咳血，或嘔血，或唾血，或咯血，或間血絲，或成盆或碗，辨清表裏、陰陽、寒熱、虛實，按證施治，無不癒者。特恐病家自認為勞，醫家亦誤認為勞，畏首畏尾，因循從事，貽誤滋多。

庚寅冬，余客濟南。楊君景澄，病咳嗽吐紅，醫用地榆、歸尾、前胡、橘紅等藥治之，旬有餘日，轉重轉劇，來延余診。切其脈濡而數，右尺獨疾，舌根有緊貼黃色薄苔，明是大腸火逆，上灼肺金，咳傷血膜，血隨痰出。遂宗朱丹溪法，用三黃瀉心湯加味，數劑吐紅止，咳嗽平。後又減三黃加參耆，調理而癒。

丙申正月初，余旋里，吾友李經誼病。據云：初起不

過咳嗽，未幾氣喘，未幾吐血，延今月餘，病益加劇，腰痛不堪。余切其脈，右尺滑疾，明是大腸火盛，上衝於肺所致。用槐花降氣湯一劑，大便下紫黑血，咳喘漸平。再劑吐血止，腰痛輕，後承是方加減而癒。

此二君也，一則體瘦，一則體肥。肥人多濕，故燥而清之；瘦人惡燥，故潤而清之。受病雖同，用藥是異，未可混施耳。或以瀉心方用大黃苦寒為疑，余曰：火盛則血不歸經，用大黃無他，不過瀉亢甚之火耳。李士材曰：古人用大黃以治虛勞吐衄，意甚深微，蓋濁陰不降則清陽不升，瘀血不去則新血不生也。所恐俗工辨證不明，遇內傷挾寒，亦用大黃罔不殺人。蓋陽虛陰必越，營氣虛散，血亦錯行，須用理中湯、甘草乾薑湯以溫其中，血始歸經。較前二證，或寒或熱，有天壤之別，不可不知。

❿ 喘因伏暑證

喘之為病，有風寒，有暑濕，有痰壅，有氣鬱，有水氣上泛，有火邪上衝，致喘者不一端，要不越表裏寒熱虛實之分。先哲有言：治病以辨證為急，而辨喘證為尤急。蓋見庸工治喘，拘守偏見，不能隨證施治也。

茲姑舉其一。

壬辰秋，余至天津。適張漢卿觀察病氣喘甚劇，終夜不得臥，綿延已月餘，邀余往診。脈虛細數，審是夏季伏暑未清，陰虛火升為患，用潤氣湯加石膏，一劑喘嗽減，能安睡矣。後承是意加減，兩旬餘而癒。當初治時，有聞方中用石膏，傳為大謬者。愚思證起六月，暑邪內伏，非石膏不解，何謬之有？彼以石膏為謬者，殆患喘而不敢用

石膏者也。否則辨證不明，誤用石膏治寒喘，未得其法者也。夫仲景續命湯、越婢湯等方，俱加石膏以為因勢利導之捷訣。李士材治暑致喘，用白虎湯。

古人治火邪上衝，喘不得息者，罔不借石膏以為功。蓋暑喘用石膏，猶之寒喘用乾薑，虛喘用人參，實喘用蘇子，不遇其證則已，既遇其證，必用無疑。俗流信口雌黃，原不足辨，所不能不辨者，此等喘證最頑，瘥未幾時，倏然又發，投劑稍差，貽誤非小。

丙申冬，劉偉齋大令之令郎，病喘甚劇，數日一發，發則頭痛身熱，轉側呻吟，苦不可堪。余切其脈，右部虛數，左更微不可辨，按久又似有數疾情狀，知是陰虛陽盛，與以冬地三黃湯，喘勢漸平。繼減三黃進以參蓍，調養而痊。丁酉夏，因勞復發，他醫以頭痛身熱為外感而用溫疏，以形瘦脈微為中虛，而與補益，病勢又劇。余仍前清養治法之，旬餘而癒。

可見喘係宿疾，多由氣質之偏，不得以尋常脈證相例，總恃臨證者隨時論病，隨病論治，陰陽虛實辨得清耳。

⑪ 嘔噦虛寒證

嘔噦有氣血多少之分，有寒熱虛實之異。實而熱者，清之瀉之，可以即瘳；虛而寒者，溫之補之，不能速癒。

壬辰秋，余客天津。張鴻卿觀察來速余診，據云，夙病嘔吐，延今偶觸涼風，即泛冷涎，若將噦逆者然。余切其脈沉細而遲，知是積寒久鬱，非用大熱藥不足消沉痼之逆冷，不能復耗散之元陽，用四逆湯加味，重劑與之，每

劑用附子一兩，共服至百數十劑，宿恙始瘥。

或問：「附子秉雄壯之質，用至一兩，不嫌多乎？」

答曰：「大寒證非用斬關奪將之藥不治，惟附子能通行十二經，無所不至，暖脾胃，通膈噎，療呃逆，同乾薑則熱，同人參則補，同白朮則除寒濕如神，為退陰回陽必用之味。近世疑而不用，直待陰極陽竭而用已遲矣。古人於傷寒陰證厥逆直中三陰，及中寒襲陰，雖身熱而脈細，或虛浮無力者，俱用附子以溫理之；或厥冷腹痛，脈沉細，甚則唇青囊縮者，急須生附以溫散之。東垣治陰盛格陽，面赤目赤，煩渴引飲，脈來七八至，按之即散者，用乾薑附子湯加人參。余於此證，附子外又加乾薑、吳茱萸、白朮、人參，服至百餘劑而止，可見陰寒痼結，非重劑不為功也。」

⑫ 面痛虛寒證

面為陽明部分，而陽維脈起於諸陽之會，皆在於面，故面痛多屬於火。惟火有虛火，有實火。實者可清，虛者不可清。

乙未，余客上海。有張姓妾，小產後，兩眼中間常有一星作痛，病已經年，問之諸醫，莫名所以然。余切其脈細弱而遲，知是平素血虧，小產後血尤虧，血虧則氣虧，氣虧即火虧。遂合當歸補血湯、膠艾湯加吳茱萸、牛膝、肉桂為方，溫補而癒。

考《內經》察色篇，以兩眼之間屬心。《內經》又云：心之合脈也。又云：諸脈皆屬於目。西醫亦云：心體跳動不休，周身血脈應之而動。可知脈為心血貫注之所，

目又為血脈交會之所。今兩眼間作痛，其為心中血虛無疑。何則？《經》云：諸痛皆屬於心。又云：諸痛皆屬於熱。又云：心主血，心惡熱。夫熱，陽也；血，陰也。陰非陽不生，陽非陰不守，陰耗則陽氣獨亢，無所依附，勢必循脈上浮，湊於兩眼之間，安得不痛？

余以補血為君，補氣為臣，補火為佐，引熱下行為使，病果應手而效。在麻衣相法，指兩眼中央為山根，吾將以山根痛名之，附於眉棱痛、眼眶痛之後云。

⓭ 心胸痛虛寒證

心痛一證，《靈樞》有腎心痛、胃心痛、脾心痛、肝心痛、肺心痛、真心痛之分。蓋五藏之滯，皆為心痛。

《金匱要略》用九痛丸治九種心痛。後人以飲食氣血、寒熱悸蟲痓別之。雖祖此義，實未盡《內經》之旨，約而論之，要不越陰陽虛實。然實而屬陽者易瘳，虛而屬陰者難癒。

庚寅冬，余至山東。有友朱漢舲患心胸痛，或數日一發，或一日數發，如是者六七年。余切其脈濡數少神，知是肝脾心痛，既寒且虛，與以溫補重劑，服之有小效，無大效。因思證係中空，甘草可滿中，並能緩急止痛，仍前方加炙甘草至一兩，痛果大癒。但此症由境遇不遂所致，且患已數年，除根不易。

其時有謂炙甘草一味，前方已用五錢，今又加至一兩，毋乃太多者？余曰：「甘草生用氣平，炙用氣溫，其性能協和諸藥，故有『國老』之稱。昔仲景甘草湯、甘草芍藥湯、甘草茯苓湯、炙甘草湯，以及麻黃、桂枝、葛

根、青龍、理中、四逆、調胃、建中、柴胡、白虎等湯，無不重用甘草，惟遇嘔吐腫滿、酒客諸濕證，概禁不用，則以用藥治病有宜忌之分也。」

世俗治病，不明宜忌，甘草一味，重用不敢，不用不能，凡立一方，但用數分，以為如此乃兩全之計也。不知其計愈巧，其識愈庸。汪訒庵曰：時醫用甘草，不過二三分而止，不知始自何人，相習成風，牢不可破，殊屬可笑。曷為可笑？蓋笑其庸耳。

⑭ 腹痛宿證

腹痛一證，有熱有寒，有氣有血，有濁有蟲，有實有虛，有內停飲食，有外感風寒，有霍亂，有內傷。治苟如法，雖數年宿恙，不難應手奏功。

壬辰冬，余寓天津。蘇州嚴某，每於申時後子時前，腹中作痛，上乘胸脘，甚至嘔吐，靜養則痛輕而緩，勞乏則痛重而急。病經十年，醫治不效。余切其脈，虛細中見弦數象，知是氣血兩虧之體，中有酒積未清，故至申子二時，蠢然欲動。嘗見書載祝由科所治腹痛證一則，與此情形頗合，惟彼專去病，故用二陳湯加川黃連、神麴、葛根、砂仁。而此則病經多年，正氣既虛，陰血亦損，法當標本兼顧。因師其方加參、朮、地、芍治之。服至十數劑，病果由重而輕，由輕而痊矣。

當此證初癒時，十年夙恙一旦奏功，人聞其異，索方視之，以為效固神奇，藥乃平淡，莫名所以然。殊不知治病原無別法，不過對證用藥而已。藥與症合，木屑塵根皆生人妙品，豈必靈芝仙草，始足卻病以延年。

⑮ 少腹痛火證

少腹正中為任衝分野，兩旁為厥陰肝經分野，其痛滿有三：曰燥結，曰熱結，曰血結，皆為內有留著，非虛氣也。

甲午，都中有胡某，少腹氣痛，上衝兩脅，旦夕呻吟，甚且叫號，並見面赤汗淋、溺少便結等症，來延余診。切其脈痛極而伏，按之許久，指下隱隱見細數而浮之象。審是陰不濟陽，陽氣熾張，橫逆無制所致，法當敞通下竅，使濁陰不上干，諸症斯已。用清潤湯加羚羊角，一劑二便通，痛遽平。後承是方加減而癒。

時有自命為知醫者，進而問曰：「熱則流通，通則不痛，凡治腹痛，總以溫通為宜，今用清利，其偶然乎？」

答曰：「固哉，子之論治病也。夫熱則流通一證，是與寒則凝滯對待而言；通則不痛一語，是統言寒熱虛實，通字當作和字解，猶言和則不痛也。今子牽合言之，是誣書之通者而不通矣，其能令病之不通者而通乎？且溫通與清利，治法何常之有？子謂治腹痛總以溫通為宜，此等識見真如井底蛙。蛙日處井中，因以為天極小，只有寒氣與濕氣，殊不知井以外，風火燥暑四氣，較寒濕而倍之，並寒濕二氣，久之亦從火化乎？況乎五志之火，六慾之火，七情之火，人固無在不與火為緣乎？惟寒邪初中，寒食留結，或房勞致損，或力役致傷與夫病久誤治致虛，則不得用清利之劑，又當溫而通之，更溫而補之。總之病無定情，治無定法，可溫則溫，可清則清，可通則通，可補則補，隨症論治而已。若執一見以治病，其不誤人者幾希。」

⓰ 疝痛新久虛實證

《內經》云：任脈為病，男子內結七疝：沖疝、狐疝、癩疝、瘕疝、潰疝，水疝、厥疝是也。又有偏墜、膀胱氣、小腸氣，其病亦與疝等。

或因寒積，或因濕熱，或為氣，或為血，或為虛，或為實，治之者明辨無訛，可矣。

乙未，余寓上海。有寧波孫某患疝證，據述：腰以下牽引作痛，丸囊皆腫，午前輕，午後重。病經四年，迭治不效。余切其脈，虛數細弱，知是下焦濕濁，未能早除，留戀四年，真元受損已極，非大為補正，更佐溫化不可。

用十全大補湯加川楝子、橘核、吳茱萸為方，數十服而癒。

丙申春，王君舒仲患左丸偏墜，有筋作痛，牽連及腰，脈來沉數，尺較有力，知是濕熱蘊伏下焦，非急為清化不可。余用大力軍湯加川黃柏、製殭蠶為方，十數服而癒。

庚寅夏初，余客天津。楊藝芳觀察之族姪某，病小腹痛，牽引睪丸，轉側呻吟，勢不可忍，並時見吐逆等症。醫與溫補藥不效，飲食少進，夜寐不安，病情尤劇，來延余診。脈象遲緩而濇，余思溫補頗是而不見效，緣桂、附不得乾薑不熱也，仍前方加乾薑五分，服後吐逆即平，惟少腹及腎丸痛如故，而脈象頓數。蓋前此火為寒鬱，今則寒從火化。治有先清而後溫者，亦有先溫而後清者。陽以濟陰，陰以濟陽，調劑至歸於平而已。用地黃湯去山茱萸加川黃連、黑梔，數服而癒。

以上三證，一則溫而補之，一則清而導之，一則始溫

補而終清理之，均應手而效。可知疝證雖小，不能執一法相繩也。

⑰ 腿痛氣血虛實證

腿痛一證，有氣血、風濕、寒熱、虛實之殊，治法亦有標本之別。

戊子冬，吾同里友楊懷冰，因母患腿膝痛，不能屈伸，稍動即酸楚難忍，經數醫診治，飲食減而神益疲，邀余往診。余切其脈，虛數而澀，知是衰年氣分不足，偶因勞乏，經絡停瘀所致。用補中益氣湯、桃仁四物湯加減為方，兩劑後，痛若失，屈伸自如，飲食增，精神亦振。

或問其故，余曰：「治病之道，譬如行路，由東至西，咫尺間事耳，君子遵道而行，頃刻可到。若令盲者處此，東西迷於所向，雖勞勞終日卒不能盡其程，無他，明不明之分也。夫人當半百以後，中氣就衰，勉力勞役，停瘀致痛，證雖實而氣益虛，彼誤為痛風者無論矣。其明知血瘀作痛，恣用破耗之劑而不見效者，亦治其末未顧其本。猶之以寇治寇，惡者未能去，善者已罹其殃，究非上策。余用補中益氣法，以扶其正氣；更佐養血行瘀法，以祛其邪滯，正固而邪自去，邪去而正益理，所謂仁至義盡，王者之師，猶有不獲安全者，無是理也。」

⑱ 痢疾表裏寒熱虛實證

今之痢疾，即古之腸澼，其證有表裏寒熱、氣血虛實之殊。

辛卯秋，入都應試畢，李新吾太史來速余診。據云：

腹痛後重，下痢甚劇，五月初起，綿延至今，百有餘日，日十數次，似膿似血。前醫曰爛腸瘟，時用附子，時用大黃，時用人參，時用萊菔子，溫涼補瀉，諸法迭試，均不見效。余診之，脈象細疾，面色黑瘦異常，舌苔黃薄貼緊，知是邪盛正虛，垂危之症，用神效治痢散、補中益氣湯加減治之，共三閱月而安。

壬辰夏季，佑三觀察至北通州，適病痢，以書速余往，黃昏時余始至。診其脈滑而數，知是跋涉長途，感受時令濕熱所致，與以葛根治痢散加味，天甫明，痢已癒。合觀二證，可知治新病易，久病難矣。

可知驅邪如驅賊，賊勢大盛，非力能攻而克之，彼必負固不服，迨夫巨魁既敗，協從自散；與虛證之遍地瘡痍，急需撫養者情形又大不同。然則痢烏可以一法治乎？雖然痢之不能以一法治者，非迭用溫涼補瀉，以藥試病之謂也。使以藥試病，今日一法，明日一法，後日又一法，法愈多，病愈不可為矣。

譬如有人於此患一虛病，吾治之，自初診至復元，只有補之一法，即或改方加減，亦如行路然，數步一曲，數里一折，吾不過循曲折而奔赴之，無用別戶門徑耳。

設治病者，一方補之，更一方瀉之，又一方溫之、清之。是猶行路者不識東西南北，往來躑躅於其途，迨急不能擇，鋌而走險，遺禍可勝言哉。

丁酉夏初，余客天津，葉君云青之室病劇，來速余診。據云：向有腸澼宿恙，是年三月，舊恙又發，延今兩旬，胸悶腹痛，上吐下痢，日夕數十次，呻吟轉側，食不進，臥不安，證勢頗危。

余切其脈疾，右尤盛，知是新邪引動舊邪，中更停滯所致，用枳朮和中湯、三黃解毒湯等方，加減治之而癒。

按此證，痢疾轉霍亂，較瘧疾轉痢疾更為危險，然而治效不難者，識路故也。

⑲ 泄瀉陰陽寒熱虛實證

《內經》論泄瀉，或言風，或言濕，或言熱，或言寒，又言清氣在下，則生飧泄。要皆以脾土為主，然瀉久未有不傷腎者，且腎傷又有陰陽之異。腎陽傷，人皆知之；腎陰傷，人多忽焉。

辛卯夏，余客濟南。李太守病發熱惡寒，頭痛身痛，腹滿便泄。旬有餘日，來延余診。脈大而緩，舌苔白膩，知是內傷寒濕，並非外感風寒。用理中湯加蒼朮、附片等味，數服而癒。

丙申夏，余入都，楊藝芳觀察病泄瀉，日夕十數次，飲食減少，煩躁不安，延余往診。脈數，尺尤實，知是暑濕為患。惟年逾花甲，以顧正氣為要，先合三黃湯、六一散加白朮、陳皮、砂仁為方。二劑，便泄頓止，即改用補益法，不數日而康健如恆，若未病然。

秋初，陶端翼主政之子，年十二，大便溏泄，已經數月，食少氣弱，病情頗劇，問治於余。切其脈濡而緩，知是氣血兩虛，由虛致寒，用補中益氣湯加熟地、牛膝、附子、乾薑，數十劑而治癒。此三證：一為寒，一為熱，一則脾傷及腎為陽虛。寒者溫之，熱者清之，陽虛者補之。治瀉常法，所謂人皆知之者也。至人所忽焉不察者，則有養陰一法。

新編清代名醫醫話精華

34

丙申冬，余將出都。有陳姓室患瀉數月，每日必瀉五六次，醫以為脾土虛寒，用白朮以補土，附子以回陽，木香以止瀉，便瀉如故，而面燒口燥足冷，飲食減少，夜寐不安等證迭見，大似上熱下寒，陽虛重證。

　　余切其脈兩寸微甚，左關尺濡遲少神，右關尺滑數有力，乃知證係陰虛，非陽虛也。遂用生地炭一兩、炒懷山藥、酸棗仁、丹皮、白芍、牛膝數錢，炙甘草、砂仁、黃柏數分，人參、煨葛根各一錢為方。一劑，瀉癒三分之二，脈象俱和。再劑，夜寐安，口燥潤。三四劑，飲食甘，面燒平，兩足俱溫。

　　或問病情奚似，余曰：此證如燈膏然，陽為燈，陰為膏，右關尺為燈，左關尺為膏，脈有力為燈有餘，脈無神為膏不足。前用朮、附等藥，譬如膏欲盡而頻挑其燈，燈火上炎，膏脂下竭，因見上熱下寒之假象。使再燥脾補火，勢必膏盡燈滅，陰竭陽亡。

　　余為益陰以補陽，陰復其元，陽得所附，諸症以平，脈象亦起，所謂膏之沃者燈自光也。渠又問用藥法，余曰：治病無成法，隨時論證，隨證論治而已。如必以古法繩之，此即六味地黃湯、補中益氣湯合用之意乎？以六味益陰為君，故重用地黃；以補中益氣為佐，故不用黃蓍，以方中有人參；故用六味湯而去山茱，以方中有地黃；故用補中湯而去當歸，恐真陰不固，加黃柏以堅之；恐清陽下陷，加葛根以升之。

　　蓋葛根一味為瀉痢聖藥。昔張石頑治虛損證，欲用補中益氣方者，往往以葛根代升柴，緣升柴劫陰，陰傷者禁用故也。此制方之微權也。

⑳ 大便不通虛寒證

大便不通，有風秘、痰秘、熱秘、冷秘、實秘、虛秘之分。風痰實熱，可用潤腸丸、控涎丹、四順清涼飲等方；若冷而虛，當用四神丸之類。

壬辰七月，余至天津。楊鶴年之室病大便不通，旬有餘日。人見舌苔微黃，唇口微焦，擬用下藥，來延余診。切其脈沉而遲，余曰：「沉遲為裏寒，寒甚則水凍冰凝，投以大劑熱藥猶恐不及，若之何下之乎？」

人曰：「時當夏秋，似非冬月可比，大火炎炎，何至中寒若此？」

余答曰：「舍時從證，古有明文，如謂燥熱時必無寒證，則嚴寒時當無熱證，昔仲景製大小承氣湯，何以治冬令傷寒？可知夏熱冬寒者，時之常；而冬未必不熱，夏未必不寒者，病之變。至唇舌焦黃，又真寒似熱之假象。倘誤認為熱，投以硝黃，勢將不救。王太僕曰：承氣入胃，陰盛以敗，其斯之謂歟。」

用四逆湯、四神丸意，並加當歸半硫丸為方。三劑，便閉依然。主人訝甚，囑余改方。余曰：「堅冰凝結，非用火煎熬至六七晝夜之長，其凍不解。」

仍前方倍與之，又三劑，夜半腹中忽痛，大便始通。時有識者愕然曰：「如此炎熱，吾謂熱中者必多，不料此證腹中一寒至此，然則君子何待履霜，始知堅冰之至哉？」後於熱劑外又佐補劑，調治月餘而安。

使誤認實熱用清下法，寒者必冰結愈堅，虛者即取快一時，來日必復秘愈甚。欲再通之，雖鐵石亦難為功，可不慎哉。

㉑ 痔瘡熱毒重證

痔證有七，一曰牝痔，二曰牡痔，三曰脈痔，四曰腸痔，五曰血痔，六曰酒痔，七曰氣痔；有藏肛門內者，有突出於外者，各審所因治之可已。

辛卯，應試都門。鎮江葛某患痔頗劇，每便一次，肛門腫痛異常，必呻吟半日許，頭面臂腕遍發瘡斑。人誤認氣虛下墜，用補中益氣方，病加劇。問治於余。

余切其脈，六部數大，知是濕熱蘊結，久久不化，釀而為毒，即腸痔、酒痔之類，非急為蕩滌不可。用大承氣去川厚朴加穿山甲、連翹、銀花、生甘草為方。二劑，痛輕，又二劑，瘡斑漸退。後合滋清法治之，月餘而癒。惟癒後當戒酒遠色，少勞茹淡方妙。若不守禁忌，後必復泛，久而不瘥，將變為漏。慎之戒之。

㉒ 淋濁新久證

小便不通，有寒熱痰濕、氣血虛實之分。惟淋證則多屬於熱，寒者絕少，蓋熱甚生濕，故水液渾濁而為淋也。

庚寅冬，余至濟南，有徐某來延余診。據云小腹脹滿，溺澀不通，日夜涓滴，色赤而渾，病經五年，屢治不效。今夏忽重，入冬尤劇，溺後莖痛，下氣上逆，喘急不堪。余切其脈，諸部濡數，惟左關尺數大，按之有力，知病久氣血雖虧，膀胱濕熱仍盛。遂用人參、蓍、朮以益氣，地黃、黃柏以養陰，製大黃、甘草以清熱，滑石、木通以利濕，殭蠶以化穢，青皮以行氣，牛膝以下引，葛根以上升，標本兼顧，隨症減增，數十劑而病癒。

壬辰夏季，余寓都門，有劉某患濁，日夜淋漓不盡，

前莖有筋脹痛，後連肛門，已十餘日。余診之脈象滑數，知是濁邪正盛，以滌瑕蕩穢之峻劑，下紫黑膿血無數，半月而癒。可知淋濁治法，初起即與蕩滌，其病易療，如後症是已。惟恐治不如法，邪氣留變，勢必頻年不癒，如前症然。

或問前症治法，余曰：此為複方，方中有陽有陰，有溫有清，有補有瀉，有降有升，一闔一癖，理最元妙。徵之古方，殆東垣清燥湯意乎？在東垣製此湯，所以治體虛夾暑與一切濕熱證，非為淋證設也。然淋至數年，正氣已虛，入夏病加，暑邪自盛，溺渾莖痛，濕熱尤多，按之清燥湯治法頗合，余即師其意用之，病果應手而效。惟效後宜戒酒、少勞方妙，否則食復勞復，甚易事耳，慎之。

㉓ 遺精陰陽虛證

腎陰虛則精不藏，肝陽強則氣易洩，故遺精惟腎肝為多，然亦有不在肝腎，而在心肺脾胃之不足者，又未可執一論。

庚寅冬，余至濟南。有黃姓某，五十餘歲，精關不固，先遺後滑，病經一年，神疲氣弱，委頓不堪，頻服六味丸不效，來延余診。

脈象兩尺細數，寸關虛大，知是陽氣下陷，不能攝精，以補中益氣湯加麥冬、五味，固攝而癒。

乙未，余寓上海。寧波沈某，二十餘歲，形瘦色赤，咳嗽吐紅，黎明夢遺，患已兩年，醫藥不應，問治於余。余診之六脈滑數，左尺尤盛，知是陰虛有火，用六味丸去山茱萸，加元參、黃柏、車前，十劑，火平。又十劑，陰

新編清代名醫醫話精華

復。仍前法進以參、耆，調養而癒。

　　此二證也，前係脾陽虛，後係肝陰虛，皆不足證也。
然一陰一陽，判若霄壤。如當升補而反滋陰，元氣愈陷；
如當滋清而反補澀，相火愈強。不辨所因，謬然施治，病
必加劇。又況鬱滯積熱與一切痰火為病，每致不夢而遺，
尤非聚精固精等丸所能奏效乎。總恃臨診者，有辨虛實、
審陰陽之權耳。

㉔ 水腫陽虛陰虛證

　　內為脹，外為腫。其症有氣、有血、有蟲、有單腹，
不獨水之一證也。而一證中又有陰陽、虛實、新久之殊。
治法總以健脾為主，餘隨證之所因，按證施治可矣。

　　甲午，余客都門。正月初，葉茂如中翰邀余往，為溫
姓治一水腫證。據云：向有痰飲，時發時癒。去年秋冬之
交痰飲又發，初起咳嗽氣喘，繼而頭面四肢水腫，纏綿三
閱月，愈治愈劇。今則胸悶腹脹，飲食不進，飲水即吐，
溺澀便結，煩躁不寐已十餘日，諸醫束手，以為不治，奄
奄一息將待斃矣。切其脈細澀沉數，舌苔微膩而黃。

　　余思此證外象雖危，並非敗象，不過正虛邪盛，治少
專方耳。合加味腎氣丸、舟車丸、五皮飲、麥門冬湯法，
以意去取，配成一方。明日主人貽余一紙，書曰：昨晚服
藥後至今晨，病已癒十之三四，並約再診。余視之，病勢
果輕。仍用前方加減，又服三劑，病情大減。或問其故，
余曰：此證始終不外脾土一藏。脾土之用，可借西醫之說
明之，西醫言近胃處有甜肉一條，甜肉汁入胃，飲食自
化。夫甜肉即脾，脾本甘所生也，甜肉汁即脾中精汁。蓋

一、陳搯生醫話

脾脈至舌本以生津液，便是精汁也。凡人飲食入胃，全賴脾中精汁入胃為之運化。此汁苟虧，陰不濟陽，陽氣上蒸，痰飲發矣。

今人一見痰飲，便用白朮、半夏等藥以燥土，土中精汁被藥劫乾，生氣全無，堤防失職，腫脹成矣。又用豬苓、澤瀉等藥以導水，賊水未除，真水已竭，其始不過脾土陰傷，未幾土不生金，金不能制木，木剋土矣；又未幾金不生水，水不能制火，火刑金矣。脾肺腎三臟俱病，危症所以叢生。

余以益脾土之陰為君，以養肺金為臣，以滋腎水為佐，更以通調二便為使，是即朱丹溪治腫脹之意，又即《內經》潔淨府、去菀陳菀之意。

蓋治水之法，如治河然。既補虛以厚其堤，復瀉實以導其流，水自安瀾，無虞泛溢矣。後承是方，隨症輕重緩急治之，月餘而痊。惟此等重症，痊後當加意調補，務使起居如昔，飲食勝常，方為復元。否則正氣未充，舊恙易泛，發一次，重一次，雖有神丹恐難為力。慎之戒之。

㉕ 自汗陰陽虛證

自汗，有心肝脾肺腎之分，又有陽虛、陰虛、亡陽、衛不固、外感風濕、內因痰火、陰盛格陽諸證。而世之遇自汗者，概作陽虛治。雖曰古法，未免執一不通。

辛卯春，余客濟南，陳巽卿觀察自汗不止，來延余診。脈象虛微，是為陽虛，勢將汗脫，以十全大補湯加味，溫補收澀而癒。夏又患自汗，復延余診。脈象細數，是為陰虛，與前此陽虛迥別，即以洋參石斛湯加味，清理

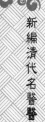

滋養而癒。

按前後症，出自一人，而前為陽虛，後為陰虛，不同如此。然則春秋寒暑，天時猶有常也；南北高下，地宜猶有常也；貧富勞逸，人事猶有常也。即如春夏有時暴寒，秋冬有時忽溫，西北有地向陽，東南有地背陰，貧賤有事快心，富貴有事勞力，天地人雖錯綜變化，猶可以常理測也。獨至隨時論證，隨證論治，誠有可意會不可言傳者。若膠柱而鼓瑟，毫釐之差即千里之謬矣。

㉖ 盜汗血虛非祟證

盜汗，有血虛證，有血熱證，有少陽證，有陽明證，有酒客睡中多汗證，或因汗出合目後，並見譫語等情，遂以邪祟疑之，愚甚矣。

丁亥，同里俞道生之母，來乞《易經》一部。據云：兒病月餘，初起頭痛，繼而盜汗，延今神昏譫語，目上視，食不進，溺器如新，無穢濁氣，病勢已危。昨延巫問之，巫言有鬼為祟，禳之不應，思有以鎮之，並求治於余。余審是血虛所致，以十全大補湯去肉桂加五味、麥冬為方，一劑，譫語平；二劑，盜汗止，調養旬餘而癒。

癒後，或問巫言有鬼，信否？

余曰：鬼胡為乎來哉？人苟此心常存，臨天帝，質神明，鬼將敬憚不遑，安得而禍福之？惟其人乞憐昏暮，蓄計陰私，無時不與鬼為緣，鬼於是侮之弄之，時而為福，時而為禍。若夫平人，疾痛痾癢乃事之常，於鬼何與？而有時求神禱廟，亦足癒病者，蓋病家藉此收心養性，較諸庸醫誤藥，猶勝一籌也。此不服藥為中醫之說也。

㉗ 目赤寒熱虛實證

目赤有三：一曰時眼，二曰熱壅，三曰氣毒，古書用羌活勝濕湯、蟬化無比散、龍膽湯、蕤仁膏等方，大率辛涼苦寒之味為多；病久致虛，又有明目地黃湯、益氣聰明湯與一切養陰理氣之劑；他若四生丸、補腎丸、夜光椒紅丸等方，大抵治腎中火衰，目無精光之宿疾，非治新害赤眼也。而余謂病無定情，治無定法，目證亦然。

丙申秋，余入都。吾友趙劍秋病目，紅而不腫，溺赤便結，脈來數盛。知是暑火內伏，鳳火外燃所致，余用涼膈散去芒硝加元參、麥冬、殭蠶，數服即瘥。越半月，因勞復發，誤飲人耗散之劑，以致流淚羞明，較前更劇，又延余診。切其脈濡細而數，蓋緣病後寫作過勞，又因誤藥卻傷真陰所致，是為重虛，非急與滋補不可。以羚羊、地黃、阿膠、白芍、麥冬、生甘草，蒺藜、花粉、車前為方，數劑病勢漸平，胃氣不旺。仍前方去花粉、車前，加黨參、白朮，調理而癒。

甲午秋，都中有戚某害眼頗重，潘君爽卿代延余診。兩胞赤腫，痛極羞明，珠旁有浮白痕若生翳然，脈來虛遲細弱。審知此人氣血本虛，由虛致寒，適因惱怒動肝，肝木虛火上乘本竅以致赤腫，所謂真虛似實，真寒似熱，此證是已。法當引之使下，非若外感之火可用清下法折之也。遂以熟地、吳茱萸、乾薑、肉桂、當歸、牛膝為方，並囑冷飲，兩服即平。後又加黃蓍，黨參、白朮、炙甘草，補益而癒。

此二症也，前用古人目赤法治之，後取火衰宿疾意治之，病皆應手而效，可知證之寒熱虛實有必辨，而新久之

說可不拘已。

㉘ 咽喉虛實證

咽喉二竅，同出一脘，異途施化。喉在前，連接肺本，為氣息之路，主出；咽在後，下接胃本，為飲食之路，主納。故經云：咽喉者，水穀之道也；喉嚨者，氣之所以上下也。其症有寒熱虛實之分。

辛卯春，余客濟南。高君仲聞之妾，患咽癰，飲食不進，夜寐不安，身熱便閉，病勢頗危，用符祝針砭法治之，不應，來延余診。脈象洪大，審是溫邪內蘊，不能下達，迫而上升所致。用三黃瀉心湯加石膏、小生地，一劑痛減，二劑痛平。後以清養藥調理而癒。

乙未夏，余寓上海。有張姓某喉辣心震，舉發不時，病由勞怒後得，已經半年，問治於余。余切其脈，浮細而數，知是藏液不充，虛陽上乘所致。以四君子湯加白芍、山茱萸為方，數劑症減，後更調治而癒。此二症也，一用苦降，一用甘溫，俱應手奏效，乃咽喉病之輕者。

㉙ 陰證辨誣證

前哲言：左右手脈來沉細，身熱面赤足冷，即是夾陰傷寒。此為色慾內傷外感，於是病由房事後得者，概以陰證名。

癸巳，余客都門。有王某房事後忽病憎寒震慄，體倦神疲，醫以為色慾內傷，準是陰證，投以溫劑。數日，神識昏憒，轉重轉危，來延余診。切其脈細而澀，酷肖虛寒，惟口燥唇焦，便閉溺赤，其象與陰證迥殊，知是邪熱

內鬱。遂合涼膈散、解毒湯為方，二劑，諸症悉減。再承是方，清理而癒。

按此證乃真熱似寒、真實似虛之假象也，謬以陰證目之，豈非大誤？汪訒庵曰：房事飲冷患傷寒，亦有在三陽經者，當從陽證論治，不得便批為陰證也。世醫不明，妄投熱劑，殺人多矣。葉天士曰：房勞而患客邪，不過比常較勝，未必便是陰病。近代名賢訛傳陰證，傷人實多。

余為推原其故：蓋病人緣房事後，自慮其虛，醫者即不問所因，但知迎合為務，誤溫誤補，以致邪無出路，轉輾內攻，病雖至死，莫測其非。天下不白之冤，孰有甚於是者乎？是皆寒熱虛實，辨證不清之過也。

丁酉，余客天津。夏初，有同鄉某年未及冠，新娶後，內熱殊甚，人疑腎勞水虧，誤用枸杞、龜板等味，以致神疲體倦，煩悶不堪，來速余診。

脈象沉數有力，審是春夏之交，溫邪內發，非清利不可，用三黃湯加味治之而癒。可見因症用藥，效如響應。俗工不知，妄為臆度，輕者轉重，重者轉危，自誤誤人，洵非淺鮮。盍即前人名論，作當頭之棒喝乎？

❸⓿ 陽證辨誣證

凡人一身，只陰陽二氣，陽氣生發，陰氣皆化為血；陽氣不足，陰氣皆化為火。治法實火可瀉，虛火當補。

辛卯春，余客濟南。有孫某患病月餘，目赤唇裂，喉痛舌刺，吐血盈碗，症勢頗危。前醫用清火解毒之味，蓋聞其人好服丹石，以為藥毒迅發故也。迭飲不效，來延余診。余切其脈浮舉似洪，沉按則細，知是命火外炎，無所

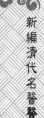

歸宿所致。用引火歸原法，桂附八味丸加人參、牛膝為方，投劑輒應，數服而癒。

此乃真寒似熱之證也，與陰盛格陽、陰極似陽治法相同；與陽氣有餘，藥用寒涼者迥別。個中辨法，全以脈為憑。薛慎齋曰：人知數為熱，而不知沉細中見數為寒甚。真陰寒證，脈常有七八至者，但按之無力而數耳，是寒熱真假之辨也。且內傷與外感治法亦異，外感宜散，可用薑附湯；內傷宜補，須用桂附八味法。

仙經曰：兩腎一般無二樣，中間一點是陽精。其象橫則為☵坎，豎則為☵水，中間一點真陽，乃生身生命之原。不知閉藏，日加削伐，以致龍雷不守，厥而上炎，非補水中之火不可。六味，補水也；桂附八味，補水中之火也。真陽得補，返歸其原，熱自收矣。使誤假為真，恣用寒劑，禍如反掌，不可不慎。

㉛ 冰炭異治證

前哲云：久病咳嗽聲啞者難療。又云：左側不能臥者為肝傷，右邊不能臥者為肺損，新者可治，久者不可治。又云：久嗽脈弱者生，實大數者死。又云：咳而嘔，腹滿泄瀉，脈弦急者死。又云：咳嗽見血，似肉似肺，如爛魚腸，此胃中脂膜，為邪火所爍，凝結而成，方書咸謂必死。執此而論，似遇前項症情，萬無生理而抑知不然。

丙申冬，余客天津。啟泰茶葉店主人方君實夫之室，病經一年，醫治已窮。其友許繩甫是吾友也，代邀余診。據云：初起咳嗽眩暈，繼而頭痛，未幾頭痛減輕，咳嗽加重，面腫肢冷，自汗耳鳴，夜不能臥，痰中間血如脂，音

啞咽疼，胸前脹滿，大便溏瀉。每月經來，兩旬始盡，色見淡紅，腹必脹痛，徵象頗危。余切其脈實大而疾，知是伏火久積，陰不濟陽，所謂難療不治必死者近是。此時風散不能，溫補不得，惟有滋清一法。然恐杯水車薪，終不能勝。遂合犀角地黃湯、羚角石膏湯，重劑投之，並飲冰雪水以佐之。共服羚角、石膏各斤餘，犀角一兩，冰水數碗，生地等藥無數，而後病始霍然癒。

或聞之驚為異，余曰：何異之有？所患者世俗之庸耳！天下惟庸人最能誤事，以遲疑為詳審，以敷衍為精明，以倖免旁人之指摘為是，以迎合主人之意見為能，雖病至轉重轉危，猶莫求其所以然之故，此誠大可憫矣。

夫症有輕重，有淺深。輕者淺者，略投輕劑，便可望癒；若來勢極重，宿積尤深，非峻劑多劑不能挽回。譬如衣服，新染油污，一洗即去；若係宿垢，即迭洗亦不能遽淨，必漫潤之，更刷之括之，幾費經營，而後潔然若更新焉——無他，新久之勢殊也。

㉜ 婦女經閉熱寒證

女子二七而天癸至，天癸者，天一所生，自然之水也。隨氣流行，一月一見，其行有常，故名曰經。經至於閉，失其常矣。其病有外因六氣而成者，有內傷七情而成者。

乙未，上海有陳姓閨媛，天癸數月不至，迭飲通經之劑，以致形瘦食少，咳嗽吐紅，心中煩懊，夜寐不安。冬初，來速余診。切其脈滑而疾，蓋是年六月酷熱異常，人感其氣，蘊久不化，真陰銷灼，陽氣上蒸，血亦隨之，有

升無降，經由是閉。

余用羚膏清血湯，二劑，症減。再用羚地益血湯，二劑，症平。後參調經方意治之，天癸即至。

丙申春，上海有劉姓婦，血閉不行，惡寒發熱，五心煩躁，口苦舌乾，面色青黃，病情頗重，來延余診。切其脈緩而大，審是經行時過食生冷所致。以逍遙飲、紫金丸意合為一方，數劑即癒。

按此二證，一係火邪外感，一係生冷內傷，隨症治之，病去而經自來，以是知專事通經無濟也。且女子與婦人異，婦人與師尼異，師尼與娼妓異，隨人而治，因證而施，庶乎可耳。

㉝ 婦人痛經陰陽證

經來作痛，有脅痛，有腹痛，有遍身痛，有小腹痛，有經前痛，有經後痛，有經末盡作痛，有經已盡作痛，有吊陰痛，有小便痛，其形不一，所因亦殊。

壬辰，余寓都門。有王姓婦經來月遲一月，遍身疼痛，形色不鮮，惡寒喜暖，症情頗重，來延余診。

切其脈虛而遲，知是陰血素虧，復感寒邪所致，用當歸、川芎、烏藥、白芷、乾薑、川椒、陳皮、柴胡、炙甘草、白朮為方，數劑，經來漸早，痛勢亦輕。後去川椒，加熟地、白芍，調治而癒。

乙未，上海有李姓婦，每月經水先期而至，淋漓不盡，腹中攻痛不堪。余診之，脈數，舌絳，知是性躁多氣，傷肝而動衝任之脈，合九味四物湯、滋陰丸意為方。數劑，經來少緩，痛熱亦平。後仍前方加減，調治而痊。

或問經水者，陰血也，婦人以血為主，而中氣多鬱，鬱斯滯，滯斯痛，治法似宜耗氣益血。

　　余曰：不然，當隨時論症耳。夫氣為血配，氣熱則血熱，氣寒則血寒，氣升則血升，氣降則血降，氣行則血行，氣滯則血滯。果係鬱火，氣盛於血，不妨用香附散、肝氣散與木香、枳殼、檳榔之類，行氣開鬱。若夫氣亂須調，氣冷須溫，氣虛須補。男女一般，陽生則陰自長，氣耗則血亦涸耳，豈可專耗其氣哉？

34 婦人崩漏虛實證

　　非時下血，淋瀝不止，謂之漏下；忽然暴下，若山崩然，謂之崩中。其證有虛實之分，實者易治，虛者難治，虛中有實者尤難治。

　　丙申冬，余客天津。劉君偉齋之姪婦，月水淋漓不盡，已經數月，並見胸腹脹悶等症。余診之脈數，右盛於左，知是溫邪內蘊，血不歸經所致。用芩梔二物湯、槐榆清血湯加減治之，兩旬而癒。癒後，匝月即孕，蓋經所謂陰陽和而後萬物生也。此實證易治之一證也。

　　癸巳春，余客都門。水部主政周君滌峰之室，病血崩，每閱五日必崩一次，崩後第一日，腹中稍寬，後又逐日脹滿，至五日必復崩如故，綿延兩月。夜寐不安，飲食尤微，而舌唇口並手指俱萎白無色。醫投補氣攝血之劑，病勢加劇，來速余診。脈象虛微，惟按左尺細數有力。

　　余思此證係溫邪襲入血室，血得熱而妄行，以致渾身之血不能歸經，久則血盡，氣亦脫矣。人第知血脫益氣，不知氣有餘即是火，不去其火，但補其氣，非惟關門捉

賊，抑且助紂為虐，何以望瘉？因用桃仁承氣湯加味，囑僅服一劑。服後，瀉兩次，腹中快甚，病者以其效也，又服一劑，仍瀉兩次。明日再診，六脈虛微已甚，改用大補氣血之劑並加桂附，調養而瘥。

蓋此證正氣雖虛，陰分深處尚有邪熱未淨，所謂虛中有實證也，非用下奪法，邪不得去，正無可扶。先瀉後補，實常法耳。然藥味太峻，不宜多服，接服二劑，未免過矣。幸速溫補，始能復元。不然，轉而為危，誰執其咎？且不惟硝黃峻藥不可或過，即尋常之味亦以適病為宜。蓋虛怯之人，陳皮多用數分，即嫌耗氣；甘草多用數分，即嫌滿中；藿香多用數分，亦嫌其熱；白芍多用數分，亦嫌其寒。而況寒於白芍，熱於藿香，滿中甚於甘草，耗氣甚於陳皮者乎？是不可以不謹。

㉟ 胎前血虛氣虛證

婦人二三月，經水不行，疑是有孕，又疑血滯，心煩寒熱，恍惚不定。此時調護非法，往往誤事。

辛卯正月初，余寓濟南。張勤果公以輿速余往，為大女公子診病。據云：去年小產後，癸水僅一見，至今不至，已三閱月。咳嗽間紅，腹痛便溏，渾身骨疼，食少神疲，症情頗劇，人以為勞。余切其脈細而數，即曰：非勞也，是胎也。胎賴陰血以養，陰血不足，內熱自生，咳嗽吐紅，火刑金也；腹痛便溏，木剋土也。熱久不清，諸症以起，前次半產，職是之故。因用復脈法，去桂枝、生薑，易麻仁為棗仁，加生地、白芍、川連、地骨皮為方，時有以川連為苦寒，生地、地骨為陰寒，非久病所宜，告

余易去者。余曰：有是病始用是藥，去之即不效。

照方服之，一劑，咳嗽平，吐紅止。再劑，飲食進，神氣振。三劑，腹痛便溏等症均癒。又閱數月與以保產無憂湯，胎賴以安。

癸巳春，余寓都門。吾友馮念勤之室，素體素弱，且有腹痛便溏宿症，經水適兩月不來，速余往診。脈象虛細，按左關尺頗有和滑之致，大似育麟吉兆。主人疑氣血太虧，未能受胎，防成虛勞。答曰：脈象已見，為胎無疑。用和中益氣法治之。嗣後，閱一月，或兩月，必延余診。余仍前法加減。又閱數月，果舉一男。大凡妊娠至三月名始胎，手厥陰心胞絡脈養之，此時最易墮胎，不可不慎，緣心經火盛故也。至六七月後，苟非起居不慎，決不小產。再按月服保產無憂湯一二劑尤妙。

壬辰秋，余至天津。有一婦，產後必大病。是年，其夫為未事之謀，問治於余，余以此湯與之。越兩旬餘，其夫來謝，蓋此次產後，固強健勝常也。後客都門，有何姓室，胞漿水裂已半日許，速余往診。余即以此湯治之，夜半即產，平穩如常。可知湯名無憂，凡在產前所宜多服。惟人之氣質有不同，時之寒熱有不同，用此湯時不妨略為加減。改而不改，古人當不以多事責余，譬之周因殷禮，殷因夏禮，所損益可知也，因時制宜之道也。

㊱ 墮胎血熱證

妊娠至三月，最易墮胎，其說已詳於前，然能調護如法，胎動無有不安者。

某年月日，余與人治一胎動不安，腹痛見紅症，有乙

以胎動為氣虛，重用黨參、白朮等藥。初診時，余令加入
條芩、生地以佐之。服後，痛止胎安，惟血未淨。有癸在
暗中以冷語恐主人，謂生地、條芩苦寒不可服。迨複診
時，乙與癸謀，迎合主人意，專任參朮等味，慨置地芩不
用。

余曰：芩地洵屬苦寒，然合之參朮，一為兩儀膏，一
為安胎飲，以寒佐熱，以陰濟陽，實盡製方之妙。使去
芩、地而偏用參朮，是如有晝無夜，有火無水，有春夏而
無秋冬，有風日而無雨露，豈造化補偏救弊之道歟？

余雖力辨，乙固不從。服藥後，腹果大脹，血亦大
下。蓋參朮等藥補氣太過，氣有餘即是火，火迫血而妄
行，西醫所謂有炭氣無養氣也，胎由是不安而墮。主人因
是咎乙，乙謂戊曰：我輩被陳修園書所誤。

噫，是非古人誤今人，直今人誣古人耳。夫古之醫
書，汗牛充棟，大抵為補偏救弊設也。如傷寒書重發表，
所以救不發表之失；溫病書重清裏，所以救不清裏之失；
東垣書重補陽，所以救不補陽之失；丹溪書重滋陰，所以
救不滋陰之失。而且重發表者未嘗不清裏，重清裏者未嘗
不發表，重補陽者未嘗不滋陰，重滋陰者未嘗不補陽。可
合眾書為一書，可分一書作眾書，默而識之，會而通之，
酌而用之，化而裁之，是蓋存乎其人。乃俗人只知取巧，
讀書不竟，取古人一二籠罩語、別緻語，執守以論千變萬
化之病，是猶膠柱而鼓瑟，坐並而觀天，不通甚矣。

關尹子曰：遇微言妙行，慎弗執之。執之者，腹心之
疾，無藥可療。然則執一不通者，腹心先成痼疾，不暇自
療，而欲療人之疾焉，烏乎能？

❸⑦ 產勞辨誣證

產勞，多因產理不順，疲極筋力，憂勞思慮，又或將養失宜，感冒外邪所致，久之必見咳嗽等症。

某年月日，余診一婦，產後咳嗽便溏，脈象細數，聲音清朗，無異常人。論其病不過陰虛內熱。而其家以為百日勞，刻期待死。

噫，勞證果不可治，前哲於產後氣虛咳嗽、骨蒸勞熱、自汗盜汗等症，何以有用異功散、六味丸加麥冬、五味、阿膠、童便諸治法？可知症非無法可治，特恐治不如法耳。治苟如法，勞何由成？

庚寅冬，余寓濟南。沈君海帆之室，產後咳嗽，口渴自汗，食少體疲，百節煩疼，夜寐不安，綿延數月，大勢似勞。來延余診，切其脈細數無倫，右關獨滑，舌苔膩而微黃，知是陰虧氣弱，中有宿火未清。用八珍湯去芎、歸、白朮，加石膏、黑梔、懷山藥、丹皮、陳皮為方。一劑，症減。五六劑，症平。再承前方去石膏、黑梔，加黃蓍、白朮、當歸，調治而安。

或曰：產後用八珍，是矣，去芎、歸何也？

答曰：丹溪治陰虛發熱，用四物去芎、歸，以芎歸辛溫，非陰虛所宜用耳。

或又曰：石膏、黑梔，不嫌涼乎？

余曰：前哲言治黎明嗽，非石膏散不為功；又言治虛人早起咳嗽，用補中益氣湯加黑梔。蓋中有宿火，非膏梔不能清耳。

總之病無定情，治無定法。謂產後不當服涼藥，則可；謂產後不必患熱病，則不可；謂產後既患熱病，不容

服涼藥，則尤不可。以涼治熱，千古不易之常經，先之以清火養陰，繼之以扶脾開胃，庶乎邪去正安。否則白朮、黃蓍類能灼陰助火，投之不合，世俗將謂虛不受補矣。夫虛人決無不受補之理，要有不受補之時，時可補則補之，補自有功；時不可補而補之，補反為害。

元珠曰：五行六氣，水特其一耳。一水既虧，豈能勝五火哉？醫不知邪氣未除，便用補劑，邪氣得補，遂入經絡，至死不悟。又曰：勞為熱證明矣，尚可補乎？惟無熱無積之人，方可補之。必察其胃氣及右腎二火果虧，後用補劑可也，所謂時也。

❸❽ 小兒急驚證

小兒倉猝驟然驚搐，名曰陽癇，從實熱治。古人用涼膈散為主方，蓋膈上邪熱，逼近膻中，絡閉則危。故治法以清通膈間無形之熱為先，若誤認傷寒，殆矣。

乙未夏，余從里門至上海。適李叔倫觀察之小公子，兩歲患驚風，一日驚五次。聞余至，夜半速余往診。指紋青紫，直透辰關，眉眼間繞有橫紋，亦係青紫色，氣促神昏，勢甚可危。所幸面色沉晦中寶光時露，風火雖熾，真氣未漓。遂以芳香利竅法與清涼血分法，次第治之，數服而癒。

按驚為七情，內應乎肝，肝病發驚駭，木強火熾，其病動不能靜，來最迅速，故治法亦急。如果竅塞神昏，牛黃丸、至寶丹、紫雪丹可用也；如果劫爍血液，犀角地黃湯可用也。方書有鎮墜金石之藥，有攻風劫痰之藥，雖非常用，不可不考。

㊴ 小兒慢驚證

小兒肌肉柔脆，臟腑怯弱，最易致病，多延時日，變症錯綜，飲食絕而脾虛，泄瀉久而腎虛，元氣無根，孤陽外越，每至壯熱不退，釀成慢驚，即古所稱陰癇是也。治法以理中湯為主方，重則十全大補之類。

己巳，余從先嚴至城南前橫鎮浩正茶室內，見有一孩置牆根窗格上。先嚴問：兒置此何為？主人曰：兒將死。先嚴視之曰：不死。設法與治，越時漸蘇。先嚴治病，奇效甚多。嘗詔余曰：醫者意也。讀古人書，當師其意，以意治病，其技乃神。

丁亥十月，余又至此鎮西，有潘紀福之子方三歲，病兩旬餘，面色萎白，大便時洩，俗所稱慢脾風是也。前醫與以清潤之味，已服過半。

余曰：此藥幸未服完，若服完恐不治矣。因師古人治陰癇意，用理中湯加附子、砂仁為方。一服，洩止。再服，納乳。三服，喜笑如恆而其病若失。

使執驚風之名，概用重墜之藥，又或散風清火、豁痰破氣，遺過將不可勝言矣。

㊵ 小兒痘後危證

痘之出也，由腎至肝至心至脾至肺，自內及外，自深及淺。古人治法，有用寒涼者，有用溫熱者，有偏於清下者，有慣於汗下者，有以脾胃為本，保元為主者。諸家議論各自不同，後人隨時論症，擇而用之可矣。惟恐擇之不精，用之不當，勢必變症百出，轉而為危。

丁亥，余同邑張陽生孝廉嗣子，方四歲。痘後患泄

瀉，日夕數十次，綿延月餘，煩躁不安，嗆咳殊甚，納乳又少，症勢頗危。

余診之，脈象細而疾，舌苔薄而黃，知是脾腎兩虛，餘毒未淨。以補中益氣湯、六味地黃湯合三黃解毒湯，隨症加減為方。一劑，便洩癒十之八；再劑，症平。頭面手足胸腹，毒發如疽，約十數處。蓋正氣得理，邪向外達也。主人並延外科治之，月餘而癒。

按痘後泄瀉為元氣有虧，煩躁為餘毒未淨，以其有毒而仍用涼解藥，必至腸滑不已；以其氣虛而峻用溫熱藥，必至煩躁更加。余遵古複方之義，多方以應之，一益氣，一養陰，一解毒，三者備舉，諸症以平。如執一不通，安能竟收全效耶？

❹❶ 童勞辨誣證

自世有童子勞之說，於是幼年得病，久不復元，便疑為勞。抑知年甫成童，真陽未漓，治苟如法，勞何由成？

辛卯秋，應試都門。陳聘臣太史之哲嗣公坦，年十四歲，病已數月。每日清晨醒後出汗，食少氣弱，醫以為童年怯症，迭治不痊。來延余診，切其脈濡而數，審是病由內熱，有熱不除，陰液受耗，故至陽氣發動時，陰不濟陽，蒸而為汗，用益陰湯加味治之，數劑即癒。

或見方中多陰藥，因問：昔人云，陽藥象陽明君子，其過也人皆見之；陰藥類陰柔小人，國祚已危，人猶莫覺其非，何也？

答曰：是論藥之性，非論以藥治病之道也。以藥治病，當立無過之地，苟有過焉，悔之何及。今設有一火燥

證於此，用陽藥則死，用陰藥則生，將以陽藥為君子乎，抑以陰藥為君子乎？總之病偏陰者，當以陽藥治；病偏陽者，當以陰藥治。治之無過，即陰藥可作君子觀；治之有過，即陽藥亦與小人類。譬如陽亢之秋，以雨露涵濡者為君子；陰沍之世，以雷霆霹靂者為君子。陽以濟陰，陰以濟陽，不可偏廢也，偏斯害矣。老子曰：積陰不生，積陽不化，陰陽交接，乃能成和。此之謂也。

㊷ 病有定憑治無定格證

病之有形者，可望而知；有聲者，可聞而知；至無形無聲處，須問而知，更切而知，此治病所以賴有四診也。然而四診中，有正象，有反象，有真象，有假象，往往諸診無可憑，偶得一診以為確據者，固恃臨診時有神明之用耳。

癸巳春，余客都門。有孫姓女公子患咽痛證，前醫以其胸滿悶，溺短赤，任用破氣導濕之劑，症益劇，來延余診。切其脈數甚，左尺獨微，知是春溫邪盛，水液受耗，非滋清不可，用白虎湯、冬地湯法，加減治之而癒。癒後，旬有餘日，前症復作。

余診之，身熱汗出，煩躁口乾，脈來滑數，舌中苔厚而黃，諗是飲食不節，溫邪復聚為患，又用白虎承氣湯法治之。兩劑，病不減。至再診時，望見被褥太厚，始知病所以不減故，令去其半，告以症宜涼不宜溫。投劑始效，十數服而病豁然。此望而知之一證也。

丙戌秋八月，余同邑城南陸家溏陸大興，患胸痛半年，請診於余。面色唇舌俱赤，鼻息亦粗，脈象尤數，大

致似有火鬱。及問病狀，渠答曰：稍感外寒，痛勢連綿，必飲熱燒酒，始能止痛。因知症係虛寒，一切面舌之赤，鼻息之粗，脈象之數，是飲熱燒酒所致。用四逆湯、理中湯等方，加減治之，其痛即平。此問而知之一證也。

癸巳秋，余入都，至某太史處，聞人笑語云：你太快活，故生病矣。閱時，即有某輿夫來求診。余切其脈，細而澀，因知所聞快活生病，殆此人也。遂用十全大補湯法補之。或以其形貌壯偉，且係勞力粗人，疑藥不合。

余曰：此蓋色勞，其外雖強，其中實餒，非補不治。服藥數劑，果大效。後詢諸人，渠果香巢遍築，如狡兔有三窟然。此聞而知之一證也。

庚寅春季，余客天津，適同鄉余君秋田病劇，速余往診。上吐下瀉，神識支離，不惟飲食不思，並碧霞膏亦不能吸，徵象頗危。然余切其脈，虛細中尚有和緩之致，外象雖險，真氣未漓。與以附子理中湯加味，吐瀉即止。繼進十全大補湯法，隨時減增，共調治月餘而癒。此切而知之一證也。

比而論之，可憑者在此，即不可憑者在彼，總恃臨證時，於無可憑中求其著實可憑處，奉為定憑而已。至於治病之法，寒者溫之，熱者清之，實者瀉之，虛者補之。有一病即有一法，藥味無可亂投，即制方有大小，用藥有輕重，亦皆各行其是，未可混施。然而有時寒熱虛實病情錯出，治法亦不能不變通者，是又恃臨治之人，善為權度焉。

丁酉春仲，余往吳橋，為王君檢予治中風時，渠夫人亦病劇，日夕驚恐，合目尤甚，畏寒不已。頭裏重綿，猶

覺冷風襲入骨髓，身熱有汗，胸脘時覺火燒，溺赤便溏，舌苔灰膩，脈時虛緩，時滑數，時左盛，時右盛。余先用加味八珍湯法補之，繼用鬱芩五苓散法瀉之，更間用理中湯、三黃湯法以溫之清之，終以參斛湯法加味調治之，居然逐次奏功，月餘而症悉癒。

或問治病如行路，一病止一路，今之路何其多？余曰：路何嘗多哉？不過盤旋往復，多費周折耳。此症氣血極虛，中有濕熱凝聚為患，故見證錯雜如此。以其氣虛有濕而用補氣燥濕之劑，必至血耗；以其血虛有火而用養血清火之劑，必至氣餒。合用之不能，專任焉不得。於是或補或瀉或清或溫，隨時以策應之，譬諸路有直捷處，亦有曲折處。遇曲折處，仍直捷行之，必窒礙而難通，惟循途曲赴焉。斯曲折之路與直捷之路，勢雖不同，及其到也則一。嘗聞人傳述一種怪病云，其病已延數醫，每易一醫，初劑必效，再劑即不效，主人束手無策，坐以待斃。

噫，此殆曲折之路，誤為直捷之路。故有行輒阻，天下豈真有怪病哉？所慮者，主人苦於不知，多方畏葸，旁人不知而貌為知，妄獻殷勤，此中貽誤正多。故愚謂前症情形極重，竟能轉危為安者，實渠子元常侍奉之力。元常於余相交有年，每談醫理吻合無間。故余得曲折如志與為診治。設遇逆旅主人，雖神明如扁鵲，亦莫可如何耳。只得諉之曰：數為之也，有命存焉而已。

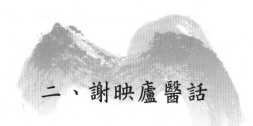

二、謝映廬醫話

　　謝映廬（？—1857），名星煥，清代江西南城人。家世業醫，在當地行醫 40 餘年，聲名卓著。治學受前輩喻嘉言影響，強調先議病，後議藥，善於探究病理，依理立法，方從法定，思路清晰。喜用成方，經方尤多，除不得已才自訂方劑，案末所稱「附方」者即是。著有《得心集醫案》，頗有喻嘉言《寓意草》風格，1936 年裘吉生收入《珍本醫書集成》，改為《謝映廬醫案》，其子甘澍的醫案也並付一起。本節所選即出自該書。

　　謝氏醫案後多附有涉案方劑備考，為節省篇幅，其中常見成方者予以節略。

❶ 傷 寒（12 則）

⑴ 誤下嘔瀉

　　危廷階，年二十，始病發熱惡寒，進表散藥二劑，汗已大出，熱仍不解。更醫又用柴葛解肌之法，反增氣逆乾嘔，胸前板結。一醫進大柴胡湯一劑，遂爾腹中雷鳴，利下不止。其父亦知醫理，邀集同道相商，交口當進七味白朮散，余獨議曰：仲景云胸中實，下利不止者死。其父惶

悚，諸醫默然。余又曰：此真謂之死證耶？但證極險耳，俟吾以法治之，二劑可收神效。其父且驚且喜，及見疏方，乃生薑瀉心湯，又疑芩連不服。余曰：此症吾揣摩有素，非一時之擬用也。服下果然嘔熱頓止，但渴洩未止，更與甘草瀉心湯，嘔利隨止。

歸語門人，門人不解，因誨之曰：此證頭緒錯雜，無非汗下傷胃，胃中不和，客氣上逆，伏飲搏結聚膈。夫胸前板結，即心中痞硬也。胃虛火盛，中焦鼓激，以致腹中雷鳴。蓋火走空竅，是以上嘔下洩也。生薑性溫，善助胃陽，甘草味甘，最益胃陰。因仿長沙之訣，汗後胃虛，是陽氣外傷，故用生薑之溫以助陽；下後胃虛，是陰氣內傷，故用甘草之甘以補陰。藥僅更一味，意則有二，先後兩劑，欲起一生於九死者，敢操無師之智哉？

門人問曰：甘草補陰止利之義，先賢開導末學。但此證胸前板實，生薑散滿，固其宜也，吾師復用甘草，獨不慮其資滿乎？

答曰：甘草味甘補土，土健而滿自除也。況施諸火性急迫，陰氣不守之證耶！且甘草之功用甚長，惟仲景之聖，方知舉用，試觀發表藥中，如桂枝、麻黃、大小青龍輩，必用甘草者，欲以載邪外達，不使陷入陰分也。若邪入裏，必無復用甘草之理，如五苓、承氣、陷胸、十棗諸方，俱不用也。至桃核、調胃兩方，以其邪兼太陽，尚屬用之。若陰血大傷，竟重用甘草以復脈。可見前賢用藥，取捨自有法度，而後之葉天士、黃宮繡輩，每視甘草為畏物，致令良藥見屈，固不識此取捨之妙，又不察資滿洩滿之意也。

又問曰：土健而滿自除，則凡滿證俱不必忌乎？

曰：非也。陰氣內盛之滿，法所必忌；陰氣下亡之滿，法所必施。如發表藥中之甘草，必不可少；攻利藥中之甘草，有斷不可用者。舉一隅不以三隅反，則不復也。

⑵ 誤下脹滿

何挺芳患傷寒病，服表散藥而頭痛、身痛、發熱、惡寒諸症已除，可知表邪固解。惟大小便不利，咳唾多涎，醫者不察，拘於傷寒法中有表邪既除、裏邪可下之說，誤與承氣一服，遂至通腹反滿，嘔逆上氣。前醫再視，駭然辭去。

余視口不渴，身不熱，且脈來弦滑，知無熱邪實結在裏，不過痰飲阻滯腸胃，承氣苦寒，徒損胃氣，以致傳化失常，濕邪不走，痰飲癒逆，故胃氣癒亂，脹滿癒增也。當取五苓散，重桂化氣利濕，加入陳皮、半夏、甘遂，和中逐飲，一劑二便俱通，病者立時精神爽利，未勞再劑而癒。蓋氣化濕走，又病機中當以小便不通之為標急也。

⑶ 誤治傳經

龔初福，初起畏寒發熱，腹痛而嘔，醫以柴胡、當歸之屬治之，更加大熱。繼以藿香、砂仁溫中之藥，愈加沉重，以致人事昏憒，言語聲微，通身如火。然發熱猶衣被不離，四肢時冷，有如瘧狀，時忽痛洩，晝夜不寐。欲服歸脾、理中藥未決，與余商。

余診之曰：此證全為藥誤，病之初起原是太陽腑證，若以五苓散投之，得非對證之藥乎？奈何以柴胡引入少陽，當歸引入厥陰，病劇，又誤以藿砂香燥之藥，而劫其膽之津液，以助其火，又安得寐？而乃以久病體虛，欲服

歸脾、理中之劑，豈相宜耶？夫寒邪鬱而成熱，顛倒錯誤，已成壞證，理宜急通經絡，而兼以直降其鬱火，庶幾寒去而熱除，熱除而人事清，人事清而寤寐安矣。

以仲景附子瀉心湯，附子以通經，芩連以降火，正合其宜。乃渠猶畏芩連之涼，竟不肯服，力爭之，一劑大便下洩，小便紅赤。再劑諸症悉除，惟不寐，加入溫膽湯，四劑而痊。

⑷ 陽邪入裏

吳秀華，時值秋盡，頭痛畏寒，略有潮熱，食減便洩，來寓索方。余視面色晦黑，舌色乾裂，因告之曰：內有濕熱，外感風寒，當節口腹，免成瘧痢，疏與小柴合平胃與服，病已霍然。殊伊歸里，房室不謹，食物不節，瘧症果起。其瘧寒少熱多，自汗口渴，不能自支，自服理中丸，次日瘧發頗重，延醫稱為熱證，與石膏、知母之屬，熱勢雖輕，卻無退刻，乃熱邪內陷，非熱邪外解，果然裏急後重，下痢紅白相兼，煩渴譫語，其勢轉重。

延余視時，人事昏惑，細按其脈，弦數勁指，重按有力，上則嘔逆胸滿，下則後重逼迫，中則腹痛拒按，且身雖發熱，尚有頭痛畏寒，此熱邪內陷，氣血怫鬱，充斥三焦，故有譫語妄見，是表裏內外交困，棘手重症矣。反覆思議，非表裏交攻之法，勢所難挽，與仲景治傷寒發熱，汗出不解，陽邪入裏，熱結在裏，表邪未除，裏邪又急之例相符，處以大柴胡湯，寒熱紅白頓除，譫語亦息。仍與前湯，除枳實再進而安，後與甘寒而健。

噫，聖人之法，布在方策，倘能尋其端倪，而起一生於九死者，豈非仲景之徒哉。

(5) 失表發黃

王富春，新婚匝月，得太陽傷寒病。頭痛，發熱，畏寒，誤用補劑，邪無出路，遍身骨節疼痛，滿頭大汗熱蒸，其面目如橘色之黃，其小便如梔子之汁，所服皆清補疏利，勢愈迫切，諸醫技窮，始延余診。

幸脈無陰象，腹無滿結，胸無嘔噦，謂曰：此證雖危，吾一劑立癒。其家且疑且信，服之果然，原仲景《傷寒論》中，有太陽病失汗，一身盡痛，頭汗發熱而黃者，有麻黃連翹赤小豆湯之例。蓋發汗利水，令鬱拂之邪，表裏兩解之意耳。

(6) 風濕相搏

高漢章，得風濕病，遍身骨節疼痛，手不可觸，近之則痛甚，微汗自出，小水不利，時當初夏，自漢返舟求治。見其身面手足俱有微腫，且天氣頗熱，尚重裘不脫，脈象頗大而氣不相續。其戚友滿座，問是何證？

余曰：此風濕為病。渠曰：凡驅風利濕之藥，服之多矣，不惟無益而反增重。答曰：夫風本外邪，當從表治，但尊體表虛，何敢發汗？又濕本內邪，須從裏治，而尊體裏虛，豈敢利水乎？當遵仲景法，處甘草附子湯，一劑如神，服至三劑，諸款悉癒。可見古人之法用之得當，靈應若此，學者可不求諸古哉？

(7) 濕熱內攻

張懷久乃郎，年方及冠，遍身忽發瘄疹，形如麻粒，詢諸瘍科，內以涼血托裏之劑，外以藥湯沐浴，其瘄盡伏，以致濕熱內攻，惡寒發熱，頭痛身疼。此表邪確據，延醫又誤為瘧證，投以清脾飲服之，此誤認為半表半裏，

以致寒不成寒，熱不成熱，人事昏惑，絕粒不進，乃叩於余。脈頗浮數，問之不應，捫之身熱，視之唇舌俱淡，此風熱內蘊，抑遏於中，若不外達，勢必內攻臟腑，機竅盡閉而斃，當與升陽之藥，提出肌表。與升陽散火湯二劑，遍身發熱，躁擾不安，其家驚惶，促余再視。

其身雖熱，而問之能答則神識將清，且粥飲亦進則胃氣有權，余曰：吉也。夫躁擾不安者，正邪氣外達之徵，明日毒氣外出，則內可安。更與辛涼解表之法，以人參敗毒散二劑，果然瘡疹盡皆發出，形如綠豆粒。再與前法，瘡皆灌膿結痂而安，仍與清散藥而健。須知此症若不如此施治，臟腑能堪此毒乎？

⑻ 夏傷於暑

傅瑞廷，六月新婚後，觸暑病熱，頭腦大痛，誤用補劑，大熱焦渴。醫以瘟疫熱證治之，凡清解疏利，升散養陰之藥，治經數月而病不瘳。節屆大雪，始延余診。視其形瘦面垢，身熱譫語，自汗多渴，頭痛有如刀劈，脈來長而不洪。是時醫巫浩費，家計已索，病者因頭痛難忍，其叔孔翁曰：尚可治否？余曰：可治。

戚友咸問病名，余語以暑邪之證，眾詫為不然。問曰：何以知之？

余曰：以氣虛身熱，譫語自汗，合於面之垢，脈之長而知之也。因請用藥，余曰：甘寒解暑之劑，惟有天生白虎一方。旋重價覓至二枚，先將一枚破而與之。病者心躁口乾，見輒鯨吞虎嗜，頓覺神清氣爽。因再求瓜，家人止之，余更與之。食畢汗收渴止，頭痛如失。但暑邪雖解，而陰氣被陽熱之傷尚未復也。

夜仍微熱，咽微乾，睡不寐，仿仲景少陰病，咽乾口燥不得臥之例，處黃連阿膠雞子湯，三服而健。

(9) 陽證似陰

熊清平乃郎將冠，得溫熱病，自以感冒法治之。已不中病，延醫更謂陰虛，投以六味地黃湯益不中病。遷延旬日，胸腹飽脹，稍按甚痛，潮熱漸退，四肢冰冷，手足爪甲皆黑，舌苔乾燥，口不知渴，與之以水則咽，大便五日未通，小便赤澀而少，咽喉腫塞，日不能言，耳聾不知所問，六脈舉按皆無。

醫者不審熱深厥深之旨，鬱熱蓄盛，脈反滯澀之變；熱甚神昏，口不知渴之情；復不將望聞問切四字較勘，僅守發厥脈伏之假象，冒為真據。

且將胸腹飽脹為陰寒上逆，而可按拒按置之不辨；咽喉腫塞，妄為虛陽上浮；而色之赤白，口氣溫冷，又置之不辨。又以大便燥結，謬為陰凝不化；而痞滿實堅全具，又置之不察。直將一切內熱明證概為假熱，竟用四逆湯，附子用到一兩。

清夫婦疑而未進，就正於余。內外一探，知為溫熱重病，陽邪亢熱已極，反兼寒化，如酷暑雨雹之象，勢亦在危。而細勘詳詢，明是在表失表，在裏失裏，釀成極重熱證。再診其脈，舉按雖無而沉候至骨，勁指甚堅，根蒂未絕，喜其可治。因謂曰：此大熱證也。遂疏黃連解毒湯合普濟消毒飲，重加大黃，囑其日夜兩劑，務俾大便通則火不伏而厥可回，脈可出。

清因二醫一用附子、乾薑，一用黃連、大黃，冰炭莫辨，無所適從。然其婦急欲將余方購藥，而清究不能決。

更延一醫，匆匆一視，又謂為陰毒。其婦曰：生死有數，若服謝先生藥，死亦無恨。清因妻意甚堅，勉為煎就，意仍狐疑，其婦強為徐灌。約二時之久，一劑已終，小水甚長，即索水飲，清見人事略醒，復煎一劑，是夜連得大利，果厥回脈出。

次早復視，更以涼膈散，重服清胃藥而健。後置酒於家道謝，清因述曰：眾醫謂為陰寒，獨先生斷為陽熱，小兒幾希之命固蒙再造，但承賜妙方，若非內子堅意，幾乎誤矣。余驚疑之，嫂何以獨信余也？

適其婦出房道謝，其婦曰：先生初視之時，面有憂色，是憂其難治也；及診畢而躊躇深思，是思其可治也；至再診而面忽有喜色，是喜其得法也。且審症而戰戰兢兢，疏方乃洋洋溢溢，是直無所疑也。先生慎重若斯，無疑若斯，余復何疑？

余聞言深為歎服。夫醫家望聞問切而望居其首，業醫者往往忽之，今熊婦竟能望醫之神色而知醫，吾輩昧昧不且有愧於婦人乎！

⑽ 水汽頭汗

嘗讀醫門八法云：傷風自汗，用桂枝湯，傷暑自汗，則不可用。又曰：人知發汗退熱之法，而不知斂汗退熱之法。斂也者，非五味、酸棗之類，是謂致病有因，出汗有由，治得其法，汗自斂耳。如傅金生一症，時當暑月，天氣亢燥，飲水過多，得胸痛病，大汗，嘔吐不止，視之口不渴，脈不躁，投以溫胃之劑，胸痛遂癒，而嘔吐未除，自汗頭眩加甚。其父來寓更方，余以昨劑頗效，原方加黃蓍與服，服後亦不見躁，惟汗出抹拭不逮，稍動則眩暈難

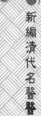

支，心下悸動。舉家咸以為脫，吾許以一劑立癒，以半夏五錢，茯苓三錢，生薑一片，令即煎服，少頃汗收嘔止，頭眩心悸頓除。

蓋緣飲水過多，水停心下，火位不安，故惕惕悸動。本僅當心下作痞，茲以陽氣素虛，更重為心下作痛，所以前投溫胃之劑，助陽消寒，其痛自除，但水飲猶未下耳。水氣上逆，則嘔吐不止；水氣上干，則汗眩難支。舉以小半夏湯，行水散逆，使水下行則嘔悸汗眩俱止，所謂治得其法，汗自斂耳。

由此益悟認證宜真，而辨證宜細也。試觀瘀血症亦頭汗出，然必小便不利，而目珠先黃；又邪在少陽亦頭汗出，雖有嘔吐目眩，胸滿之兼症，然必有寒熱往來之本證。至於傷暑自汗，鬱熱陷裏自汗，陽明燥熱自汗，三陽合病自汗，更有中寒冷汗，表虛自汗，陽脫自汗，汗多亡陽，與夫驚恐房勞，風濕漏風，產蓐津脫以及盜汗諸症。凡陰虛陽勝，陽虛陰乘，種種汗出不一，各有兼症不同。且頭與身皆汗，又與獨見頭汗迥異，烏可概指為虛脫耶？此余趨庭傳受心法，今並志之。

⑾ 傷暑自汗

丁麒壽，時當暑月，腹痛泄瀉，自汗神疲，迭進溫補，遂至二便窘急，日益危篤。適一鄰醫年六十餘，謂病經數日，汗出不知幾斛，兼之四肢逆冷，法在不治。且補劑服至附子、鹿茸，仍無寸效，今脈絕，無可為也。

其家固貧，醫藥已難繼矣，又聽鄰醫之言，遂無復再生之想。奈病人呻吟在床，不忍坐視，遙聞先君善治危證，託人求診，適應酬未暇，命余前視。

診得脈虛，重按若無，審得額汗溺短，氣虛煩渴，背微惡寒，四肢逆冷。余笑曰：此傷暑也，安得以陽虛目之？經云：氣虛身寒，得之傷寒，氣虛身熱，得之傷暑。今症見煩渴溺短，氣促脈虛，傷暑奚疑？議進清暑益氣合桂枝湯一劑，囑其即服可效。前醫執余方私語病家曰：年少之醫，孟浪殊甚，臨危之證，猶謂傷暑。今汗出淋漓，收斂尚恐不及，反用升柴桂枝以發汗，非速其斃耶？

其家雖疑，緣病由奔走日中而起，信余不謬，即進一劑，病勢減半，繼進二劑，兼吞消暑丸一兩，腹中呱呱有聲，二便一時通利，汗收渴止，煩退而安。復將原方除桂枝，二劑痊癒。

越三日來寓酬謝，始述前醫之非，余不禁為之一快。夫暑屬陽邪，心屬離火，故傷暑必先入心，心主血脈，故脈虛大，不足重按。意在鄰醫，不知浮中沉三取之法，且暑脈多芤，狀如蔥管，浮沉二候易見，中取正在空處，故斷為脈絕。

余用參蓍歸尤合生脈散，養心而裕脈，固土以保金。其暑熱傷津故口渴溺短，飲水過多，停聚中脘，誤進溫補收斂之藥，故二便不利，水氣上湧，宜其頭汗如雨。余二劑中兼吞消暑丸，雖曰消暑，亦仿小半夏加茯苓湯，治水氣頭汗之意也。方中升柴葛澤，升清降濁，譬之雲行雨施，然後溝瀆自通，注之不盈，而額汗自收矣。

⑿ 太陽傷風

熊繼先乃郎，半歲，肌膚嬌嫩，笑舞愛人，繼先常與余言可喜，余曰：凡嬌嫩之物最忌風霜，當預防之。繼因見其易於撫養，乃私議余言之非。一日患傷風小恙，鼻塞

咳嗽，醫以二陳蘇防之屬因而得汗，即至嗽聲不出，氣急神揚，尚以不嗽為效。

蓋不知外感以有嗽為輕，以無嗽為重。又誤進蘇子、枳殼之屬，下咽未久，忽然目珠上瞪，四肢抽掣，又誤進鎮驚丸；諸醫見其小水短少，更與疏風之藥，加入淡滲之味。繼因見病急未服，危迫之頃，先自謝罪，懇余治之。遂疏桂枝加附子湯與服，爾時變症愈出，忙煎灌之，一劑而風痙自止，再劑而諸恙悉瘥。

嗟嗟，藥只一方二劑而成功旦夕者，原有自耳，此正分經用藥之妙也。仲景云：太陽病發汗，遂漏不止，其人惡風，小便難，四肢微急，難以屈伸者，桂枝加附子湯主之。蓋此兒陽氣素微，汗之有亡陽之變。

夫汗為心之液，四肢為諸陽之本，小便為陽氣之化，誤發其汗，陽越於表，津弱於裏，營衛將離，機關大亂，是皆太陽陽亡之象，亦誠危矣。

欲返太陽之陽，必當循經引治，故以桂枝色赤屬火入心之品，用附子以補心腎之陽；玄府不密，賴白芍酸以斂之也；津弱筋急，處甘草以緩之也；營衛不諧，藉薑棗以和之也。一方之中如此妙用，乃仲景之深心，正為太陽救逆之法。舉世不察，徒事驚風之說，千中千死，執迷不悟，總由不究六經之義耳。

❷ 中 風（2則）

⑴ 四肢抽搐

何允中，年二十，兩腿瘡毒，膿水淋漓，醫治半載，內服外敷，愈加浮爛。一日忽微熱，身體抽掣，兩目上

瞪，喉中痰響，全似小兒驚風之形，請余視之。方診脈，其老嫗捧藥一碗，辛散異常。

診畢，問所捧何藥，係大秦艽湯也。余擲之於地，遂疏理陰煎加黃蓍、附子大劑與之。連服兩劑而眼已不戴，身已不強，隨服十全大補湯數十劑，瘡毒痊癒。

然此證實有天幸，倘不遇余，大秦艽湯已投之矣。蓋醫者只知風邪為害，不知風從何來。彼其陰血先已失守，津液枯涸，筋脈不榮，陽氣不藏，是為陰陽兩竭之候，此際收攝已晚，尚堪辛散耶？況古云：治風先治血，血行風自滅。不但瘡家，凡誤汗、失血、泄瀉、痘疹以及產後老弱小兒諸人，此症最多，皆當審察。

(2) 四肢拘攣

周秋帆茂才內人，懷孕數月，一日周身痛痺，四肢拘攣，肌膚及手指掌皮數變如蛇蛻之形，驚痛交併，恐成廢疾。余診脈得浮大，按浮為風，大為虛，此營衛不固，血虛風襲之候也。

原中風有中腑、中臟、中經絡血脈之分，故見症各著其形。今起居如故，飲食如常，外無六經之形症，內無便溺之阻格，惟苦肢節間病，風中血脈奚疑？處以當歸四逆湯，當歸重用，佐以一派祛風之味，連進四劑而癒。

❸ 諸 痛（5則）

(1) 濕熱腰痛

徐伯昆，長途至家。醉飽房勞之後，患腰痛屈曲難行。延醫數手，咸謂腰乃腎府，房勞傷腎，惟補劑相宜，進當歸、枸杞、杜仲之類，漸次沉困，轉側不能，每日晡

新編清代名醫醫話精華

70

心狂意躁，微有潮熱，痛楚異常。臥床一月，幾成廢人。

余診之，知係濕熱聚於腰腎，誤在用補，妙在有痛，使無痛則正與邪流，已成廢人。此症先因長途擾其筋骨之血，後因醉飽亂其營衛之血，隨因房勞耗其百骸之精，內竅空虛，濕熱擾亂，血未定靜，乘虛而入，聚於腰腎之中。若不推蕩惡血，必然攢積堅固，後來斧斤難伐矣。

以桃仁承氣湯加附子、延胡索、乳香數劑，下惡血數升而癒。

⑵ 肝鬱脅痛

劉氏婦，青年寡居多鬱，素有肝氣不調之患。今秋將半，大便下墜，欲解不出。醫用疏導之藥，並進大黃丸，重閉愈增（氣虛可驗），兩脅滿痛（非補中可投），診脈浮大而緩（是風邪確據），飲食不進，四肢微熱（中虛可知），小水甚利，月經不行（又是蓄血之症）。

據此諦審，不得其法，細思獨陰無陽之婦，值此天令下降之時而患下墜之症，脈來浮大且緩，係中氣久傷，繼受風邪入臟無疑。兩脅滿痛，肝氣鬱而不舒，惟有升陽一著。四肢獨熱，亦風淫末疾之義；月經不行，乃風居血海之故。執此陽氣下陷，用三奇散加升麻以提陽氣，復入當歸少佐桃仁以潤陰血，果然應手而瘥。

三奇散：黃蓍、防風、枳殼。

⑶ 少腹脹痛

汪慎餘，由蘇州歸。時當酷暑，舟中夢遺，旋因食瓜，繼以膏粱，致患小溲淋痛（此濕熱乘虛入於精道之據）。途次延醫，投利濕清火之藥，淋痛雖減，又加少腹脹急。舟至許灣，左睪丸偏墜，胯脅牽痛，而少腹之脹日

益甚，小水清利，大便不通。連延數醫，俱以五苓散合疝氣方，更增車前、木通，顛連兩日，少腹脹不可當，左腎腫大如碗，煩躁悶亂，坐臥不安，急切邀治。

脈得沉弦，遂處桃仁承氣湯，重用肉桂，加當歸，一服大便下瘀黑二升而癒。夫邪結膀胱、少腹脹急之症，原有便溺蓄血之分，在氣在血之辨。蓋溺澀證，小便不利，大便如常；蓄血證，小便自利，大便黑色，此氣血之辨，古訓昭然。今者少腹脹急，小便自利，則非溺澀氣秘顯然明矣。獨怪市醫既不究邪之在氣在血，且已知小便自利，反以利水耗氣之藥，其何以操司命之權耶？

此症癒後，繼以後一方連服數劑，以杜其根：當歸、附子、肉桂、山甲、延胡索、桃仁。

按：《傷寒論》云：蓄血證，少腹硬滿，小便自利，大便黑色，桃仁承氣湯主之。水氣症，頭汗出，大便如常，小便不利，五苓散主之，十棗湯亦主之。燥糞症，腹滿痛，大小便俱不通利，承氣湯主之。男澍謹識。

(4) 厥陰腹痛

王志耕乃郎，半歲，夜半腹痛，啼哭不已，以熱手重按其腹，似覺哭聲稍可，久以仍否。延諸幼科，無非行氣消食，誤治兩日，目珠上瞪，四肢微搐。余視其面色赤中帶青，目中白珠頗藍，手足指尖略厥，小水直無，指紋透甲。危急之頃，靜神默悟，詳推此症原是寒邪入裏，與方脈寒證無異，意擬薑桂通陽。

然細察面色唇舌二便，又非無陽可比，倘辛熱誤用而稚陽之質勢必血燥津涸，愈增筋掣瘀瘵。因思肝藏血，寒傷營，非養血通脈寒何由解，痛何以除？先以燈火焠腹，

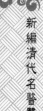

疏通凝寒，以仲景厥陰篇當歸四逆湯，一劑霍然。

⑸ 清陽不升頭痛

曾魁星，六月由家赴灣，舟中被風寒所客，惡寒頭痛，連進發表，頭痛愈甚。又與歸附芎芷之屬，頭愈不耐，呻吟床褥。同事中見表之加重，補又加重，且有呻吟不已之狀，莫敢措手。

余診之，脈來浮緩，二便胸腹如常，問其所苦，僅云頭痛，問其畏寒，亦惟點額，又問飲食若何，則曰腹中難過，得食稍可，又不能多食，所以呻吟也。

余曰：此中氣大虛，清陽不升，濁陰不降，以致頭疼不息，過辛過溫，非中虛所宜，本宜補中益氣，則清陽可升，濁陰自降，而頭患自除，中虛自實。但因前藥辛溫過亢，腎水被劫，故舌苔滿黃，小水短赤，故用益氣聰明湯，果一劑而癒。可見醫貴精思，不可拘泥也。

❹ 虛 寒（4 則）

⑴ 內寒外熱

胡生考成，夜半潮熱，頭腦暈痛，脈來浮數，舌心帶燥，似表有熱邪。然其平時面色失華，聲音不揚，知為中虛之體，不敢清散，姑以六君去朮加金釵與之。是夜潮熱愈熾，口出譫語，次早再診，脈仍浮數，目赤舌刺，汗出透衣，開目譫語，昏不知人，小水赤色，大便不通，種種見症，頗似實熱。但潮熱雖重，尚可覆被，舌雖乾刺，不喜冷水，與粥一杯，便如虎嗜，再啜發嘔。參諸平時聲色，而又發自半夜，知其表雖熱而裏實寒，若果陽明實熱，見此症候，便揚手擲足，安得覆被昏睡耶？又安得渴

不消水，啜粥輒嘔耶？昔喻嘉言有謂熱邪既盛，真陽復虛，此是真陽既虛而熱邪復盛耳。

授以益元湯，原方中薑、附、參、草、艾葉、蔥白，回陽補虛，合乎甘溫能除大熱之旨。浮火之泛，有黃連折之；陰氣下竭，有知母滋之。且二味苦寒，更藉以制薑附之猛烈，庶於口乾舌刺之症，服之坦然無礙。若夫大汗傷津，有麥冬、五味生精斂液，仍以薑棗和諧營衛，更入童便冷服者，猶恐格陽之證，拒藥不入，合乎熱因寒用。其始則同，其終則異。

統而言之，究歸清補之藥耳。一劑諸款悉減，再劑熱退身涼。但癒後難健，調理之藥，大劑養榮湯迭服數十劑，始獲如原，蓋由少年稟賦不足故耳。

【益元湯】附子、艾葉、乾薑、麥冬、五味、知母、黃連、人參、甘草、薑棗、童便、蔥白（冷服）。

⑵ 誤表戴陽

陳怡太，年老體弱，辛苦勞力之人。得傷風小病，頭身作痛，發熱畏寒。醫者不以勞力傷風之例施治，乃以敗毒散二服，遂變大汗如雨，舌乾如刺，滿面赤色，神志昏惑。問其小便不利，大解不通，儼似極熱之證，余固知為誤治所致。老年陰氣既衰，誤汗愈涸，故舌刺口渴；而泉源既竭，二便必變；診脈洪大，按之寂然，雖無急疾之象，然恐誤表戴陽於面，元氣隨汗立散。

意欲行真武坐鎮之法，但津液內竭，難受辛溫之亢味；將欲與生脈救陰之意，而甘酸之藥其何以回垂絕之元陽？繼思獨陽不生，蓋陽無陰則孤陽失所，而飛越戴出矣。必得扶陽之藥而兼濟陰可也，處古益元湯，回陽生

陰。藥一下咽，果獲熟睡，舌刺少減。再劑熱退身涼，汗收食進，與理陰煎數服而康。

許晴霽室人，患傷風咳嗽，諸醫投以疏風清肺之藥，漸至潮熱口渴，尚不知誤，更以柴、葛、知母、花粉之屬進之，遂變面紅目赤，舌刺無津，渴汗齊來，譫語無次。余臨其帷，視之駭怖，固知其陽已戴於上也，而前醫本所素信，忽忽復至，惘惘一視，尚謂傳經熱證，急取雪水服之。蓋僅知其上熱，而不知其下寒也；知其脈洪，而不知其大空也。因令煎龍眼湯斤許，遂疏八味丸合生脈散，是晚進藥不輟，次早復視，俾無根飛越孤陽才得退藏於穴，復追進附桂理陰煎，數十劑痊癒。

(3) 誤表亡陽

陳南圃先生，由京歸里，舟泊許灣，忽覺渾身麻痺，自服靈寶如意丸，得稍安。日西，渾身大熱，譫語無倫，昏夜邀視。見其面色如妝朱紅，熱勢沸騰，脈雖鼓指，重按全無，上身躁擾，下半僵冷，知為腎氣素虛，真陽浮越肌表。恐其戰汗不止，藩籬洞開，勢必飛越而亡，宜用表裏先後救援之法，因處大劑真武湯與之，坐鎮北方以安腎氣。飲畢，復預煎黃蓍二兩，附子二兩，五味、龍骨、牡蠣各五錢，沉香、肉桂各一錢，此畜魚置介之法，以救既散之陽。後藥方煎，人事已清，亥刻果然渾身顫慄，魄汗不止，叉手冒心。即將預煎之藥，亟為啜盡，俾得戰止汗收。

蓋未絕之陽先已安堵，而既散之陽復以馳追，千金之身救援有數，誠非偶然，重服養榮湯而健。

陳甫三內人，灑淅惡寒，倏忽潮熱，時值夏初，疫症

流行。余診其脈，緩大而空，舌白苔滑。又詢其素有腸風便血，經不及期，且外雖肥盛，內實不足。察脈審症，知中氣大虛，病從飲食勞倦中來，乃外耗於衛，內奪於營之症。與東垣益氣湯，托裏散邪之法，畏不敢服。

更醫謂是疫邪初起，當服達原飲，服後大熱譫語，又見大便不通，更與大柴胡湯，連進二劑，症變熱熾躁擾，張目不眠，譫語發狂，且甚有力。醫見其表裏皆熱，更疏白虎合承氣一方。甫三素與余契，藥雖煎成，疑未敢服，就正於余。

余視其目紅面赤，亂言無倫，及診脈下指洪大，按指索然，此五臟空虛，血氣離守之驗。是日午刻以人參養榮湯，武火急煎，藥才下咽，時忽咬齒，兩手撮空。

余甚怳惕，蓋崑崙飛焰，挽救弗及，旁怨莫解，但審症既真，自當極力處治。時方申刻，又將原方四倍，加入附子二兩，入釜急煎，逾時服畢，譫語未息，而發狂少止，似寐非寐。與粥一杯，大嘔稠痰，其色青碧，是又不得不先救胃陽。

戌刻復煎附桂理中一劑，藥未下咽，寒戰咬牙，肉瞤筋惕，此假熱一去，真寒便生之應也。只恐油汗一出，孤陽立越，幸藥已備，亟與進服。亥刻果汗厥齊來，又與理中一劑，遂得安眠，片刻汗收肢溫，復與粥飲不嘔，差喜陰陽兩交，胃氣稍蘇，余亦安睡。

次早視之，陽已不戴，脈亦有根。然昏迷困憊，猶言見鬼，目尚赤，口尚乾，此陰火未熄，虛陽未返，津液未生，神魂未斂，以歸脾湯吞八味丸，數日喜獲生痊。但口苦少寐，與歸脾湯加山梔、丹皮，大便已閉十五日，至此

始得一通。蓋胃氣素虛，倉廩空乏，經血不榮之故，更與十全大補湯，服半月方健。

癒後，竊自笑昔吳又可先生治溫疫熱邪內盛，一日三變，急症急攻之條，數日之法，一日行之。余今治虛寒真陽外越，一日三變，有急症急補之驗，亦數日之法，一日行之。症治不同，用意則一，學者當於讀書之餘，亟將陰陽真假之辨，逆從反正之法，殫力追尋，極窮其奧。日常閉目凝神，討求至理，有如懸鏡當空，妖魔悉顯，庶幾胸有定見，不為假症所惑，於以扶危拯溺，救世之慈航也。

⑷ 誤表氣脫

陳祥光，老年勞力感寒，醫者不究其內傷色脈，拘定潮熱咳嗽，日與外感之藥，極力疏散，乃至氣急神昏，煩冤莫耐。與之以水，可飲一杯，與之以食，僅嘗一口。問其頭痛，則云頭痛，問其胸緊，便云胸緊，此氣脫神昏，與熱盛神昏者迥然不同。

余察其形羸色晦，黏涎滿口，二便如常，按脈衝指，忽散如湯沸騰，知為虛陽上攻脫絕之候。急與大劑附桂理陰煎，吞黑錫丸數錢，得安臥，重服前藥而健。

附：後其乃媳小產後，感冒寒熱咳嗽。余視其面白唇燥，脈來虛大，其熱忽有忽無，此產後血虛感寒，與補中益氣加熟地、薑炭。其家咸議恐補住寒邪瘀血，更醫進表一劑，即變氣促大汗。復延余治，更見其面紅目赤，耳聾譫語，脈來如湯沸騰，此陰虛陽越，勢在險篤。疏與八味地黃，重附子加五味，囑其急服，尚可挽回。豈知復疑不決，且嫌言過激烈，旋延一醫相商，妄稱熱入血室，竟用四物柴胡一劑，大汗發痙而逝，豈非下井壓石者耶？嗚

呼，病家固不識病，又不識醫，醫者產後藥禁不明，兼症不考，兩者俱昧，每致傷生，悲哉！

❺ 內 傷（3則）

⑴ 寒熱如瘧

吳俊明，年二十，咳嗽多痰，微有寒熱，纏綿數月，形體日羸，舉動氣促，似瘧非瘧，似損非損。溫涼補散雜投，漸至潮熱，時忽畏寒，嗽痰食少，臥難熟睡。醫者病家，咸言癆瘵已成，委為不治。聞余精究脈理，姑就一診，以決死期。因見形神衰奪，知為內損。脈得緩中一止，直以結代之脈而取法焉。此陽衰陰凝之象，營衛虛弱之徵，衛陽虛則發熱，營陰凝則畏寒。

蓋肺衛心營之機阻滯，氣血不得周流，故見為結代時止之脈。諦思結代之脈，仲景原有復脈湯法，方中地黃、阿膠、麥冬，正滋腎之陰以保金，乃熱之猶可也；人參、桂枝、棗仁、生薑、清酒，正益心之陽以復脈，乃寒亦通行也。用以治之，數月沉痾，一月而癒。

按結代之脈，須知必緩中一止，方為可治。若急中一止，便為參伍不調，乍疏乍數，安可治乎？故古人有譬之徐行而怠，偶羈一步之語，旨哉斯言，堪為結代之脈傳神矣。世人惟知仲景為治傷寒之祖，抑知更為治虛勞之祖乎？

傅嫗，年逾七旬，素屬陰虧。今春初起微寒微熱，余以二陳加麥冬與之，一劑頗安。次日耳中忽流血水，耳傍筋痛，余曰：耳門屬腎，老年下元先衰，非濕熱停耳之症，乃腎氣上奔之象。易曰：龍戰於野，其血元黃。議早

與金匱腎氣湯，晚進當歸、枸杞、山茱萸、牡蠣、菊花、熟地，各二劑，筋痛血水齊癒。比晚寒去熱來，是為陰陽不和，致令偏寒偏熱，非瘧症也。法當人參養榮湯，為陰陽兩補之劑，囑之曰：藥固大劑，必多服乃可。豈知只投兩劑，症未增減，更醫誤服升柴陳半之屬，是夜大寒大熱大汗，陡然人事昏沉，幾欲脫矣。

再延余診，脈來鼓指，洪大無倫，聲微息促，氣高上迫，危在頃刻。細思此寒此熱，固宜調陰陽，而值此氣脫，又當收陽為主。以大劑六味回陽飲，加蓍、朮、龍眼、鹿茸，連進二劑，徐徐與服，次日人事清爽，寒熱亦除而健。

⑵ 咳嗽喘促

傅孔翁，於憂怒後，旬日鼻塞聲重，咳嗽多痰。來寓索方，余知其元陽素虧，擬是肺胃虛寒，因與金水六君煎。一劑，咳嗽更盛，臥不安枕，氣喘痰鳴，專人請診。

余思日間所服之藥，其不疑陳皮之散，必議熟地之滯。再診之，脈得尺部浮大而空，氣促面赤，喉中痰響，元海無根，真陽上脫，急與黑錫丸。服後氣略平，痰亦少止，隨進大補元煎加桂附一方。眾曰：熟地滯痰，萬不可用。余曰：下部之痰，非此不可。令服之，遂安臥，氣亦歸原。猶然鼻塞咳嗽，以原方加骨脂而痊。

又越月，行房後入水，脅傍微痛，發熱惡寒，誤投發汗之藥，服後身熱大汗不止，囊莖俱縮，脅肋脹痛愈盛，咳嗽帶紅，危在頃刻。不知仲景先生，有動氣在下，不可發汗之戒，汗則肝腎陽亡。

夫其肋痛者，腎氣奔也；咳血者，龍雷動也；身熱大

汗，虛陽發外也；玉莖萎縮，陽氣敗也。法當鎮攝封固，外用回陽火救之，內服黑錫丸鎮納真氣，迭服後方而瘉。

⑶ 泄瀉不食

胡曉鶴孝廉尊堂，素體虛弱，頻年咳嗽，眾稱老瘵不治。今春咳嗽大作，時發潮熱，泄瀉不食，諸醫進參朮之劑則潮熱愈增，用地黃、鹿膠之藥而泄瀉胸緊尤甚。延醫數手，無非脾腎兩補，迨至弗效，便引勞損咳瀉不治辭之。時值六月，始邀余診，欲卜逝期，非求治也。

診之脈俱遲軟，時多歇止，如徐行而怠，偶羈一步之象，知為結代之脈。獨左關肝部弦大不歇，有土敗木賊之勢。因思諸虛不足者，當補之以味，又勞者溫之，損者益之。但補脾腎之法，前轍可鑒，然捨補一著，又無他法可施。因悟各臟俱虛之脈，獨肝臟自盛，忽記潔古云：假令五臟勝，則各刑己勝，法當補其不勝而瀉其勝，重實其不勝，微瀉其勝。此病肝木自盛，脾土不勝，法當補土制肝，直取黃蓍建中湯與之。蓋方中桂、芍微瀉肝木之勝，甘糖味厚，重實脾土之不勝。久病營衛行澀，正宜薑、棗通調，而薑以制木，棗能扶土也。

用黃蓍補肺者，蓋恐脾胃一虛，肺氣先絕。連進數劑，果獲起死回生。但掌心微熱不除，且口苦不寐，咳瀉雖止，肝木猶強，原方加入丹皮重瀉肝木之勝，再進而安。

❻ 癇 厥（3則）

⑴ 寒痰堵塞

越日復治傅孔岳乃孫，忽然默默，手足抽搐，口開眼

新編清代名醫醫話精華

閉，面白痰鳴，一日十數發。此症原因小兒脾氣未健，寒痰堵塞經隧，治宜健脾暖痰，於是以星附四君子湯與之。

眾云：此兒之病，與伊女之症相符，昨先生大黃一劑而癒，茲未周之兒，敢用附子乎？

余嘆之曰：昨之痰，熱痰也，今之痰，寒痰也。寒熱迥別，豈曰相符？寒熱不知，何復言醫？

遂令服之。一劑不發，二劑神爽。眾皆稱奇，余曰：醫者，理也。憑症望色，又何奇哉？

姑筆之，以為後學法耳。

(2) 肝火生風

王作儀先生之內人，形長肌瘦，平時喜進溫補。時值暮春，乳房脅肋漸次作脹。初尚不以為意，一日忽牙關緊閉，不知人事，手撒遺溺，張目精搖。諸醫咸稱手撒脾絕，遺溺腎絕，迭進補劑，欲圖固脫。淹治旬日，漸至筋斂抽掣，始延余診。

各部應指急數有力，唇齒乾燥，大便不通，乃知雖屬類中，實為肝火厥逆之候也。若果脫結之症，五臟凶例全見，當頃刻告變，安得尚延旬日，且六脈俱有力耶。

緣素稟木形，兼挾內火，且今當木旺，肝氣燥急，故乳脅作脹。夫肝主筋，筋脈不縈，故四體不用；木火生風，故目精動搖；筋脈不和，頰車不開，故牙關緊閉；肝威沸騰，津液妄洩，故汗大如雨；肝邪熱熾，陰挺失職，故小溲自遺；津液被劫，故筋斂抽掣。統計之，悉皆肝火為患，處龍膽瀉肝湯合當歸龍薈丸。連進二劑，病勢大減。後進犀角地黃湯兼龍薈丸，進食能言。遂用八珍湯，除川芎，重加白芍、丹皮，調理而健。

⑶ 中食

李婦，胸腹大痛，忽然昏倒，手足逆冷，口不能言，兩手握固，兩尺脈細。先一醫斷其脈絕必死，已煎就附子理中之藥，希圖援救。適聞余至請視，診得兩尺果無，而症與脈反。若果真脫，豈有不面青大汗之理？書云：上部有脈，下部無脈，其人當吐不吐者死。似此必傷食所致，以故胸中痞塞，陰陽不通，上下阻絕。理宜先開上竅，俾其中舒，因問曾傷食否？伊姑應曰：曾到戚家賀壽，油膩肉麵，頗為大啖。因放膽用法而不用藥，令炒食鹽一兩，熱水灌服，兼用通關散吹鼻，大嚏大吐，頃刻而醒。吐出完肉數塊，麵蛋帶痰數碗，其病如失。

陳茂初，年壯體強，早膳後忽然胸膈大痛，叫喊數聲，臥地不省人事，四肢逆冷，身體仍溫。余診尺脈雖無，而寸關甚堅，且面色未變，喉無痰聲。如此卒暴之恙，決非中風、中寒、中氣之症。意揣食前無恙，食後即胸膈作痛，蓋胸中陽位，食物猶在賁門，阻遏陽氣，不得下行，合乎尺脈不至，古人原有食厥之條，當作中食之症。至於治法，有上部有脈，下部無脈，其人當吐之訓，於是燒鹽一兩，煎水一碗灌之，湧出痰食二升而癒。

❼ 便 閉

冷積阻格

胡懋光，四肢逆冷，面色青白，吞酸嘔吐，食不得入，六脈沉伏，大便不通，小水短赤。細察諸症，皆由陽氣不舒，理宜先將下部疏通，庶幾清氣上升，濁氣下降。因與大承氣湯，迭進三劑，毫不為動，脈症如故，舉家驚

怖，余亦駭之，謂豈有大黃、芒硝重劑，竟不能通者？繼知其人嗜酒，每患足疾，今足未病，濕熱未曾下注，致停中焦，將成關格之象。視舌滑潤，非燥症也，中焦必有停積冷痰，以致閉結膠粘，正所謂陽微陰濁僭倨，非僅承氣咸寒可能開者。法當通陽洩濁，開結驅陰。於是以薑、附通陽以驅陰，硝黃開結以洩濁，加草烏、皂角，名為霹靂通關之將，以直劫其巢。

方成藥煎即忙與服，未及片時，下穢污數斗，小便清長，四肢溫暖，食粥二碗，不用再劑，諸症悉痊。此可為冷積繩墨，因詳記之。

❽ 癃 閉（3則）

⑴ 獨陽不化

都昌舟子，大小便秘，腰屈不伸，少腹脹痛，倩人扶持來寓求救，狼狽之狀，勢甚可駭。細視之，面色正赤，鼻準微黃，額汗如珠，舌苔中黃。詰之曰：小便秘乎？其倩人曰：二日一夜，並無半瀝，大便亦閉。余知鼻黃者，多患淋秘，淋秘鼻黃者，勢必危。仲景云：無尿額汗者死。因謂之曰：事急矣，恐難治也。病者聞言大哭，余為之惻然，姑為診之。尺寸沉小，幸勁指有力，復慰之曰：此證雖危，吾可以法救之。

意仿無陰則陽不化之旨，欲舉東垣滋腎之法。病者忽云：服車前草及六一散、大黃藥一劑，愈加脹痛難忍。此又涼寒不服，意者冷結關元乎？然脈象症候固非無陽，且似有火，乃寒之而反重者何耶？因思《內經》有云：諸寒之而熱者取之陰，所謂求其屬也。

遂訂六味地黃合滋腎作湯，大劑以進，滋陰以化氣。外用搗蔥合鹽炒熱，布包熨臍，通中以軟堅。自午至戌，內外按法不輟，俾得關通，二便頓解。此症生死反掌，讀仲景書者方知。

⑵ 濕熱內阻

王輔粥，初起腹鼓腳浮，小水短少，大便甚艱，氣逆上衝。醫用五苓、八正諸方，愈加腹鼓，小水涓瀝不通。按脈洪大，神采尚存，足徵稟賦甚厚，方可耐此重症。

診畢，謂曰：此乃濕熱內蓄，恐成單脹，膀胱氣壅不行，以致小水悉閉。今欲治此，須通小水為急，但通小水非氣化不出。因問欲湯水否？曰：極不口渴。乃知確由下焦濕熱所致，與李東垣先生治王善夫一案大同，遂以黃柏、知母之苦寒以瀉內蓄濕熱，肉桂之辛熱以化膀胱之氣。才下咽腹中甚痛，小水遂行，脹滿亦消，後以八味地黃丸數服而痊。

⑶ 木鬱不舒

許福生，春月腹痛泄瀉，小水短澀，余門人以五苓散利水止洩，尿愈閉，腹愈痛，痛瀉不耐，呼吸將危，急請余診。

門人問曰：分利而尿愈閉者曷故？

答曰：所謂木斂病耳。

《內經》有云：木鬱於下，病名木斂。蓋木者，肝也。斂者，束也。肝喜疏放，春月木氣當升，今木氣抑鬱斂束，再服滲利沉降之藥，致令生氣愈不得舒，是有秋冬而無春夏，安望其能疏放乎？用六君子湯加防風、升麻、桑葉，數劑，遂其條達而癒。

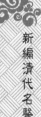

❾ 吐瀉痢疾（7則）

⑴ 胃寒腸熱

黃平福，形瘦面白。時當暑熱，得嘔吐泄瀉之病，醫見口渴溺赤，與石膏竹葉湯而嘔洩未止，反加心胸脹滿，神氣昏冒，躁擾不安，勢甚危急。診之脈來浮數，肌熱灼指，舌邊紅刺，滿舌白苔，中心黃黑。

伊父紹邦，年老獨子，求治甚切，因慰之曰：俟吾以二法治之，毋庸懼也。先與連理湯，繼進半夏瀉心湯，果得嘔洩頓止，熱退納食而安。

門人問曰：吾師治病，每預定安危，令人莫測。此症先定二法，服下絲毫不爽，其理安在？答曰：業醫必揣摩有素，方有把握。

《內經》有云：腸中熱，胃中寒；胃中熱，腸中寒。腸中熱則出黃如糜，胃中熱則消穀善飢；胃中寒則腹脹，腸中寒則腸鳴飧洩；胃中寒，腸中熱，則脹而且洩；胃中熱，腸中寒，則疾飢小腹痛脹。

斯人斯症，合乎胃中寒，腸中熱，故脹而且瀉也。然胃中之寒，始先原是盛暑逼於外，陰冷伏其中，而醫又以大寒之藥清胃則胃愈寒矣。故雖寒熱錯雜，不得不先與連理調其胃氣，分其陰陽也。然陽邪內陷，已成痞結，非苦以瀉之，辛以通之，其何以解寒熱錯雜之邪耶？

世醫治病，但守寒以熱治，熱以寒治，倘遇寒熱錯雜之邪，不知《內經》胃熱腸寒、胃寒腸熱之旨及仲景諸瀉心、嘉言進退黃連湯法者，其何以肩斯任也？

⑵ 陰寒直中

傅德生，善飲，衣食弗給。時值暑月，吐瀉交作，大

汗如洗，口渴飲水，四肢厥冷，尚能匍匐來寓求治。余見而駭之，忙與附桂理中丸一兩，更與附桂理中湯一劑，俱嘔不納。又託人求診，見其吐瀉、汗厥惡症未減，余益駭之。尤可畏者，六脈全無，四肢冰冷，捫之寒徹指骨。頃刻間肌肉大奪，指掌尤甚。急以回陽火焠之，諸逆幸挽，始獲斟酌處方。以大劑附子理中湯加益志，又嘔而不納。因思胃者，腎之關也，寒邪直入，捨此大熱之藥，將安求乎？復悟腎胃之關，一臟一腑，寒邪斬關直入與少陰腎寒之氣，滔天莫制，大熱之藥，勢必拒格。

夫理中者，理太陰也，與少陰個別。原仲景治少陰病，下利厥逆無脈之症，格藥不入者，有反佐通陽之法，用白通加人尿豬膽汁湯，按法煎進，下咽乃受。漸喜脈微續出，陰濁潛消，陽光復辟，九死一生之症賴以生全。

按：回陽火，不惟能回陽於無何有之鄉，凡一切暴中陰寒、陽縮、痰厥、氣閉等證，用之得當，無不立效。惟臍下平平三焦（中焦宜稍偏），病人長則下焦宜疏，病人短則下焦宜密，診脈之理，下指亦然。此余趨庭傳受心法，未忍私秘，但焦之大小，焠之輕重，與夫按穴不差，神而明之存乎其人。

(3) 腹痛厥逆

周孔昌，體肥而弱，忽然腹痛，泄瀉，十指稍冷，脈甚微，因與理中湯。服後洩未止而厥逆愈進，腹痛愈甚，再診無脈，知陰寒入腎。蓋理中者，僅理中焦，與下焦迥別，改進白通湯，一服而安。

次日其堂兄腹痛纏綿，漸至厥逆，二便阻閉，脹悶之極，已進攻下而痛愈重，促余診治。六脈俱無，且面青唇

白，知為寒邪入腎，亦與白通湯，溺長便利而安。

門人不解，疑而問曰：一泄瀉不止，一二便阻閉，何以俱用白通湯而癒？答曰：少陰腎者，胃之關也。前陰利水，後陰利穀，其輸洩有常度者，原賴腎臟司開闔之權耳。若腎受寒侵，則開闔失職，胃氣告止，故厥逆無脈也。今兩症雖異，而受病則同，一者有開無闔，故下利不止；一者有闔無開，故二便皆閉。均以白通湯，復陽散寒，溫暖腎氣，使腎氣得權，復其開闔之舊，則開者有合，合者有開矣。

噫！此《金匱》奧義，仲景隱而未發者，子輩既從吾遊，讀書必期悟境，悟能通神，洵非虛語。乃知聖人之法，變化無窮也。

⑷ 勞傷中氣

聶安生，腹痛下痢，紅多白少，諸醫以腹痛為積，又以紅多為熱，屢進消導不應，更與芩、連、歸、芍，服之潮熱時起，下墜難支，欲進巴霜丸，疑而未決。余為診視，左關弦大之至，唇舌雖紅，然不喜茶水。脈症相參，知為勞傷中氣，以致營衛不調。

蓋營虛則血不藏，衛虛則氣不固，而為下痢紅白也。加之苦寒迭進，致使陽虛外擾而潮熱，中氣內傷而下墜，意擬理中焦之陽，使氣血各守其鄉。但脈無沉細，且有弦大，又兼腹痛，據症按脈，斯制木、補土、提氣三法，在所必須，與黃耆建中加薑炭，四劑始安。後與附桂理中加骨脂、鹿茸，十劑而健，孰謂下利膿血定為熱耶？

⑸ 脾胃虛冷

陳丹林之子十歲，病痢發熱嘔惡，醫以藿香正氣散，

二日絕粒不進，所下血多白少。諸醫見血為熱，又稱胃火之嘔，進左金二陳之屬，腹脹胸高，指尖時冷。余視其血，先下者凝黑成片，後下者點滴晦淡，知為脾胃虛冷，致陽氣浮越而發熱，陰氣不守而下奔，中焦睏乏而不納。與乾薑甘草湯，一劑嘔止，再劑胃脹已消，以糙米湯亦受。更方與理中湯，發熱下痢頓止。蓋脾胃得權，陽氣乃運，使氣血各守其鄉耳。

(6) 胃腸積熱

王子儀先生，素善病，嘗讀醫書，艱於嗣息，喜補畏涼。客春舉子，屬胎寒甚小，自周以來，未進涼藥，不知《內經》所謂久而增氣，物化之常也。今秋深，得挾熱下利症，自進止澀之藥，利愈甚。及延醫，言其為熱，用連翹、黃芩清火之藥，更嘔乳，於是畏涼如虎，日延數醫，迄無定見。子儀日夕看書，對本宣科，漫無適從，輕劑小試，以圖穩當。日復一日，遂釀成一極重熱證，猶自認為虛陽發外。即有醫者認其為熱，不令開方，即行辭去，然又不能自主，請余往治。

余見症是一團火毒內焚，暴注下迫，諸逆衝上之大熱證，非大寒不能勝病，而力爭明辨，不足以破其惑，乃佯不發聲，疏方附子、白朮、乾薑、肉桂、蔻霜，才一開出，眾皆唯唯，共相契賞。及開等分朮、附一兩，其餘俱五錢，眾皆緘口。子儀親自持方曰：承賜妙方，大符鄙見，但兒小未免分兩過重。余勃然曰：既不信，何勞相請？即欲回寓。子儀堅留，眾共挽，又佯為辭曰：事至此，不可緩矣。余有人參補藥丸，兩副同進。

眾謂此中必有真參，忙調灌之，豈知余用黃連解毒丸

及六一散，一服嘔住神安，再服洩止熱退。但口尚渴，與六一散，令煎洋參麥冬湯調，頻服而痊。子儀致謝曰：多蒙妙藥，有費重貲。余不覺一笑，然亦未敢明言其事，蓋此乃一時權變之法，誠恐不知者，將以我為欺人之尤。然苟可救人，有所弗辭也。

(7) 木邪侮土

鄒錦元之妻，小腹絞痛，裏急泄瀉，每欲小便，腹筋牽引陰中。諸醫見洩止洩，投盡理脾澀劑，月餘不瘳，勢甚危篤。繼復嘔吐，湯水不入，胸以上發熱，腹以下畏寒。余診之曰：若果內寒外熱，安得月餘痛洩之病，尚有弦數之脈？此必木邪乘土，下寒上熱，當推關格之例治之。仿進退黃連湯加吳茱萸、木瓜、川楝、蜀椒、烏梅，月餘重病不過三服而安。

蓋仿先君治熊錦松泄瀉吐蛔，潮熱咳逆一證，推肝火沖逆，犯土侮金，用溫膽之法，擴而充之也。

按：此方本仲景黃連湯，而黃連湯有甘草，與小柴胡湯同意，以桂枝易柴胡，以黃連易黃芩，以乾薑易生薑，餘藥皆同。和解之意，一以和解表裏之寒熱，一以和解上下之寒熱。仲景心法如此，嘉言有進退其上下之法，以治關格，非中人所能辨也。

❿ 風 火（3則）

(1) 牙緊唇腫

陳元東，連日微覺惡寒，兩耳痛引及腦，然飲食自若。曾向吳醫診治，服川芎茶調散，下咽即渾身大熱，面紅目赤，牙緊唇腫，咽喉窒塞，癮疹紅塊，攢發滿項。舉

家驚怖，急延吳醫復視，吳醫束手無法。陳氏昆季伯侄，交口怨為所誤，乃一面閉阻吳醫，一面各尋別醫。

及余至時，數醫在堂，未敢用藥，有謂此非桂、附不可治者。余因問曰：此何證也？一醫曰：誤表戴陽於上，陰癍發於皮膚，必須桂、附，方可收陽。余笑曰：先生可獨領治否？其醫曰：如此壞症，誰肯領治。余曰：吾可領之。遂將吳醫原方加甘草五錢，並曰立可呈效。其家見余言直切，急煎與服，藥一入喉，微汗熱退疹消，頭目俱清，一時人事大爽。諸醫見余言已驗，各自回寓，而吳問曰：加病是此藥，癒病仍此藥，且加病甚速，癒病仍速，如斯奇治，令人莫測，肯以傳乎？答曰：五行之速，莫如風火。此症本風火內伏，閣下特未察其隱而未出之故耳。原藥升發宣揚，治本合法，但一劑其伏邪只到肌表，宜乎逼蒸發熱，頭目赤腫，皮膚疙瘩，蓋發猶未透也。

余乘機再劑，解肌敗毒，攻其汗出，則邪可盡達，自然風靜火平，合乎火鬱發之之義。但風火交熾，勢甚暴急，故重加甘草，以緩其火勢，乃甘以緩之之意。法遵經旨，有何奇哉？吳長揖曰：先生誠高妙，勝吾等遠矣。

⑵ 牙關緊閉

傅毓尚長子，潮熱畏寒，醫以羌、防、柴、葛之屬，熱愈甚，大汗淋漓，四肢怠惰，食已即飢。醫者猶謂能食為美，見其潮熱不退，更認為瘧疾，復用柴胡、檳榔之屬，其熱如故。問其大便甚難，又加大黃、枳殼，便仍未通，乃至牙關緊閉，口中流涎，面唇俱白，大汗嗜臥，腹中欲食，口不能入。

前醫束手而去，始延余診。問其初有潮熱畏寒，繼則

新編清代名醫醫話精華

大汗易飢便堅，四體倦怠，後乃牙緊床腫涎流，診得諸脈弦小，惟兩關洪大之至。細察此症，雖屬三陽經病，但與太陽、少陽全無相涉，悉是陽明胃病。

蓋胃中伏火為中消候也，以瀉黃散加七釐、升麻、大黃與之。方中最妙防風、升麻有昇陽瀉木之用，所以能啟發胃中伏火，不致清陽邪火，兩遏其中，使之盡行舒暢。又有七釐誘之，石膏涼之，大黃洩之，梔子引之，甘草調之，蜂蜜潤之。井井有法，誠為胃中伏熱之妙劑也。下咽後，熟睡一頃，牙關即開，流涎亦止，潮熱亦退，更以搜風潤腸之藥，頻服而健。

⑶ 消渴

蕭占春乃郎，自恃體質堅強，日食桃李，因患癤毒，頭項及身大如卵者十數枚。及癤毒大潰，膿血交迸，理宜身涼安靜，反加身熱躁擾。醫者不以清金潤燥，日與柴、葛、知、芩，胃氣益削，口渴飲水，小溲無度，用盡滋水制火之法，消渴愈熾，形羸骨立，始延余治。

余曰：癰疽潰後，氣血耗洩，非補氣養血渴不能止。處黃蓍六錢，甘草一錢，銀花三錢。蓋黃蓍補氣，忍冬養血，氣血充溢，渴何由作？服之半月，果獲痊癒。

⓫ 痰 飲（2 則）

⑴ 咽喉壅塞

陳霽雲尊堂，年逾五旬，形體肥盛，平素多痰，余每以薑、附投之則效。厥後醫者步轍屢進，漸有肩髀疼痛，手足拘攣之狀。醫又云：當防中風，日進茸、附之藥，既不知久而增氣之例，又不審病因氣變之理，竟到危急之

極。深夜邀視，牙關緊急，咽喉閉塞，且滿面火光炎炎。諸醫環睹，皆認中風，稱為戴陽危症，家人忙進參附。

余見病勢甚急，不能與辨，令取鹽梅搗汁擦牙，俾得牙開，始見滿口膠痰，壅塞咽喉，隨用稀涎散，調水捲取其痰，約嘔升餘，其聲稍開，然尚不能言。又以元明粉攪洗喉中，隨嘔隨攪，又嘔涎升餘，方云要睡。

次日連進控涎丹，二日中將進六十粒，始得微瀉，改進清肝化痰之藥而健。

⑵ 肩臂疼痛

傅沐初，年壯體強，性豪善飲。患肩臂疼痛，每晚酸麻尤甚，手不能舉，自慮風廢。吳城諸醫，疏風補血，歷嘗不瘳。余視其聲音壯厲，又大便頗堅，知為酒濕內蘊，痰飲流入經隧。原人身衛氣晝行於陽，陽主動，動則流，故晝輕；夜行於陰，陰主靜，靜則凝，故夜重。

按此證，實痰阻滯經隧，法當攻刮搜逐，先與控涎丹，繼進茯苓丸。旬日，微洩數次而安。

⑫ 瘧 疾（3 則）

⑴ 獨熱無寒

楊有成先生，患瘧兩月，歷試諸藥弗效。其瘧獨熱無寒，間日一發，口不渴，身無汗，自覺熱從骨髓發透肌表，四肢如焚，捫之烙手。視舌潤，脈又沉遲。竊思果屬癉瘧，安得脈不弦數，口不作渴，且神采面色，不為病衰耶？此必過食生冷，抑遏陽氣於脾土之中。陽既被鬱，鬱極不通，而脾主信，故至期發熱如瘧也。

治之之法，必使清陽出上竅，濁陰歸下竅，則中焦之

抑遏可解。與升陽散火湯，果汗出便利而安。

陳友生病瘧，脈象形色悉同，惟獨寒無熱，醫治三月不痊，察其溺短無汗，知為外寒內熱，伏火畏寒之證。蓋火鬱土中，而脾土主信，故至期如瘧，惟有發之一法，亦與升陽散火湯而癒。

按：此二證一寒一熱，俱用升陽散火湯，無非升發脾陽，與古人以腎氣湯治消渴溺多，又治水腫溺少，一開一闔，無非蒸動腎氣，非深造微妙者，難與語也。男澍謹識

⑵ 元氣不足

許掄能，患瘧，間日一發，寒時渴飲，熱時汗出，久治弗痊，因而食少睏倦。余診外邪已透，正氣未復，掄以病苦為慮，瘧未至而先恐。

余曰：俟吾截之，爾當膽壯可也。令煎人參五錢，生薑三錢，將曙即服，瘧果不至。其內人小產後，感觸發瘧，余以補血、桂枝二方合劑與之，瘧雖輕而屢發不止，仍以參薑二味重用按服，其瘧亦止。

掄問生薑、人參二味，誠為截瘧之妙藥乎。余曰：非也。凡病虛實多端，用藥溫涼不一，豈可以一法盡之？且古截瘧之方難以枚舉，然有效於此者，不效於彼，甚至因截而誤事者，皆由不識元氣之厚薄，邪氣之盛衰耳。今子夫婦，瘧邪已透，經絡無阻，但元氣未復，且中無大寒，又無內熱，夫參性寒，薑性溫，寒溫並舉，參補脾肺而回元，薑通神明而去穢，用以平調寒熱之疾，故藥不多味而病已痊。

⑶ 似瘧非瘧

許靜常之女，于歸後患瘧數月，自秋徂冬，百治不

效，轉居母家，就治於余。視其面黃肌瘦，唇淡口和，本屬虛象。閱前醫成方，悉多峻補，無一可投。

詢其病間日一發，或二日一發，甚或一日一發，總無定期。此當著眼，須知脾主信，今無信，病不在脾胃也。又詢發時或早或晏，亦無定候，尤屬無信。且發時寒則身冷如冰，熱則身熱如烙，有陰陽分離之象；口渴飲水，面赤如朱，有虛陽外浮之據。及診其脈，頗覺弦大。當推水不生木，因謂此症全非瘧疾，乃陰陽不協，致亢龍有悔，故為似瘧非瘧耳。處以八味丸全服四劑，其瘧不治果癒，蒙稱神治，安知循古而非新裁也。

傅嫗，於瘧疾流行之年，秋將盡，忽然渾身顫慄，瞬息大熱煩躁，熱去寒復生，寒止熱復至，先寒後熱，心煩意躁。脈來洪大無倫，兩尺上湧抵指，唇紅面赤，喜飲熱湯，舌上白苔佈滿，時吐稠痰甚多，正《內經》所謂陽維為病，病苦寒熱，發為勞瘧。證雖瘧名，方非瘧治，急宜引陽回宅，整頓綱紀，大固中州，陰陽調和，寒熱自止。以六味回陽飲為主，加暖中攝下之藥。是晚連進三劑，寒熱頓止，次早精神爽利。仍服三劑，間日微寒微熱復至，再服原劑而痊。

【附方】地黃、當歸、人參、附子、甘草、乾薑（以上名六味回陽飲）益智、肉桂、白朮、蓽澄茄、半夏。

⓭ 腫 脹（8 則）

⑴ 表實上壅

吳應新乃郎，腋下腫痛，將欲作毒，瘍醫外用敷藥已癒。隨忽遍身微腫，其飲食二便如常。復延幼科，以消導

利水之藥，倏然頭痛潮熱，腫勢甚急，腎囊腫大，狀若水晶，飲食頓減，神氣睏倦。更醫又議理脾利濕，醫者病家，見症甚暴，疑而未決。

余謂五行之速，莫如風火，蓋因氣血凝滯，始發癰毒，未經疏散，氣血不宣，加以寒冷抑遏，致令邪氣內攻。凡陽氣被鬱之症，必當疏通經絡，啟發皮毛，庶幾肺氣宣達，外則腠理舒暢，內則水道通調，原肺主一身之氣化也。今肺氣窒塞，與消導利水、理脾行濕何與？疏方以人參敗毒散，加蘇葉、防風、杏仁，助以熱稀粥，令其皮膚津津，連服二劑而消。蒙稱奇治，竊笑世醫一見腫證，輒稱腫證多濕，咸趨利水，見余發汗，便覺詫異，曷知《內經》治腫諸法，有開鬼門之例乎？

⑵ 表虛下陷

余玉堂幼郎，因患瘡敷藥，瘡愈發腫，飲食二便如常，延醫數手，調治多日，不識為瘡蠱之症，無非五苓、平胃之藥，漸至下腫尤甚，囊若水晶，形似魚泡，呼吸不利，求治於余。余思邪氣內陷，必當提出於表；又思病甚於下者，當從舉之之義，乃與升陽益胃湯。按投二劑，寒熱頓起，若有瘧狀，其家驚怖。

余曰：向者邪氣內陷，今已提出，乃得表裏交爭，方有寒熱相戰，不致內結，正佳兆耳。仍令再進，共計十劑始消。噫！世人但知熱退為病癒，抑知發熱亦為病癒乎？

按：二證邪俱在表不在裏，故飲食二便無恙。一則表實上壅，一則表虛下陷，表實非發汗不解，表虛非提邪不達，故治自爾獲效。非寢饋東垣者，曷克臻此？男澍謹識。

⑶ 濕邪內陷

傅乃謙，先感風寒，猶不自覺，繼以飲食不節，遂至腹脹，面足俱浮，上半身時潮，下部足膝常冷，目黃尿閉。本屬寒濕結聚，因重與柴苓湯加蘇葉治之，連進數劑，小水便利，面部及兩手略消，而下半身及腹愈加腫脹，氣愈急促，水囊光亮，腫若魚泡。

因思明是風寒外鬱，食飲內傷，理宜和解利濕，合乎開鬼門潔淨府之意，何上消而下愈腫？沉思良久，恍然悟得，斯證雖屬外鬱內積，實由脾胃失健運之權，中焦無升發之機，藥味滲洩過重，胃陽下降至極，必當升舉其陽，合乎下者舉之之義，方為至理。

然理法雖合，而方藥難定，曾記東垣書，有自病小便不通，謂寒濕之邪，自外入裏而甚暴，若用淡滲以利之，病雖即已，是降之又降，復益其陰而重竭其陽也，治以升陽風藥，是為宜耳。斯證寒濕內聚，積結胃陽，下降不化，法當用其方，名曰升陽益胃湯。善哉，方之名也！不升陽，何以能益其胃乎？斯證藥品方名符合，殆所謂有是病即有是藥也。一劑即效，連劑而安。

⑷ 脾腎陽虛

傅孔怡，病纏服藥，十有餘載。初起腹痛時脹，得食身重，時癒時發，漸次而甚。舊冬足跗有浮氣，至春通身水腫，腹皮脹滿，腹中鳴響，上氣喘急，胸前塞緊，食飲不運，左腎睾丸吊痛，遍身之病，自難名狀。三楚名劑，歷嘗不瘳，買舟歸里待斃而已。

邀余告曰：今請先生為我決一逝期耳。

余曰：此為單腹脹證，古賢皆曰難治，病源本深，但

今診其脈，猶有和緩之意，可知胃氣以及真陽尚有微存，是為先天稟賦之厚，急進大藥，尚屬可治。《內經》曰：陽氣者若天與日，失其所則折壽而不彰。今陽氣所存無幾，全是一團陰氣混擾其中，所以腹中鳴響，哇哇之聲，皆陰氣漫彌也。陰氣盛則中州無光，土被浸潤泥滑矣，所以飲食不運，胸緊腹鼓者，皆土病也。至於吊疝跗腫，乃命門火衰之徵；而上氣喘急，由乎腎陽為陰所迫，無根之氣，端往上奔。為症如此，安之固之，尚且不暇，何醫者見病治病，不明塞因塞用之法，希圖目前之快，任行攻伐，使非先天稟賦之厚，真陽早已撲滅矣。吾今許以可治者，以崇土為先，而土賴火生，又當以治火為急，火旺則土自堅，土堅而萬物生矣；火旺則陰自消，陰消而陽自長矣。方既立，何孔翁疑藥之重，畏尤之補。

余曰：前被劫藥之誤，豈可猶陷前轍？今僅留殘喘，豈能遷延時刻？比之黃河壩倒，豈擔石培土所能豎立？而用燥藥者，譬之賊兵鼓眾，雖選強與敵，使非銃炮為之前，焉能直突營圍？

因親驗其藥，面視其服，而猶藥輕病重，三服始驗。告余曰：服白朮之攔阻，胸前反寬，腹中之氣竟走肛門而出。余曰：此正雲開霧散，日將出也。以後服五十劑毫不改味，而腹脹足腫始消，七十劑遂奏全效。可見陽氣存留，得於先天稟賦之厚者，終克有濟也。

【附方】白朮、巴戟天、附子、乾薑、熟地炭、當歸、補骨脂、葫蘆巴、蓽澄茄、小茴香、肉桂、沉香。

余毓賢，堪輿為業，冒暑登山，因而瘧痢交發。醫者不究其勞，惟責其暑，凡胃苓、香薷、芩連之藥，數手雷

同，乃致瘧痢未已而氣急腫脹日增。延余治時，敗症百出，忙以補中益氣、金匱腎氣，日夜交斟，按治三日，瘧邪不至，痢轉滑洩，似乎大有起色。然細揣尚有三不治焉：蓋水腫症脈宜洪大，今見沉細一也，且囊與莖俱腫二也，又滑洩而腫不消三也。以此告辭，求治不已，勉力處治。潛思火土傷敗，非大劑破格，何能逆挽？

用六味回陽飲加白朮、骨脂、肉蔻，兼進硫黃丸，日進三劑。按法不歇，五日之久，病全不減，扶至十日，附朮各進兩斤，硫黃丸已下九兩，始覺氣急略平，便轉溏糞。再經旬日，進藥不輟，方可著枕，便堅溺長，脈稍有力，皮膚始露皺紋。旋以歸脾湯吞八味丸，再經月餘，始克起死而回生也。

(5) 脾虛肺壅

汪廷選，秋間患瘧，發表後迭進附桂理中湯，已獲小安，惟瘧邪未曾全止，急求止截。余曉以養正邪自除之義，竟私取截瘧膏藥貼背，瘧邪雖止，漸加水腫腹脹，玉莖腫亮，狀似魚泡，咳嗽氣促，呻吟不已。視形容面色、舌苔脈象，俱屬大虛，擬以火土傷敗，與朮附薑桂。按服數日，色脈如原，莖腫尤甚，改進五皮飲，重加薏苡仁、桑皮與服，俾得溺倍於常，莖腫乃消。

此證原是脾肺兩臟氣化不行，水壅經絡，泛溢皮膚，徒然益火燠土與皮膚無涉，故諸症自若。而莖囊原為聚水之地，故腫尤甚，水溢皮膚，以皮行皮之義，故腫乃消。可見醫貴圓通，不可執一也。

【五皮飲】五加皮、地骨皮、桑白皮、大腹皮、生薑皮。

(6) 腎虛水泛

陳敬齋先生，年逾八十，身體堅強，聲音洪亮，耄年尚御女不輟。舊冬曾舉一子，其先天稟賦之厚可知。邇值春升，面足帶浮，語言不利，惟眠食猶安。諸郎君各延一醫調治，咸稱脾腎之虛，理中、腎氣諸方迭投益甚，漸加氣促不能著枕。遂謂高年重症，無藥可治。

停藥數日而病益進，托友轉請於余。余至撫診，脈頗浮大，遍身腫而面部尤甚，語言壅塞，涎唾自流。余想從來腫證，未聞有言謇流涎之例，言謇流涎，惟中風有之，奈何腫證亦有之乎？

默思《內經・病機篇》云：有病腎風者，面胕龐然，壅害於言。緣邪之所湊，其氣必虛。大凡水病多有由於腎虛者，況高年稟賦雖厚，而下元已衰，或加房勞驚恐，俱傷腎氣。值此春升風木司令，下虛不納，腎液奔騰升越於表，適逢風襲中於廉泉（舌根下兩旁穴），故面胕龐然而兼壅害於言也。

處以歸、杞、附、桂、白芍，抑風而制腎水；微加辛、防、獨活，用之流利經絡，稍開鬼門以逐邪。一劑下咽，竟獲熟睡，小水倍常；再劑腫消，語言清爽，流涎亦止。可見聖人之法不可不熟而深求也。

(7) 脾腎虛寒

織郎侄，長兄之次子也。素有腹滿食少之困，然行動如常，未曾加意調攝，偶因飲食不節，延成瘧疾。醫以傷食治之，更加下痢紅白，又以柴芍、芩連、木香、地榆之屬迭進，轉至裏急後重，瘧則間日夜發，痢則一晝夜數十次，兼之噤口不食，額冷時汗，惡症叢生。

余見逆證紛更，攻補兩難，惟憑唇淡舌白，足證臟腑陰寒，逐用理中加芍桂，一劑如故，再劑仍然，但藥雖未效而病情已中。適侄岳翁程邀一醫來，用補中益氣法，意欲以升舉脾胃，瘧痢交治，未始不無卓見，只置陰陽之理、剛柔之用不講耳，姑從權進一劑。是夜瘧發雖輕而下痢後重尤甚，豈此升舉一端可盡耶？

余於是又擬理中，重薑桂，加白芍、吳茱萸，一日二劑，俾得大勢稍減，按服二日，瘧亦不至，飲食漸進，惟下痢純白而已。驗唇舌淡白如故，口仍不渴，毫不為辛熱所偏，竊喜此病，思過半矣。

越日傍晚，驟然神疲氣怯，胸腹鼓滿，兩脅俱脹，充斥腰圍，因思仲景有經病暴變之文，法皆秘而不宣；《內經》有暴病非陽之旨，俱指陰邪而言。仍推原意，用理中去參，加附桂苓澤以進如故，再用肉桂研末調服。迨至子丑時，腹中呱呱作聲，瀉下穢水二三陣，諸脹漸消，神爽思食，足證腹中之患皆陰邪瀰漫之氣，雖藉藥之辛溫，猶待天之陽辟，始克有濟也。於此益悟嘉言先生所謂地氣混天之理，非臆說矣。古稱痢病轉瀉是腎病傳脾，為向癒之機。善後果未雜他歧，到底辛熱溫補成功。

非不治瘧而瘧自止，不治痢而痢自癒乎？癒後半月，始聞病變之日，竟吃柑橘、豆腐等物，忘而弗告，使余背地苦想，幸獲苟全，差免不恭之咎也。

(8) 腳氣

聶義遠之妻，病始畏寒發熱，兩足僵硬，微腫疼痛，步立不能。醫者不知為腳氣之病，誤與發表，漸至氣急上衝，腨皮紅赤，熱痛難耐。又疑為毒氣所致，遂付瘍科醫

治而氣衝熱痛愈覺不支。急迫之間，求治於余。

診得右脈洪而無力，左脈伏而不見，形羸唇白，聲微舌潤。詢其體格，又屬素虛，理宜調補氣血，但氣衝、便秘、足腨紅腫熱痛之極，此屬氣實明證；且腳氣古稱壅疾，是又不可遽補。從此酌量先後緩急諸法，當先治其標而後其本也。緣按證以氣血雖虛而經絡必滯，宜先與疏通經絡而後調補氣血，方為合法。於是將古方雞鳴散除蘇葉，恐再散也，加生黃耆以固表也，入桑皮以下氣也，減桔梗恐載濁也。面囑只服一劑，次日當視症定方。服後大便亦通，腫痛少除，氣衝大減，寒熱悉瘥。

其家見藥已效，更進一劑，亦覺相安。越日瘍醫適至，意在僥圖詐取，謬謂毒氣未化，當用敷藥，更仿余方加防己、蒼朮，內服外敷。是夜寒熱頓起，汗出衣髮俱濕，神魂飄蕩，氣上衝心。余復視時，張口瞑目，危險至極，急進十全大補湯，二劑始得稍安，又數十劑方全安。

原此證《內經》所言因於氣為腫，四維相代，陽氣乃壞。只因氣衝便秘，訂一劑之方者，勢不得已也。乃病家輕命圖便，違囑投藥，而瘍醫復貪功射利，罔識忌諱。嗟嗟！此當世通弊，獨聶氏哉？

⓮ 沖 逆（5則）

⑴ 肝木剋土

聶鏡章，嘔吐拒食，時平時篤，已十載矣。今春喪子憂愁，病益日進，每食氣阻格咽，翻湧而吐，甚至嘔血數口，肌肉枯槁，眾議勞傷噎食不治。余曰：非也。此人全因操勞性急，稍拂意必怒，怒則傷肝，所以目久欠明者，

皆肝病也。至於每食氣阻，乃肝木剋土之象，此屬七情中病，當以七情之藥治之。仿古四磨飲以治氣結，氣結必血凝，以延胡索、鬱金破宿而生新；久病實亦虛，以歸芍養肝而補血。合之成劑，氣血交治，蓋氣病必及於血，血病必及於氣，並囑靜養戒怒。

竟以此方服至半月，告余曰：向者胸前覺有一塊，今無之，何也？余曰：木舒而鬱散耳。服至一月，食慾倍常，形體充盛，此則揆之以理，並因其人而藥之之一驗也。

(2) 肺氣不降

黃達，生食犬肉，大熱腹痛，服巴霜丸數次，潮熱不退，口渴妄言。更醫進柴葛石膏、大黃芩連之屬，忽發呃逆，又用丁香柿蒂湯，呃逆愈甚，前醫束手，延余視之。目赤，舌乾，便閉，本屬實火。正思議間，忽聞大呃數聲，睜目直視，滿面紅赤，昏不知人，舉家大哭。

適悟天氣不降，地道不通之旨，惟有苦辛開降肺氣一法，乃用杏仁八錢，枇杷葉三錢，忙煎與服，下咽未久，噯氣一聲，腹內雷鳴，再與前藥，二便通利遂安。竊思此證，暴厲驚人，若非胸有定見，殊難下手。《內經》云：欲伏其所主，必先其所因，可使氣和，可使必已。一段經旨，不正可為此治之明證乎。

(3) 陰火上衝

梅生藎臣，得衝氣病，醫人不識，自分必死。每發氣上衝，咽喉窒塞，一身振戰不已，聳肩目突，不能出聲。家人意擬為脫，一日數發，延醫叢集，亦稱氣脫，日進理中、黑錫，纏綿數月，竟服黑錫丸斤許，其病愈進，諸醫

辭治。

余診其脈，右尺數盛，人迎亦大，因思《內經》有諸逆衝上，皆屬於火之例，遂製滋腎丸，煎金匱腎氣、麥門冬湯吞服，旬日始見微功，一月乃奏全效，未嘗更變藥味也。

⑷ 濁陰上干

周維友，高年體盛，素多酒濕。時值嚴寒，飲食未節，濕邪不走，始則胸緊咳嗽，醫以陳半枳橘消導之劑，繼則氣急痰鳴，更醫又謂年老腎氣不納，而薑附沉朮二香之類迭進，病漸日篤。

延余視時，氣急上衝，痰響窒塞，阻隘喉間，日夜不能貼席。尤可畏者，滿頭大汗如雨，氣蒸如霧，時當大雪之際，不能著帽。問其二便，數日未通，小水涓瀝難出，滿舌痰沫，引之不透。及診其脈，沉而勁指，知為陰濁上攻，雷電飛騰之兆，正《內經》所謂陽氣者若天與日，失其所則折壽而不彰。法當通陽洩濁，連進半硫丸，俾得冷開凍解，二便稍利。陽光復辟，陰濁下行，胸膈始舒，而痰壅頭汗氣蒸諸急不覺如失。亦陽氣得所，則壽考彰明之驗也。後與冷香飲，數服而安。

【冷香飲】附子（生用）、草果、橘皮、甘草（炙，各一錢）、生薑（五片）、水煎冷服。

⑸ 中虛氣怯

余啟初，捕魚為業。患呃逆病，醫以丁香柿蒂湯，迭服如故。復就原醫，診曰：丁香柿蒂湯為止呃神方，連服數劑，毫不見效，且脈已離根，病在難治，因而辭去，始請余診。

診得脈來遲細，重按乃得，滿面浮氣，狀如通草糊成，呃聲甚長，似空器中出。謂曰：此症之可望生者，正得脈之遲細耳。且細玩有神，毋容懼也。遂用代赭旋覆湯與服。藥方下咽，呃聲即止，繼進二劑，呃聲復起。越日又診，脈症如前，呃則抬肩，聲類牛吼，溯仲景設代赭旋覆湯原為重以鎮怯立意，今聲如牛吼，中虛可知。故一服呃止者，乃得重鎮之力，再服又呃者，足徵中州之虛而倉廩空乏，尤恍然悟矣。

因詳詰之，啟曰：始因感冒風寒，來求先生數次未遇，向藥鋪問服一劑，寒已除清。後因胸前不舒，得食身重，復問一劑，不識何藥，只見有花色如檳榔者，服下未久，五臟翻裂，有如刀割腸斷之苦。始知以往之誤，於是以理中加赭石、當歸，鎮中安臟，日進兩劑，呃漸休，脈漸充。按方再服，諸症皆平，惟面部尚浮，以脾虛失統治之而安。

按此證，因胸不舒，得食身重，理當健運脾陽，或辛溫助胃亦可奏效。夫呃逆，一總名也，有因寒、因熱、因虛、因實者，治以清火、溫寒、降氣、理虛之法，種種不同，敢曰柿蒂一方，遂足以畢斯證之能事乎？

⑮ 霍 亂（4則）

⑴ 木邪剋土

李貫英乃郎，四歲。於季夏月初則泄瀉，不以為意，致加嘔吐口渴，時言腹痛泄瀉，甚至滿床皆污，瀉後又言腹痛，自始至此，並無寒熱。有云是霍亂者，有云是食積者，究未能審其病情，愈治愈篤。

迨余至，云：時下霍亂，雖有嘔吐泄瀉，必有寒熱之表見，今兒始終無之，固非霍亂也；若云食積，固有腹痛泄瀉，然瀉後腹痛必減，今瀉後而痛不減者，知非食積也。此兒脾氣久虛，肝木得以乘之，責之土敗木賊，是以吐瀉不止。使非補土制木，何以匡一時之急乎？瀉久胃中必虛，蟲無所養，諸多蛔蟲必貫膈間，吸其津液，為之拒食，所以嘔吐口渴亦有之。今仿劉氏所製痛瀉要方，加以制蟲之味，豈非病藥相當乎？以白朮補脾燥濕為君，白芍瀉肝緩痛為臣，陳皮利氣為佐，防風引經為使，加以烏梅之酸，川椒之辣，既有安蟲止吐之妙，又有生津醒脾之功。方成藥就，數劑而安。

⑵ 三焦鬱火

胡永隆之子三歲，其弟久隆之子四歲。時當夏季，患煩渴吐瀉之症，俱付幼科醫治，病勢轉劇，惟永隆求治於余。視其汗出煩躁，飲水即吐，泄瀉迸迫，小水短赤，舌乾芒刺，中心黃苔甚厚，時時將舌吐出（因乾刺故也）。細為思之，與仲景所謂太陽中風，發熱六七日，不解而煩，有表裏證，渴欲飲水，水入即吐，名曰水逆，治與五苓散者相符。但此症煩熱蓄盛，三焦有火，宜加苦寒之味，引之屈曲下行，妙在劑中之桂為膀胱積熱化氣之上品，又合熱因寒用之旨，庶幾小便通而水道分清矣。以豬苓、茯苓、澤瀉、白朮、肉桂、黃連、梔仁，二劑而癒。

⑶ 脾胃陰虛

王啟元之子，夏月煩渴吐瀉，唇紅舌赤，尿短煩躁。啟元自知醫理，疏就香薷、扁豆、車前、滑石、黃連一方，未服，商治於余。

視其面白神漫，氣急多痰，脈息微細，顯係脾虛，非暑熱之燥。謂曰：分利止洩，解暑除煩，固醫門之法則也，然必因人而授，因證而施。今苗竅脈色脾胃大虛，與此法全不相涉。斯疾唇紅舌赤者，津液由吐而上虧也；尿短煩渴者，津液由洩而下虧也。

與七味白朮散二劑，煩渴略減，再進六神散加枸杞，十餘劑而安。凡泄瀉脾陰虧者當仿此，若脾陽虧者，六神加乾薑為至穩之法，用者詳之。

【六神散】人參、白朮、茯苓、山藥、白扁豆、甘草。

⑷ 陰陽兩虛

熊惟謙，晚年舉子。甫及半周，體肥面白，先患吐瀉，醫以二陳、藿香、扁豆之屬，繼加煩渴，更醫進七味白朮散，入口即吐，人事大困，請余視之。時靜時擾，靜時氣急目閉，動時角弓反張，遍身如火，四肢獨厥，唇紅舌光，乾燥之極，囟沉睛白，頭項青筋纍纍，此乃陰陽虛竭，本屬不治。熊君素知醫理，曰雖有靈丹，奈胃不能受何？余曰：吾慮亦在此耳。因思此證外顯假熱，內本真寒，四肢發厥，元陽亦敗；舌燥無津，元陰亦損。但救陰無速功，回陽宜急治，今格藥不入，可見中寒已極，必得反佐嚮導之法，庶克有濟。

遂將人參白通加豬膽汁，徐徐與服，入口不吐，乳食亦受，四肢漸和，余即回寓，仍囑是夜再進一劑。熊君慮其膽汁苦寒，遂減膽汁，仍然吐出，因加日間所剩膽汁數滴，下咽即受。次早邀視，身體溫和，舌已生苔，尚有微洩未除，連服八味地黃湯加花椒而癒。

⓰ 淋 濁（2 則）

⑴ 肝經熱結

傅瑞廷之女，年十齡。時值六月，發熱口渴，小便淋秘，溺則號痛不已。延醫以利水之藥，渴熱不減而陰戶腫脹；又以三黃散、馬齒莧敷之，遂至潰爛不堪，臭穢之極。更延瘍醫，概以解毒之藥，因而益劇，腿胯結核，稍欲解溺，則號痛日甚，畏解不解而少腹脹滿難當，內服外敷，百治不效。危急之間，請決死生，以余非外科也。

余視斯證，內外脈色，悉皆火象，獨唇舌不燥，尚有可疑。因思陰器屬肝，此必濕熱下陷，聚於肝經血分，故唇舌不顯燥象。若濕熱在於氣分，則唇舌必燥也，故清利無效。但十齡稚女，衝任未通，亦無熱入血室之症。因詢食桃子頗多，蓋未熟之桃，最能助肝燥血，熱結肝經故耳。處龍膽瀉肝湯兼龍薈丸，大便下血一甌，小便乃利，陰潰自癒。

⑵ 消中

喻廷錦，能食而疲，時飢嘈雜，小便赤澀，胸膈間微若有痛。諸醫咸謂消中，誤認為火，連服生地、麥冬、芩連、知柏，數月不輟，遂至時欲得食，旋食旋飢，面黃形瘦，小水愈赤，有進竹葉石膏湯者，疑而未服。

余診得脈息屬虛，曰：君幾誤死。能食而疲，此乃脾弱胃強，法當扶脾抑胃，奈何認為實火耶？其昆季咸知醫理，群起而問曰：小便赤澀，豈非火乎？

余曰：曷不聞經云：中氣大虛，溲便為之變耶？且從來大小二便，豈定為虛實之確據耶？今諸君以便赤即認是火，則天下皆醫矣。

遂疏六君子吞左金丸，數日稍癒。後除左金，獨用六君子湯，百餘劑而安。

⑰ 五官雜症（4則）

⑴ 咽喉腫痛

陳繼曾尊堂，體素清癯，高年無病。舊冬患傷風咳嗽，疏解已痊，隨患咽喉微腫，小舌垂下，鹽點無益。守不服藥之戒，漸至喉間窒塞，飲食維艱，始延醫治。投疏風化痰之藥，口舌糜爛，啜芩連知梗之屬，喉痛愈增，吐出蛔蟲二條，人事大困，肌膚發熱。醫者群至，俱稱風火，然見高年形衰色敗，究竟不敢下手。

余視牙關甚鬆，會厭口舌一帶俱白，細思咽主胃，喉主肺，今肺家無恙，故呼吸無礙，其吞吐甚艱，是病在於咽而不在於喉也。又赤色為陽，白色為陰，今滿口色白，其為陰火明矣。

若果陽火為患，咽喉出入之地，豈能久待累月乎？必高年脾胃既衰，中土聚濕，新進水穀之濕不能施化，與內中素蘊之濕，挾身中生生之氣，鬱蒸如霧，上衝咽嗌，故作痛楚。延於口舌則糜爛，浮於肌膚則身熱，是少火變為壯火，良民變為匪類矣。

奈何反進苦寒戕胃，致中土濕而且寒，故蛔蟲外出而成種種危候。急與理中丸五錢，青黛為衣，令其口含嚼化。是夕咽痛減半，竟得安睡，繼進連理湯數劑而安。

其病癒後，同道咸議余為補醫，以咽痛爛舌之症，從無參朮乾薑之治，豈知凡病有陰有陽，有虛有實，法當隨症施治，豈獨咽喉口舌為然哉？

⑵ 下唇生瘡

詹盛林，冬月由遠地言旋，沿途下唇燥裂，時忽乾痛，謂為霜風所侵，屢以豬膏塗潤而掣痛反增。質之醫者，皆稱風火，日與清涼之藥，因而糜爛。至家就診於余，許以一劑可效，再劑可痊，遂疏椒梅附桂連理湯去甘草。盛聞余功限甚速，坦然服之，果驗。

門人疑而問曰：唇爛不受寒涼之藥，愚輩知為虛火矣。既舉附桂理中，何以復加黃連？又何以更用川椒、烏梅乎？答曰：此正所謂下唇生瘡，蟲蝕其肛，其名為狐。若是虛火，豈有下唇已爛，上唇安然，且口舌無恙乎？門人退而喜曰：毫釐千里，良不誣也。

考狐惑症，謂狐惑，狐疑不決之狀，內熱生蟲之候也。上唇生瘡則蟲蝕其臟，曰惑；下唇生瘡則蟲蝕其肛，名曰狐，雄黃丸主之。按先君臨治斯症，不以雄黃丸，而投與椒梅理中湯，殆醫之不可盡以成法拘者也。男澍謹識。

⑶ 火衰目盲

黃榮青，年近六旬，形體素虛。今秋忽患目視不清，至晚直不見物，來寓索補水之方。余視其面色萎黃，形容憔悴，知由憂思抑鬱，損傷心脾所致。夫水僅能鑑物，而火則能燭物，今至夜不見，則無火不能燭物可知。夫心為陽而居上，心火過亢，則多妄見；心火衰微，則不能燭照，故至夜如盲也。與理中加固脂、益智，間進歸脾湯數十劑，乃獲復舊。

⑷ 目赤羞明

金紹裘內人，患兩目紅赤，畏日羞明，左眼尤甚。延

目科醫治，日進清火散寒，目愈難開，飲食日減，形體日瘦，始延余治。余於目科素所未嫻，諦思經旨有云：五臟精華皆上注於目，稟氣於脾。合於色脈，當推中氣久虛，五臟失稟，精不注目，虛火上炎。

此內因之疾，既非發散可解，更非沉寒可清，當從甘溫瀉火之法，授以歸脾湯加柴胡、丹皮，十餘劑目赤漸退，光明如舊，且從此氣充血盛，已懷孕矣。

⓲ 痙 厥

表裏不和

姜德華之子二歲，潮熱不退，胸緊氣促，諸醫用盡柴前陳半、枳橘芩連之屬，毫無一效。遂爾手足抽掣，角弓反張，煩擾啼哭，夜間尤甚，燈火湯藥，雜投無數，皆言已成驚風必死之症。

德華來寓邀治，視其體肥面白，唇焦齒燥，舌苔灰白，黏涎滿佈，舌尖略有紅刺，胸緊氣促，七竅乾燥，小水短赤，大便通而不燥，潮熱異常，四肢指尖微冷。細詳此證，乃風熱痰三字合為病也。覽前醫之藥頗是，何故更加抽掣反張也？此中宜急講矣。

夫醫只執迷清火化痰之方，而不知有下痰洩熱之法，蓋柴胡發散，而於驅風無益，陳半枳橘雖稱化痰，今施風熱之證，豈非愈燥痰涎乎？芩連只能清火，卻無洩熱磨刮之功。延纏日久，風無出路，痰愈膠黏而熱愈甚。小兒筋骨柔脆，身中風熱既久，津液必然受灼，機關愈阻，經絡如焚，安得不為抽掣反張耶？

考古惟防風通聖散正為分清表裏，兼能驅風洩熱，使

風乃從外解，熱從下出，其痰不治自除，其風不截自止。定見如是，直許可治。姑與通聖散開水調灌，大解一次，其哭稍定，反張略止。隨進通聖散方，除麻黃、白朮，加瓜蔞仁、檳榔二劑，遂下膠痰數塊如雞子大，黏結腥臭異常，乃身中津液痰涎，愈蒸愈結之物也。病隨藥癒，眾稱神治。

此症小兒頗多，皆由在表失表，在裏失裏，延纏多日，遂成此候。醫者病家，多執牛黃、蘇合、抱龍等丸，外用燈火亂燒，概不知此取用。余治斯疾，頗有所悟，今錄之，可為小兒另開生門之法，後之幼科得覽是編，未必非臨症之一助云。

⑲ 產後病（3則）

⑴ 少腹絞痛

周吉人先生內人，冬月產後，少腹絞痛。諸醫稱為兒枕之患，去瘀之藥屢投愈重，乃至手不可觸，痛甚則嘔，二便緊急，欲解不暢，且更牽引腰脅俱痛，勢頗迫切。急延二醫相商，咸議當用峻攻，庶幾通則不痛。

余曰：形羸氣餒，何勝攻擊？乃臨產胎下，寒入陰中，攻觸作痛，故亦拒按，與中寒腹痛無異。然表裏俱虛，脈象浮大，法當托裏散邪。但氣短不續，表藥既不可用；而腹痛拒按，補劑亦難遽投。仿仲景寒疝例，與當歸生薑羊肉湯，因兼嘔吐，略加陳皮、蔥白，一服微汗而癒，得心應手之妙，不知其然而然者有矣。

【當歸生薑羊肉湯】黃耆、人參、當歸、生薑、羊肉（煮汁煎藥）。如惡露不盡，加桂行血。

⑵ 潮熱腹痛

吳元初室人，產後三日，潮熱腹痛，八珍、五積之屬，輒投不效，反致潮熱愈盛，腹痛愈增。至第七日口瘡唇爛，有以為實火者，投芩連不納；有以為虛火者，用附桂亦嘔。遂至呃噦神昏，人事大危，諸醫袖手。

余謂此證唇口雖爛，然喜飲熱湯，臍腹雖痛而手可重按，顯係內寒外熱。第寒熱拒格，藥當偷關而過，所謂求其屬也。宜與理中，先調其胃，法取小丸二兩半，拌青黛為衣，石膏為衣，或呷或吞，任其緩進，蓋仿長沙白通加人尿、豬膽之遺意也。藥下果得胃安不嘔。隨選八味地黃湯以導陰火，熱收痛止而安。

⑶ 嘔吐脅痛

陳飛雲學博之女，產後兩月，忽然顫慄，左脅微痛，胸中窒塞，屢進表散之劑，寒慄愈盛，嘔吐清水。時值天氣炎熱，諸醫莫辨虛實，招余視之。

診其面色，紅中帶青，脈象甚微，久按覺弦，細揣知為久寒在血。其左脅微痛，是肝氣鬱而不伸；肝挾相火，是以面色青紅；木邪侮土，是以胸中窒塞，嘔吐清水。因思厥陰中寒，相火內寄，非發表溫經病必不解。但發表宜兼養血，溫經最忌助陽，宗仲景治厥陰久寒之例，與當歸四逆加吳茱萸、生薑，藥下立安。

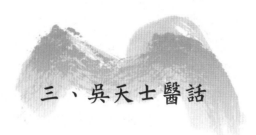

三、吳天士醫話

　　吳楚（約 1620—1700），字天士，號畹庵。清初康熙、乾隆年間安徽歙縣著名儒醫，名醫吳崑（著《醫方考》等書）之侄孫。吳氏為火神派前期的扶陽名家，醫宗傷寒，精於脈診，屢起疑難重症；擅用附子，彰顯火神派風格，特色鮮明；善治陰證，尤精於真寒假熱即陰火的辨析，獨創許多新見解，予人諸多啟迪。

　　著有《醫驗錄》，乃其行醫 20 餘年的部分疑難危重症的記載，包括初集和二集兩部分，編者據此編輯校點《吳天士醫話醫案集》出版，本節所選即出自該書。吳氏另外著有《寶命真詮》、《前賢醫案》等。

❶ 停食外感

　　壬戌秋月，師成族叔祖之二令媳，患病七八日，頭痛發熱，腹中時有一物直上衝抵喉間，遂覺氣不能轉，口不能言，腰痛不能轉側。醫者視之，云體虛又微有風，用防風、杏仁、麥冬、貝母、百合、杜仲、續斷、丹皮、茯苓等藥，服之愈劇。復延視之，批其案云：脈弱體虛，凶險之極，須尋高明商酌。師翁情急無措，擬為不起矣，至第

八日乘便延他醫視之。云腹中氣上衝心，乃奔豚證也。方用肉桂，師翁疑而未敢用。

乃邀余視之，六脈洪數而緊。余曰：「此感寒病也。」七八日竟未發表，故頭痛身熱不退。問：「腹中氣衝上之時，按之痛否？」答云：「痛甚。」余曰：「此兼食滯，隨氣上升耳。於體固虛，於證則實，可無慮也。」用羌活沖和湯加神麴、麥芽、山楂、枳殼、半夏。一劑服後，半夜出汗熱退，頭痛止，腹中不痛，氣亦不見衝上。次日用調胃承氣，只用大黃錢許，微導之，諸症立癒。

❷ 傷寒失表（2則）

(1)乙丑春日，本庠①許師尊一僕婦，素稟質極弱，已二十餘日發熱不退，煩躁不安。在城諸醫咸謂是陰虛，皆用六味地黃湯加知母、黃柏、黑參、花粉之類。病日益重，余適至城，便中往候許師尊，即囑為病婦診之。

脈數而緊，按之有力，口乾，舌有黃苔，頭與渾身俱痛。余曰：「此傷寒失表也。雖日久，尚宜汗之。若清潤滋補，則表邪固結而不出，所以發熱作痛而無已時也。」因用羌活湯兼柴葛解肌湯，加薑二片。服一劑，汗出熱退，頭痛一身痛俱止，便安神熟睡，二十餘日之病立癒矣。許師尊因嘆曰：「人皆謂吳天士好補，此則他醫皆用滋補者，卻用發散一劑而癒，可見人言皆妄也。」

(2)甲子九月初旬，下第歸里，抑鬱無聊。因思此一回辛苦，雖未能搏一科名，然救活數命，亦慰私衷。正無事聊自解嘲時，子與舍弟來，邀同為一族弟診視。此弟孤寒之極，其一支派只此一人，與里中一族嫡股②，故里中

號為「通村對半」。因此一人關係不小，故邀同往為診之。

詢其病因，云自某夜旅店中夢遺，次日又遇大風雨，歸即惡寒發熱。某醫謂是瘧，遂用小柴胡湯，服數劑不癒。又有人勸彼往見俗呼為「張一帖」者，因夢遺後得病，遂疑是陰證，用附子亦不效。歷今二十日矣，渾身麻木，熱總不退，胸前、左手腕及小腹右旁腫起三四塊，飲湯不能入口。余診其脈浮洪數緊，余曰：「此傷寒失表也，其腫處則欲成流注矣。若流注一潰，如此貧人，何力服參？則此命不能保矣。」

急急予大發散藥一劑，用：羌活、柴胡、乾葛、防風、川芎、陳皮、甘草、桔梗、秦艽，服下即大汗兩身，熱盡退，渾身遂輕鬆，知痛癢。服復渣藥後，諸腫處遂平一半。次日再予清解兼消散之藥二劑，腫處盡散。惟小腹下一塊仍有鴨蛋大，牽引作痛，正成疝氣矣。余思此證雖非陰證，然從夢遺後再受寒起，腎臟獨虛，寒遂乘虛而入，故而寒氣凝結此處不散。肝腎陰臟，非溫之不可，用肉桂、吳茱萸、炮薑、川椒、小茴香、青皮、半夏、橘核、澤瀉，連服三劑，此塊亦消。

❸ 傷寒誤清（3例）

（1）癸亥年四月，項左宜兄之令岳，竭田人，姓胡，字培生，患傷寒。至第八日，人已昏沉，醫者謂必不治

---

① 庠：古代稱學校。
② 嫡股：嫡，嫡親，血統最近，封建宗法制度下家庭的正支。股，事物的分支或一部分。

矣，已托乃婿為買板備後事，乃婿左宜兄托余往為視之。

其脈浮洪數緊，發熱，頭與渾身俱痛，面與目珠及一身俱發黃，口中燥渴之極，一夜約飲湯水一桶。視其前兩日所服之藥，乃黃芩、山梔、花粉清熱解渴之劑，而渴愈甚，熱愈不退。前醫更用黃連、石膏，幸藥未服。

余曰：「頭痛發熱，表邪未除，即用寒涼以凝之，表邪如何得解？且以陰從陰，更將引邪歸內，安得不燥渴發黃？傷寒太陽經用白虎湯者，以大汗出後，大渴不解，故用石膏。今發熱無汗，不思解其表，而以寒伏其裏，其不死也幾希矣！」

余思傷寒，太陽及陽明經中發黃證，用茵陳蒿湯，內有大黃。然此證表邪未去，大黃非所宜，惟用茵陳五苓散能解太陽入腑之邪，又以利小便而去濕熱，內加羌活一錢五分，川芎五分，防風、柴胡各八分，以重解其表。急令煎服，且囑之曰：「服頭藥後如發躁，即是要作汗，不要怕。待有汗出，即不必服復渣藥。」服藥後果煩躁之極，將衣帶盡扯斷，幸先予說明，其家人不至忙亂，未幾大汗淋漓，渾身痛頭痛俱止，遂安神熟睡矣。夜復發寒熱，至三更復出汗一身，此後熱不復發，亦不復作渴，不但吃粥，並欲吃飯。次日照前藥去柴胡、羌活、川芎，加山梔、薏苡仁，服二劑而黃色盡退，飲食如常。

病者發汗之次日，其前原醫在鄰家看病，有攜余方示之者，云某病之危，服此表藥得癒。前醫者大發議曰：「傷寒八日，如何還表得？此命休矣！」而孰知彼云休者不休，前云不治者竟治耶？余初舉方時，即知俗醫不解用表之理，因批於方案曰：仲景云日數雖多，但見有表證而

脈浮者猶宜汗之，奈何云八日便不可表耶？且太陽一經有留連半月二十日尚可表者，況七八日乎？彼醫未讀仲景書，輒敢醫治傷寒，余方中引經立案，彼又不解，且病已癒而猶生議，真不知其為何心？

（2）一族伯母，即汪虛老之令岳母也。甲子年將七旬，五月間患感寒已經六日，服藥不癒，人事不清，胸喉間一片痰聲，徹夜說鬼，耳聾舌縮，危急已極。第七日，汪虛老至舍，邀為視之。

兩寸脈浮緊，兩關滑而帶結。閱其前方，悉皆麥冬、貝母、花粉、黃芩之類。余曰：「表有寒邪，中有寒痰，醫不用溫以散其表，復又用寒以結其裏，遂至如此其危也。」余用二陳湯加羌活、川芎、蒼朮，重用薑汁，服藥後吐出痰碗餘，亦微有汗，人事遂清，熱盡退，便進粥食。次日復視之，脈沉細而遲矣，舌純黑。用六君子湯加附子一錢，用人參一錢五分。連服二劑而舌黑退，服三四劑而平復如初。

（3）乙丑夏日，本縣父母靳公一管家病大發寒熱，迎余至署。見其人魄汗淋漓，診其脈，浮數虛大，按之絕無。其時正將服藥，余問：「此藥從何來？」云是城中專治傷寒者。余問：「據此專治傷寒醫人，認是何病？」答云：「彼認是瘧疾。」余曰：「危矣！危矣！彼認是瘧，必用小柴胡湯，內必有黃芩，若服此一劑，神仙不能救矣。」索方視之，果是小柴胡湯。急令將藥傾去，另為立方，用附子、肉桂、炮薑各二錢，白朮一錢五分，陳皮、半夏各八分，茯苓、澤瀉各一錢，人參四錢。

靳公見方驚駭，問：「如此大熱天，奈何用此大熱

藥？」余答曰：「治病只論證，不論天氣。若云大熱天氣，不當用大熱藥，則大熱天氣便不當害大寒病。此乃中陰、中寒之證，即俗所謂陰證傷寒也。不用熱藥，便不可救，不用大劑熱藥，亦不能救。」力為剖晰，始信服。

服後大熱遂退，二便俱利，汗少安神，始信心無疑。次日又迎余至，病人又覺發寒，但不似昨日之甚。問余：「今又發寒，得非瘧乎？」

余曰：「非也，此發厥耳。昨未得熱藥，故寒戰非常，寒退遂大熱，所謂厥深熱亦深也，昨已服熱藥，今日寒戰遂輕，寒後熱亦必輕，所謂厥淺熱亦淺也。」仍照前藥，再予一劑。

次日，果不復寒熱。若是瘧疾，豈能二發即止乎？仍如前重劑，囑服五日，方能進粥食。然後各減其半，加當歸，服十日而痊。靳公因歎為認病如神。

❹ 傷寒誤補

壬戌年五月，余在程元音兄宅中。汪扶老盛使名有旺來求治，云腰背痛極，已經七日。攜前醫之方來看，云是種作辛苦，腎虛血虛。其方係杜仲、續斷、當歸、秦艽、白芍、酸棗仁之類，已服過六劑矣。

余診其脈洪數而緊，大驚曰：「此感寒證也，奈何用此種補藥？而又用棗仁、白芍酸斂之味，寒邪如何得出？」病者曰：「發熱七晝夜未退，頭尚痛，日內腰更痛極。且病發之日，曾經夢遺，若是感寒，得無是陰證否？」余曰：「非也。」急用羌活沖和湯，又慮其連服六劑補斂之藥，恐表不出汗，更加麻黃八分、桂枝三分。一

劑服下，是夜臭汗一身，熱退身涼，諸痛盡止。

❺ 夾陰傷寒（2則）

(1)癸酉九月，同學鮑君，字崑水，鄉試後從浙江水路歸。在江頭登舟，便覺有病，已服表散藥二劑不效，熬七八日到宅，忙就其宅中醫人治之。因其胸腹脹滿，口舌乾燥，遂用消導藥加黃芩。服四劑，更劇，漸不能坐立矣，始迎余治之。

診其脈沉細無力，舌有灰色苔，腹脹作嘔，余斷為傷寒夾陰證也。雖不若直中陰證之狠，然誤服黃芩則如水益深矣。用重劑附子理中湯，大效。服至七日，忽又一變，復大吐，飲食不得入，只得於關元、氣海各灸九壯，然後飲食不吐，前藥加重，服月餘而後起。

(2)甲戌六月，余在蕪關沈公署中，會休邑趙君憲若，相與盤桓數日，趙君忽大病，發熱如燔灼，面赤口乾。沈公囑為診之。脈數大而無根，舌有灰色苔，作嘔。余曰：「此夾陰證也。」用附子理中湯，加人參三錢，病人堅不肯服，云生平未曾服參，且畏附子之大熱。

沈公坐榻前力勸云：弟向在徽署中，與吳天老相與最久，知之最深，而信任之最專，余署中老幼大小，無一不藉之為司命，但放心遵服，必不差誤。始依服一劑，是夜大汗如雨，大熱已退。

次日複診之，諸脈皆和軟，惟左關脈弦，右關脈沉。沉者，中有寒也；弦者，喜有一線少陽之邪，不是純陰之證，將來欲復發寒熱，酷似瘧狀，即謂之寒瘧可也，切不可照尋常治瘧法，用小柴胡、青皮飲之類，誤服即要殺

人。余仍照前方，只加柴胡五六分引之，使邪還於表。服一劑，是夜果發寒熱，寒則顫慄之極，熱則如爐冶燒灼，前方連服數劑，漸轉至將天明始發，而寒熱日輕一日矣。

余辭沈公歸，趙君不放心，結伴同歸，一路便於照看、用藥。到家後，仍迎余往候數次，始終用溫補藥，得以平復。

❻ 傷寒入經

丁卯三月半後，往寧國應科試。試畢，不待發案發落，即急急趕歸，蓋以家慈七旬壽期甚迫故也。余到家，未曾立定，家中人云：「子與弟媳大病，此刻正死去矣。」余即刻往視之，見僵臥在床，不省人事。診其脈尚有，只是滯澀之極。抉開牙關視之，見舌上是灰黑色。問得病之由，云某日左腳腿痛起，服發散五六劑，汗出而痛不減。今日接某名醫之令侄視之，云是火痛，用黃芩八分，服得一次，隨即大吐，吐後即死去不知人事。

余嘆才出門不過十日，即有此等事。吾恰為母壽，急趕歸來，或者即是此病數不該死，設若如舊例，待出案發落，有月餘之阻，則萬無生理矣。

此傷寒入經，惟余一人知治此證，實非余妄自誇口也。今且用藥救轉，再處。即用人參三錢，附子三錢，薑、桂、白朮各一錢五分，茯苓、半夏各一錢，炙甘草三分，煎熟灌下，少刻即蘇，仍吐去痰涎若干。

次日照前藥再進一劑，殊覺平平，左腳痛處尚未移動。將參、附各加至四錢，其痛處始移至右腳，仍作嘔，間或大吐，不能進食。

余知藥力猶輕，總因一劑黃芩，便要多用許多附子。立定一方，每日二劑。因其無力，人參每劑只三錢，每日二劑共六錢，附子每劑卻用四錢，每日共用八錢。白朮、肉桂、炮薑照前方。又加入當歸、川芎、五加皮、牛膝、鹿角膠、山茱萸，一派營經行血脈之藥。服數日，其右腳痛處又移至左手腕。隔一二日，左手癒，又移至右手腕，並手指骨節及兩足腕，凡有筋脈轉折之處，俱痛到。

若時俗名醫，必謂是痛風，恣用風藥，無有癒時矣。如前一日二劑，共服半月餘，始改作每日一劑，用附子五錢，人參三錢，又服半月始能行動。然後減去肉桂，專用附子三錢，調理五十日而後痊癒。癒後共計用熟附三斤，若是未製之生附，有八九斤矣。

寒中入經之證，雖治之甚多，從未有如此之重者，要皆由一劑黃芩以致此極，所以多用數斤附子，否則不但病不得癒，並性命亦不能保矣。

奉勸醫家認證未明，萬不可開手輕用黃芩。此病猶是寒中入經，故重用參附猶可救，若直中三陰，雖百斤附子亦不能救。多傷一人，即自家多造一孽，不及其身，必及其子孫。豈可輕意任性，恣用寒涼而不加猛省哉！

❼ 太少兩感（2則）

（1）庚午秋，在北闈鄉試，將入闈試時，大司馬李公，諱大馥，家有一西席，亦欲應試而忽大病，渾身壯熱非常，卻畏寒穿棉衣，頭不痛，惟腰痛。慮不得與試，急迎余視之。

其脈浮軟，按之甚細。余思：此脈非陽脈也，發熱喜

棉衣，非表熱也；頭不痛，無陽證也；腰痛是腎病也，此為寒入少陰無疑矣，切告之曰：「此證須用藥得法，萬勿輕用寒涼，非尋常感冒可比。」余回寓，急備麻黃附子細辛湯一劑，予家人攜去。楞香家叔問是何病，用何藥？

余答曰：「此傷寒初入少陰，故需麻黃附子細辛湯，驅少陰之寒，今用之早，用之當，一劑可癒，尚能入試。稍一錯誤，不但不能入試，且有性命之憂。今只予藥，不曾寫方，彼若見方，必疑而不服，反誤事，所謂可使由之，不可使知之也。」

次日轎過李府前，專人詢之，病已痊癒，即收拾入內城鄉試矣。果一劑而癒，為之欣慰。

(2)癸酉九月，里中一僕婦，患病四五日。其主人知醫，自投表藥，連服三日，發熱不退，諸症如故。其夫情急，叩求余治。診其脈浮洪數緊，按之弦細。問其病，遍身俱痛，頭腦更痛極。余曰：「此兩感傷寒也，原是死證，再看爾造化何如？」初用一劑麻黃附子細辛湯，加川芎、當歸、秦艽、乾葛服之，是夜身微汗，大熱盡退，頭痛減半。次日用附子理中湯加當歸、秦艽，渾身痛盡去，惟腹脹微痛，面色青，手足厥冷。更用四逆湯加人參二錢，連服三劑，共七日而病痊癒。

⑧ 少陽證（2 則）

(1)丙子秋，在隆阜戴宅。其鄰家有一女人，年四十餘，患病六七日，發熱不退，頭痛不止，其痛處在兩耳之前，兩脅亦痛甚。初服發表藥，如羌活、防風、川芎、藁本之類，而發熱頭痛如故。又服木香、厚朴一派消導藥二

三劑，而脹悶如故。服蘇子、枳殼、香附等項降氣利氣藥二劑，而脅痛如故。

余診其脈，數緊而弦。語之曰：「此傷寒少陽證也，不可汗，不可下，只宜小柴胡湯，和解其半表半裏之邪。」為定方，用：柴胡二錢，陳皮八分，白芍七分，甘草五分，黃芩六分，人參八分，薑二大片。其家問：「人參恐太補了否？」余曰：「此非虛證，原不用補，用人參卻又不是補，欲以此和解其半表半裏之邪耳。此古先聖賢製方之妙法，今人不知此理，用此方單去人參，所以不通，不能活人，余今只予爾藥一劑，試服之，必即此一劑而癒。」予藥一劑，隨即別歸。

遲數日，又復往隆阜，病家來謝曰：「前服妙藥一劑，果隨即微汗出，身熱、頭痛、胸脹、脅痛等症，頓痊癒矣。何術之神，遂至於此也！」

(2)癸亥秋月，一女人年過七旬，患感寒，有汗。服羌活、防風，汗愈多，熱不退，頭痛面赤，左脅痛。更一醫，見汗多，用平補藥，更劇。又更一醫，見脅痛呻吟之狀，謂是搊脅傷寒，且年逾七旬，不治矣，竟不用藥而去。始求余診之，脈弦緊。

余曰：「此少陽證，可無慮也。」予小柴胡湯一劑，用參五分。病家畏懼，云：「傷寒不可補。」余曰：「非補也，藉參主力以和解半表半裏之邪耳，此是古人製方之意，緣今醫家畏用人參，又不解古人製方之意，故用此湯，必除去人參，抑知有當除者，有不當除者。如此七十老人，大汗數日，斷不當除者也。」力為辨析，始依余服一劑。當夜諸症盡癒，始稱余為神。余笑曰：「我何敢自

123

居為神，當不肯使人為鬼耳。」

⑨ 陽明寒鬱

　　甲戌閏五月，余在蕪湖縣紀父母署中閱童生卷。時有一蔣姓幕友，病傷寒已八九日矣。初起發熱，不惡寒，服表藥無汗，至五六日上，遍身作癢，皮肉內如有蟲蟻行走，搔之不著，坐臥不安。更一醫，謂是失表，未得汗，致寒濕為痰，流於皮裏膜外，將成流注，用竹瀝、膽星之類不效。又一醫，謂是血虛，宜養血，服養血藥更不效，乃就余商之。

　　診其脈，浮候微數，重按卻遲，身微熱，不能食，其人稟質素弱，食少。余知是陽明病，寒鬱不出，致有此證也。用黃耆、白朮、甘草、陳皮、茯苓、柴胡、黃芩、乾葛，加參六七分，生薑一片。服一劑，身微汗，熱全退，一身覺爽快，服二劑痊癒。因向余謝曰：「先生之用藥神矣，所以用此藥之理，尚未能解也。昨見用耆、朮補味，又用柴、葛、黃芩清散之味，心竊疑之，然一劑大效，兩劑痊癒，此中神妙，更求指示。」

　　余笑曰：「並無神妙，不過謹遵仲景先生法耳。《傷寒論》云：陽明病，應多汗，反無汗，其身如蟲行皮中狀者，此以久虛故也。蓋病實則為痛，病虛則為癢，今病而無汗者，以其人食少，胃氣弱，無力透出肌表而為汗，其胃熱夾寒邪，而鬱於肌膚之中，故如蟲行而作癢。胃虛當用建中湯，以和其津液；寒邪鬱於肌膚，半表半裏之中，則當用小柴胡和解其邪，今將兩方合用，是以既調和其胃氣，使能達表，又解其表裏之間，使鬱氣頓舒，所以微汗

出，而皮中之寒鬱盡達於外，而皮中之癢盡去也。」

蔣君曰：「先生謂不過遵仲景法，此即先生之神妙也。仲景法何嘗不昭昭天地間，無奈人不能遵，獨先生能遵之，所謂遵得佛法便是佛，遵得聖道便是聖也！」

❿ 熱入陽明

乙丑夏月，里中一族叔，字仲容。因下池塘洗澡，遂成傷寒，已服表散藥，汗出熱退，頭痛等症俱止矣，惟胸膈不甚舒，不安神。越二日，復微熱，常有微汗，口作乾，煩躁不安，才睡倒又立起，才坐起又睡倒，如此三四日，未得安眠一刻。

余診其脈，寸脈獨浮軟，餘脈俱數而不浮，斷為餘邪入裏，當用白虎湯。但前已大汗，今肺脈浮軟，仍復汗出不止，須入人參。遂予人參白虎湯一劑，內用石膏五錢，生地三錢，丹皮一錢，知母八分，黑栀子八分，生甘草五分，五味子二十粒，人參二錢。煎成一碗，才服得半碗，病人便覺睏倦要睡倒，一睡倒便睡熟，鼾呼半日方醒。

醒來前症頓釋，遂索粥食，一夜安眠，仍剩有藥，亦不復用矣。

次日，其令尊聖鄰叔翁來謝曰：「先生之神，何至此極也！昨藥只煎起頭渣，頭渣又只服得一半，遂將數日不安之症立刻冰釋。吾聞有一劑立效者，未聞有半劑之半即痊癒者。神矣！神矣！」

⓫ 中 寒（7則）

傷寒為傳經陽證，中寒為直中陰證，二者懸殊，無如

世俗不能辨認，概名之為傷寒。是以一遇陰證，但曰傷寒，亦以治陽證之法治之：表散不癒，繼以苦寒，殊不知陰證一服苦寒便不能救。醫人於此為最毒，病人於此為最慘。不肖目擊心傷者久之，故獨於此道細心探討，辨之最明，療之最眾。茲亦不能盡載，第即人所誤認者，存十之一二，不妨從俗統謂之傷寒。但能於傷寒中辨其為陽為陰而施治各當焉，夫亦可以告無過矣。

陽證誤治，猶可救；陰證誤治，便不能救，故集中所載陰證較多，要皆人所誤認，幾幾誤殺者也。即所載治驗陽證，亦係前醫所誤治，而後為之挽回者。若從前無誤，順手易治者，治驗雖多，一概不載。

(1)壬申四月，一女人年二十一，得中寒證。初用附子理中湯，只吃一二口，反吐出一二碗，漸吐蛔，吐至十四條，藥總不能入，事急矣。教女人於病人臍上下各一寸，大艾火各灸九壯，再用生附子一兩，人參一兩，薑、桂各三錢，白朮三錢，茯苓、澤瀉、陳皮各一錢，半夏二錢，川椒、吳茱萸各八分。緩服半茶盅，隔半時始吐，又服半盅，又稍遲一時再吐。余曰：「有生機矣。」再服一盅，遂不復吐。如前方連服四日，然後換熟附，各減一半，服二十日而癒。

(2)庚辰七月，漢口鹽店方君菁，其一管家至余寓求診視。自謂感冒發熱，診其脈浮大無力，舌色灰黑。余曰：「此非感冒，乃陰證傷寒也，依我用藥，可保性命，若照鎮中諸醫，先發散，次寒涼，不數日即難保矣，此直中陰經，非兒戲也。」即予理中湯，每劑用附子、人參各三錢，餘皆半夏、陳皮、炮薑、肉桂、炙甘草、茯苓、澤

瀉。服七日，熱始退，以其下人，參力不能多，加黃蓍三錢，服二十日而後汗斂，進飲食，服一月而後癒。

若就漢鎮諸醫，又是九味羌活湯，繼以芩、連、石膏、大黃，有死無生矣。

(3)戊寅七月，一族弟，字衛山，初病發熱，用表藥二劑，熱不退。更醫用麥冬、花粉，更加寒戰、嘔吐，面色手指俱黑，始畏而請余視。兩手脈俱伏，舌純黑。余大驚曰：「此中寒陰證也。」急予理中湯一劑，用人參三錢，附子三錢，肉桂一錢五分，炮薑一錢，白朮二錢，茯苓、澤瀉各一錢，陳皮八分，半夏一錢，吳茱萸五分。服一劑，熱退，冷汗出，脈稍現。是日仍大寒戰，後復發熱，其家皆云瘧疾。余語其家曰：「此病似瘧疾，卻不是瘧疾，切不可作瘧治，若作瘧治，則與去年禹三弟一樣，禹三亦同此證，誤治致死。此陰寒之極，故發寒戰，謂之發厥，厥後回陽，故復發熱。若不復發熱，則是純陰無陽，不復能生矣。昨劑藥力雖重，奈病勢更重，藥猶不能敵病，今如作藥，一日須服二劑。」於是每日共用附子六錢，人參八錢，薑、桂各四錢，余悉同前方加一倍，連服五日，寒戰退盡，始單發熱，再減去一劑，每日只服一劑，又服七日而熱盡退，再服半月而復元。

(4)庚午在都中，於六月十七日，家叔署中一西席①查先生，諱嗣殉，號東亭，忽大吐，先吐食，後嘔吐黃水，冷汗直淋。急為診之，六脈浮大無倫，按之豁如，此中寒

---

① 西席：即老師。西席是坐西面東的座次。漢代室內座次以靠西而坐，面向東方為最尊，後借「西席」尊稱老師。

三、吳天士醫話

也。急用附子三錢，薑、桂、朮各二錢，茯苓一錢五分，炙甘草三分，陳皮、半夏各一錢，人參五錢。正欲煎服，渠宅昆玉叔侄作宦在京者，多交相勸阻云：「切不可服此藥，如此暑熱天氣，如何服得如此熱藥？嘔酸吐黃水，乃一團胃火。」查先生又專價問余，余曰：「依我之見則生，依諸公之見則死，無他說也。」查先生亦見余曾有屢效，遂卻眾論，將前藥煎服，吐止汗斂，反畏寒矣。依前方每日附子三錢，參五錢，服十餘日而起。

(5)壬申四月，岩鎮江君洪南，患傷寒，嘔吐，下腹痛極。初醫有作感冒治者，有作停食治者，更有作肝火治者。第五日，痛不可忍，兩手厥冷，始迎余診之，脈沉遲細澀。余曰：「此太陰證傷寒也。痛在臍下，乃厥陰部位，陰證之至狠者。聞有人作肝火治，若認作肝火，必有寒涼，一劑寒涼便不能挽回矣。」其令弟丹五云：「今日果有某醫謂是肝火，用黑梔子、青黛，因相迎先生，此劑遂存下未服。」余曰：「幸爾未服。設若服過，弟不敢用藥矣。如果未服，可包無恙，只是藥力要重，一日要兩劑。」立方每劑用附子三錢，肉桂、炮薑各二錢，白朮三錢，陳皮一錢，半夏、吳茱萸各八分，木香七分，川椒五分，茯苓一錢五分，澤瀉一錢，人參五錢。

閱二日，已服藥四劑，手足溫，嘔吐止，腹痛減而未盡除。余曰：「此腹痛，必要下利方止。」其尊公玉章翁忙問曰：「下利將奈何？」余曰：「無畏，此證必要下利。」玉翁曰：「昨某先生云此證不宜大便。」余曰：「非也。凡陰證下腹痛甚者，其濁陰之氣必要從大便中去，傷寒書所謂穢腐當去是也。穢腐不去，腹痛何由

止？」又問何時再下利？余曰：「正氣回，邪氣不能容。已服驅寒藥四劑，今日再服一二劑，今晚明日，即要大便，每日五六次不礙，不要怕。」

又服二劑，晚間果作利，一晝夜共七八次。仍照前藥，每日二劑，又服四日，利三日自止，而痛亦全卻矣。玉翁喜曰：「先生之言，無一字不驗，言之於前，必應之於後。他醫謂不可大解，先生謂愈利愈好，果然連日下利，精神愈好，腹內愈寬舒，可見他醫皆是猜病，不是醫病也。今腹痛已除，粥食漸進，大事再可無慮否？」余曰：「此病原說無慮，只怕藥不當耳。」

將前方除去吳茱萸、木香二味，人參仍用五錢，餘悉照前，每日只服一劑。服至七八日又減輕，加當歸、山茱萸，又服十餘日而起。

(6)丁卯夏月，本庠許師尊一管家，年十八歲。入冷水洗澡起，是夜即嘔吐，頭痛如破，不發熱。

次日，余為診之，脈沉細，手尖冷，頭有冷汗。余斷為中陰證，用附子理中湯，二劑而頭痛止，服三劑而嘔吐止。第四日複診之，兩關脈弦起，汗多。余曰：「此欲轉作瘧疾，然亦係陰瘧，仍如前藥加半夏一錢，人參二錢，略用柴胡五六分，使引邪出表。」予藥二劑，余別歸。

是夜果發寒熱，一連三日，俱發寒熱。第四日又為視之，弦脈已平，余曰：「今日瘧止，不復寒熱矣。」前方去柴胡、半夏，加黃蓍、當歸。是夜果不復寒熱，如前方服四劑而痊癒。

後見許師尊曰：「年翁初斷是陰證，果是陰證，繼而云要轉成瘧，果即轉成瘧，後云瘧止，果即不復寒熱。言

三、吳天士醫話

之於前，必應之於後，何奇至此也？」余應之曰：「絲毫無奇，不過據脈言耳。」許師尊笑曰：「此所以為奇也，今之知脈者有幾人哉？」

（7）壬午年六月，吳家林一族叔發熱畏寒，渾身痛，作嘔，胸膈脹悶，腰痛，大汗不止，頭眩暈，或云感冒，或云受熱，或云中暑，或云停食，紛紛不一，因坐轎來質之余。

余診之，脈大虛數，按之如絲，舌色如墨水。余曰：「此中陰也。必係飲冷水，或入冷水洗浴，遂為寒所中耳。」答曰：「俱有之。」余亦予極重桂、附、薑、朮、半夏、陳皮、茯苓、甘草、黃蓍，加木香、砂仁，囑其勉加人參一錢，日二劑。留宿三日，服藥六劑，各症癒十之七矣。再予藥四劑攜歸，每日服一劑。服畢後來，仍予四劑，服之痊癒。

如此種證，當酷熱之時，得遇余辨其為陰證，而用熱藥療之者，真大幸也。此日此證甚多，其用清熱解暑而致斃者，不知凡幾矣。

⑫ 陰證誤表（4則）

(1)壬午六月，里中一僕婦，病七八日矣。初歷兩醫，一用羌活、防風，遂令冷汗不止；一用厚朴、麥芽，愈加嘔吐。其夫負至余書館，跪而求救。診其脈，若有若無，舉之不足，按之不見，視其舌，黑如墨，且加腹痛腰痛。余曰：「危矣！爾等下人，又無力服參，更難著手。」不得已，予一方，用黃蓍五錢，白朮三錢，附子、肉桂、乾薑各二錢，茯苓、澤瀉各一錢，炙甘草、吳茱萸

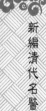

各五分，木香四分。服四劑，汗止，腹痛亦止，少進粥食，仍腰痛。前方中除去木香，加熟地三錢、山茱萸二錢、龍眼肉五個，囑令依方直服十劑，不必加減。依數服畢痊癒。

(2)牌克胡仁功兄之尊眷，於辛巳歲暮，病傷寒，更歷數醫，服藥七八日，危篤幾斃矣。壬午年正月初四日，專人迎余。余以新歲事冗辭之，適頃左宜兄在座，云係渠宅侄女，力促為一視，不得已，往應之。

診其脈，左手脈全無，右手脈僅一絲，在有無依稀之間。人事昏沉，口語不清，舌根硬，舌尖禿，舌色黑，嘔吐數日，未進粥湯。余曰：「此中陰證也，已經八九日，又誤服藥若干，脈伏將絕，安能復生？」辭不用藥，病家力懇，不覺惻然。因索前諸方閱之，悉是發表，間兼消導，幸未用黃芩。末後一方，乃極行時起家開典之醫，云是肝火，藥用青黛、黑山梔、枳殼、厚朴、貝母、麥冬、花粉、膽南星、牛黃。余見之，不覺撫案驚嘆，病家亦群恨之，云服此藥少許，便死去不知人事矣！因未服完。余曰：「便是一口下咽，亦受害不淺。」

余不得已，勉用人參四錢，附、桂、薑、尤各一錢五分，茯苓、澤瀉、陳皮、半夏各一錢，炙甘草、吳茱萸各三分。少坐，候服藥後再為診之，左手脈微出，余喜藥入即應，尚有一線生機。

如前藥囑其一日服二劑，連服二日，復迎往視之。脈全出矣，人事已清，語言明白，嘔吐止，惟發熱未全退，耳聾未開。改用八味地黃湯以通腎氣，每劑用熟地六錢，附子、肉桂各二錢，人參仍用四錢，亦每日二劑。連服二

日，耳聾開矣，熱亦全退，能進食。再以脾胃兼治，如十全大補內加附子二錢，服十餘日而痊癒。

(3)壬午年五月終旬，時正酷熱。五家塘一男人，年二十五，病七八日，服發表藥六劑，汗出不止，大熱不退，渾身痛極，嘔吐不休，腰更痛極，危急無措，來求治時，余適他出。二小兒視之，知其為中陰證，憐其貧苦，予附子理中湯二大劑，服之得效，復來求診。余喜前二劑藥甚得力，遲則不可救矣。較前藥更加重，每劑用附子、肉桂各二錢，炮薑一錢五分，吳茱萸五分，白朮二錢，茯苓一錢，半夏八分，炙甘草三分。其人貧不能用參，加黃耆三錢，予藥四劑。服畢，熱全退，汗止，渾身痛亦盡除，能食粥，不嘔吐，惟腰仍痛。

前方內去半夏，加熟地三錢，山茱萸二錢，當歸一錢，兩次又共予藥八劑，服畢痊癒。

(4)其時又一管家，亦為醫人治壞，又囑為診之，見其人汗出不止，大熱不退，人事昏亂，譫語不休，數夜不闔眼，診其脈浮而無力，按之如絲。余曰：「此又肯發散之害也。經云：誤發少陰汗，必亡陽。今乃亡陽之證，必由前醫不能辨其為少陰病而誤發散，故令有此。」索其前方視之，果是麻黃、防風，紫蘇之類，日服不斷。因嘆曰：「向謂地方愈大之處，愈無良醫，其信然耶！」

急予八味地黃湯一劑，內用熟地五錢，山茱萸三錢，附子、肉桂各二錢，山藥二錢，茯苓八分，除澤瀉不用，加參、耆各三錢，五味子三分。服之，是夜便閉眼熟睡，五鼓熱退，仍微汗。次日，照前方又予一劑，汗全斂，人事清。然後改作理中湯，服半月而痊癒。

⓭ 陰證誤清

戊寅初冬，休邑商山一族姪，發寒戰，寒後稍熱，初作瘧疾治，服藥二劑，更狠，出冷汗，嘔吐不能食，手足冷如冰。第三日，邀余視之。時余在漢口，過商山甚便也。

余診其脈，沉微細澀，舌色灰黑，頭上冷汗不止。余驚曰：「此大陰寒證。」問前病狀，閱前方，已服黃芩二劑，遂辭不敢用藥，其大令兄蒼遠力懇無已。余曰：「非不肯用藥，蓋從來陰證誤服黃芩湯者不治，間有陰寒中之淺者，用極重溫藥救之，亦復得生，然不可必。」

蒼遠固求諄切，不得已，予極重理中湯二劑，每劑用附子、肉桂各三錢，炮薑、白朮各二錢，茯苓、澤瀉、半夏各一錢，吳茱萸五分，人參五錢。別去，其令兄將二劑予一日服盡。次日，又視之，寒熱不復發，脈稍起。又照前予二劑，已不嘔，可少食粥。再如前方，每日一劑，聽用參五六錢或四五錢，服半月而癒。

兩劑大溫補，寒熱遂不復發，豈有此等瘧乎？即謂是瘧，服此溫補，一日而即止，則黃芩、小柴胡決不當用。又可知傷寒之有似於瘧者甚多，傷寒有似於瘧而作瘧治致死者亦不少。故存數條，竊欲人於瘧疾中防有傷寒，不可以傷寒視為瘧而輕忽之，漫不加意也。

⓮ 陰證誤下

戊辰九月，雄村曹君啟心，自謂患痢，每日大便四五次，便中微有血及血水，小腹痛，作嘔，胸腹脹滿。診其脈沉遲而兼弦細，舌有灰色苔，手尖冷甚，面色慘黑。余

謂是三陰俱受病，殆陰證之極重者也。問：「此二三日來，曾服何藥？」答云：「前服消導藥不效，昨藥內加大黃。」余聞之，不覺驚叫曰：「此命休矣！如此沉遲弦細極陰之脈，縱是瞎子亦知是陰寒之證，奈何猶加大黃，豈非有意殺人乎？」答云：「幸喜大黃只用八分，服下覺胸膈間寒氣湧起，遂爾吐去，或猶不至傷命乎？」余曰：「雖服無多，亦受其害，然係相知，不得不竭力相救。」

急用艾火於關元、氣海處各灸九壯，腹中漸覺溫暖，氣行作響。再用附子三錢，白朮、肉桂、炮薑各二錢，吳茱萸五分，陳皮一錢，木香五分，茯苓、澤瀉各一錢，人參五錢，每日服二劑。次日手溫，腹不痛，大便遂止，服七日而後少進粥食。再減去一劑，每日照前方加半夏、補骨脂，服一月痊癒。

蓋傷寒中原有下利一證，人只治利而不知其為傷寒，殺人多矣！知其為利，而不知其為陰證傷寒，殺人更易於反掌也。

⓯ 虛陽上浮（3則）

(1)甲戌初冬，呈坎羅君玉文，在潛口典中，患傷寒已三日，始迎余診視。脈數大無倫，按之豁如，舌色純黑，大發熱，口渴，頭面腫如瓜，頸項俱腫大，食不能下，作嘔，夜不能臥。余見病勢，殊覺可畏。問：「何以遂至於斯？」答曰：「前日猶輕，昨服余先生附子五分，遂爾火氣升騰，頭面盡腫，頸項粗大，鎖住咽喉，飲食不能下，實是誤被五分附子吃壞了。」余笑曰：「附子倒吃不壞，是『五分』吃壞了。」問：「何以故？」

余曰：「此極狠之陰證也。前賢所謂陰氣自後而上者，頸筋粗大；陰氣自前而上者，胸腹脹滿。項與頭面俱腫大，正此證之謂也。附子要用得極重，方攻得陰氣退，若只數分，如遣一孩童以禦千百凶惡之賊，既不能勝，必反遭荼毒。今日若延他醫，不能辨證，見此病狀，先疑為火，又聞爾被附子吃壞之說，彼必將前藥極力詆毀一番，恣用寒涼一劑，病人必深信而急服之。嗚呼！一劑下咽，神仙莫救矣。此陰極於下，致陽浮於上。今當先用八味地黃湯一劑，攻下焦之陰寒，攝上焦之孤陽。待面項腫消，再換理中湯，方為合法，若用藥一錯，便難挽回。」

余定方用：大熟地七錢，附子三錢，肉桂二錢，人參三錢，茯苓、澤瀉各一錢，丹皮八分，山茱萸一錢五分，加童便半杯。服一劑，頭面頸項之腫盡消，口亦不渴，始歎服余之認病用藥如神。次日，再換用理中湯，桂、附、參、苓、澤俱同前用，去地黃、山茱萸、丹皮，加白朮一錢五分，半夏八分，炮薑一錢。

服一劑，脈症如舊，舌上黑苔絲毫未退，仍作嘔。乃知一劑猶輕，照方每日服二劑，共用附子六錢，參亦六錢，胸膈仍不開，舌苔仍未退。又照前方將熟附換作生附，每劑三錢，亦每日服二劑。服二日，舌苔始退，胸膈略開。連服五日，始換熟附，又服五日，始減去一劑，每日只服一劑，仍用參四錢。服數日，再加入熟地、山茱萸。又服十日，共服月餘而後起。

其令郎感極，謂此病幸害在潛口，若害在舍下呈坎地方，斷不知有此治法，萬無復活之理矣！其後遇余先生，亦云羅某之恙，幸賴先生救活，不獨羅兄感激，弟亦感

激。若遇他醫，以寒涼殺之，仍歸咎五分附子之害也，不永受不白之冤耶？余笑應之曰：「弟曾有拙句云『恩微怨反深』，正此之謂也。」

(2)乙亥秋，家雲逸之僕，名來旺，臥病六七日，頭面腫大如斗，紫赤色，起粟粒如麻疹狀，口目俱不能開。咸以為風熱上湧，又以為大頭瘟，服清散五六劑，絕不效。漸口唇脹緊，粥湯俱不能進口，其主乃托余為視之。

兩寸脈浮而不數，兩尺脈沉而濡。余曰：「此寒中少陰也，連日小便必少，大便必溏。」問之果然。用八味地黃湯，略兼用麻黃附子細辛湯，為定方用：大生地四錢，附子一錢，山茱萸、山藥、茯苓、丹皮各一錢，澤瀉一錢五分，加麻黃五分，細辛三分。服一劑色退淡，略消三之一。再劑消去一半，能進粥食矣。再除去麻黃、細辛，服四劑而痊癒。

(3)庚辰二月，接霞家媼頭面腫大，起粟粒，鎮中名醫謂是風熱上湧。服清散藥，如防風、荊芥、柴胡、薄荷、元參、麥冬之類五六劑，不效。鱗潭家叔囑為診之，問是大頭瘟否？余診其脈，尺沉澀而寸浮軟，口中作乾。答曰：「寒入少陰，每有此證，八味地黃湯可立奏功。」

遂用八味一劑，次日，消三之一，口已不乾，惟氣不接續，微覺眩暈。次日，照前方加參一錢，服二劑而全消。再予補養氣藥，調理一二劑而痊癒。

⑯ 戴 陽（6則）

(1)癸亥年七月二十二日，文杏舍侄忽腹痛嘔吐，其家謂是氣惱停滯。余為診之，大驚駭曰：「此中陰中之極

凶證也。」急用理中湯加丁香，用熟附子一錢五分，人參三錢。奈寒格不入，藥下即吐。是夜連進三劑，俱照前藥，約吐去二劑，只好一劑到肚。次日早飯時，頭面目珠俱血紅，口舌乾燥之極，渾身壯熱，惟腳下冷，腰痛，其家疑是附子太多，致火起。余曰：「若三劑，共四錢五分附子俱到腹，此證不出矣。總因吐去，到腹無多，故顯此證耳。此所謂戴陽證也，惟陰證之極故反似陽。若接今日名醫至，彼必認為一團火邪，此一語投機，信用寒涼，一劑下咽，立刻斃矣。前藥用熟附子無力，須生附子方有效，否則少刻煩躁之極，大汗一身而死矣。」

余急用生川附二錢五分，人參五錢，乾薑二錢，白朮一錢五分，丁香八分，炙甘草三分，黃耆三錢。煎成，加童便半盅，令溫服。服畢不吐，照前藥續進一劑。共用生附五錢，人參一兩，二劑俱服畢而頭面、目珠赤色盡退，一身俱涼，腳下方溫，反叫舌麻，背惡寒，陰寒之象始見。次日遂下利，日夜利二三十行。此後每一晝夜，用藥三劑，俱同前理中、四逆之類，每劑用熟附二錢，參四錢，共計每日用附子六錢，人參一兩二錢。至第六日，利止知餓，驟食硬粥三茶盅，忽又食復矣。又嘔吐，冷汗如水，恐汗出暴脫。延迪翁商之，藥已極頂，再無可加，惟用灸法，於關元、氣海穴各灸五壯，汗漸斂。復進前藥，加吳茱萸，嘔吐又止，又復下利三日。仍復隔七八日後，方漸吃薄粥湯，漸加粥食。附子由六錢減至四錢，由四錢減至二錢。參由一兩二錢減至八錢，由八錢減至六錢，漸減至二三錢。服一月而起，共計服附子二十四兩，人參二斤。然非如此用藥，萬無生理矣。

（2）戊辰夏月，岩鎮方翁，字茂林，年五十餘，患傷寒四五日矣。初起名醫予羌活、防風等發散藥，汗出，發熱更甚。以為表散未透，如前藥更連服二劑，大汗不止，身熱如燔灼，徹晝夜不寐，狂躁非常，譫言妄語，臉若塗朱，口唇焦紫，群以為是大熱之證，議欲用石膏竹葉湯。家在湄係渠內親，因勸其迎余視之。

余診其脈，浮大無倫，按之豁如，唇雖焦紫乾燥，舌是灰黑之色。余曰：「此中陰證也。經云：誤發少陰汗，必亡陽。凡中陰之證，必先入少陰，一用表散則孤陽飛越，乘汗而出，是以煩躁不寧，妄見妄聞，譫言亂語。若誤認為火證而加以寒涼，立刻斃矣。若聽其汗出不休，元陽不返窟宅，則陽氣騰散，亦將斃矣。」急宜用驅陰回陽之法，又宜用斂陽歸根之法。用八味地黃湯，內用大熟地五錢，附子三錢，肉桂二錢，加人參五錢。服後熟睡半日，身熱漸涼，汗微斂，醒來人事頓清。

次日，仍照前方再進一劑，面赤俱退。再換理中湯，用白朮、附子、肉桂各二錢，茯苓、澤瀉各一錢，半夏、炮薑、陳皮各八分，炙甘草三分，人參四錢。服七八日，再去半夏，加熟地、山茱萸、當歸、黃耆，用參三錢，桂、附仍各二錢，服二十餘日而起。設余不至，竟用竹葉石膏湯一劑，豈不立刻殺命哉。

（3）潛口方君千士，一令郎甫十六歲，在汪宅令親家。戊寅秋日，發熱不退，初服幼科發表藥二劑，汗出，熱更甚，胸膈脹，嘔吐。幼科又云停食，服消導藥二劑，漸煩躁，人事昏亂，面赤如朱，汗出如雨，始徬徨迎余診視。脈大無倫，沉按如絲，舌苔黑，此中陰也。急用附

子、肉桂各二錢，炮薑一錢，白朮一錢，熟地三錢，山茱萸二錢，人參二錢。服一劑安神，二劑面赤退。再去熟地、山茱萸，倍白朮，加黃耆，服二十餘日而起。

(4)己卯三月，一舍弟字希魯，初病寒熱，不頭痛，面赤，醫用發散藥一劑，大汗不止，發熱更甚，左腿上紅腫一塊，痛極，晝夜煩躁不安。第四日，邀余視之。脈浮數無倫，按之如絲，面赤如朱，身如燔炭，口唇焦紫，舌色卻灰白。余曰：「此中寒證也。汗多，陽氣盡發越在外，故大熱面赤，乃假火也；兩手脈重按如絲，輕按浮數洪大，乃假陽脈也；腿上紅腫處，乃陰寒欲尋出路，若不急急攻之，一潰便成流注。」用附子理中湯，每劑用桂、附各二錢，參三錢，因有腫痛處，加當歸、五加皮、牛膝各一錢，秦艽八分。服一劑，汗止，面赤全退，身熱退輕，腿上紅腫處走至腳下。如前方加參一錢，連服二劑，腳上紅痛全消。再除去當歸、秦艽、牛膝、五加皮，加熟地、山茱萸，漸減桂、附，服半月而癒。

(5)己卯七月，一族叔字維貞，發熱數日矣。初用防風、柴胡等藥二三劑，病不減，且加頭頂痛，其痛如破，而其痛處又如有炭火在頭上燔炙，奇痛奇熱，將用清降藥矣。余為診之，兩寸浮數無倫，按之無根，兩尺沉微，舉之無力，兩手尖冷如冰，腳下亦極冷，時出大汗。

余曰：「此寒中少陰，因升散而使虛陽貫頂，以故極痛極熱，切不可用涼藥。」余用八味地黃湯，內用大生地八錢，附子三錢，肉桂一錢五分，山茱萸二錢，丹皮八分，茯苓一錢五分，澤瀉八分，山藥一錢五分，加人參七錢、龜板二錢、牛膝一錢、童便半盞。服一劑，痛減十之

八，熱全卻矣。再服一劑，痛全止，反畏寒。診其脈，兩寸脈平，兩尺脈起，兩關脈微弦。余曰：「此又將作瘧狀也。」是夜，果發寒又發熱，汗出甚多。遂改用人參三錢，白朮二錢，陳皮八分，炙甘草三分，肉桂二錢，附子一錢五分，炮薑一錢，茯苓八分，當歸一錢。服數劑，寒盡退，單發熱，又加熟地、山茱萸，服數劑，熱全退，汗漸止，再服數劑而痊癒。此等證最易錯誤，若不詳審明確，未有不以涼藥殺之者。

(6)辛未春，家子默患病數日矣。初係族叔祖字聖臣，為其調治。因其胸膈脹悶，遂認食滯，服消導藥四劑，愈脹塞，且大熱不退，聖翁轉代邀余同往視之。余見其面有紅光，即疑其為陰證矣。診其脈果浮大而數，按之無力，唇裂出血，而其舌卻灰黑色。遂定方用：附子二錢，肉桂一錢五分，炮薑一錢，白朮一錢五分，陳皮八分，甘草三分，茯苓一錢，澤瀉八分，木香三分，人參二錢。此劑藥力猶輕，服之覺平平。聖翁次早又來邀余同視之，且告余曰：「吾觀此面色，似是一團火邪，且看其口唇紅紫焦燥，且裂出血，結為血痂，小便短而赤，脈又洪大，得非火乎？吾見先生用此藥，吾甚畏之，請再為彼細細酌之。」余對曰：「子默向從吾遊，今待余情意又甚厚，吾何恨於彼，而故以反藥害之乎？」聖翁曰：「非此之謂也，恐或有錯耳。」

余答曰：「吾治傷寒，從來不錯，此證若用一釐涼藥便錯矣。大概此種證，皆人所錯認為火，而以寒涼殺之者；我認為寒，而以熱藥生之。人既錯認為火，必以我之不錯而錯矣，此人所以議余好用桂、附也。彼絕不知此證

之當用桂、附，見余獨斷然用之而無疑，故以余為好用。我明告子，子所治者，皮毛也；我所治者，臟腑也。如脈洪大，身有熱，面紅唇紫裂，皆火也，皆皮毛也；脈雖洪大而按之無力，身雖有熱而畏寒喜近衣，面雖紅，唇雖紫且裂出血，而舌苔卻灰黑滑潤，則皆寒也，皆臟腑也。子治皮毛，故見熱藥而畏；我治臟腑，故熱藥多多益善。昨劑猶輕，故未見效，今再加重，連服三日，面赤必變黃，唇紫必退白，連服七日，小便必多而清。」

因將參、附各加一錢，服之果如期而效，再略加減，服二十餘日而痊癒。聖翁始歎服如神，自悔其用藥幾誤，可謂虛心之至矣。今之明者，固不多見得，求如此之虛心者，尤不多得也。

⓱ 虛陽外越

壬戌春月，佛嶺僧人號松石，患傷寒十日矣。初起大瀉三日，後始發熱，服表藥熱不退。連服三日，汗出如雨，晝夜不止，發寒戰。轉而為大小便閉，飲食不進，不能成寐。凡經九日，瀕於危矣，汪石老囑其徒迎余治之。

余視其日內所服之方，皆黃芩、枳殼、元明粉、木通、澤瀉之類，蓋欲通其二便也，而二便愈閉。余診其脈，浮大虛軟，重按細如絲。余曰：「此虛陽外浮，陰寒內伏之證也。若用此種藥通二便，再十日亦不得通，惟用薑附則立通矣。」

遵仲景以真武湯斂陽制陰之法，用附子、黑薑各五分，人參一錢五分，黃蓍二錢，白朮、茯苓、棗仁各一錢。服下，安臥汗少，至半夜而小便通矣。初解出黑汁碗

餘，次便黃，次便長而清，遂知餓食粥。余謂小便既通，大便自然亦通。因汗出亡津液，故大便閉，補養一二日，俟津液內潤，自然大解，一毫劫利之藥不可用。

越兩日，照前藥加沉香五分，服二劑，大便亦微通，汗全斂，食漸多，神氣爽朗，脈和平有根，萬萬無慮矣。無如二陰之間，出有一毒，至此日潰出膿血。蓋此僧素有坐板瘡，將病之前有人教以水銀、雄黃薰法，瘡果立癒。旋發一毒，乃瘡閉之故。余再四囑之曰：「汗出大傷元氣，瘡毒又復出膿，人身氣血幾何堪此虧耗？即治毒，亦惟參蓍托裏，切不可用清涼解毒藥，重傷真元，為一指而失肩背也。」余仍予前藥服之，神氣漸旺。

⑱ 真熱假寒

丁卯二月，里中一僕婦，患傷寒已服發表藥，汗出熱退矣。次日復熱，熱亦不甚，遂服清熱藥數劑，絕不效。漸至煩躁，胸膈脹悶，渾身壯熱，而手尖獨冷。更一醫，謂是陰證，欲用附子理中湯，不敢驟用而請質於余。余診其脈極沉，然沉而數，數而有力。視其舌有黃苔，有芒刺。問其大便，有八九日未解。余曰：「此熱證，非陰證也，脈沉者，熱結在裏耳。以通身熱，手尖冷，辨為陰證固矣，然陽證亦有手冷，且冷過腕者，何以辨之？又當辨之於舌色，辨之於脈。陰證之身熱手冷者，脈必浮大而空，以通身之熱是假熱，內有真寒，故外發假熱，熱是假熱，則脈亦現假象而反浮大，但按之甚空，此假不掩真，而知其為陰證也。若陽脈反沉者，以表邪去而裏邪急也，熱邪在裏，故脈反沉。人皆謂陰證脈當沉，陽證何以脈亦

沉？殊不知陰證不發熱之脈則沉，沉而無力，陽證熱在裏之脈亦沉，沉而且數且有力也。陰證雖熱，而舌色必白或灰黑，或有滑潤黑苔；陽證雖手尖冷，而舌苔必黃，或焦紫有芒刺。蓋手尖冷者，陽極似陰。其脈沉者，熱極反伏也。此證脈沉數有力，而舌有黃苔，故斷為熱結在裏。當予三承氣湯酌而用之。若徒用清潤之味，不能救車薪之火也。倘誤以為陰，而誤用參附則立危矣。」余因用大黃五錢，黃連五分，厚朴、枳殼各一錢，陳皮八分，木香五分。前醫猶力阻勿服，余力勸其服。服後連下三次，熱遂退，手溫，膈寬，知餓進食，安眠，不復服藥矣。

⑲ 勞倦內傷（2則）

(1)讀東垣先生書，而嘆其分辨內傷、外感之功為至大也。夫內傷、外感為人生之常病，然治之不當，常也而變異出焉矣。是以先生分別詳明，以為日用常行之理。其奈業是術者，有書不讀，讀之不解，仍然混施誤治，以夭殃人命。然以外感而誤作內傷治者少，以內傷而誤作外感治者多，猶之傷寒以陽證而誤作陰證治者少，以陰證而誤作陽證治者多，總以見熱便發散故也。使飲食內傷而誤用表散，則胃液愈空，食愈不化；使勞倦內傷而誤行表散，則真元漏洩而氣血愈虛。

余確遵先生之教，每於內傷證誤治至困者，或內傷虧損以瀕於危者，審之真而施之當，無不應手見功。雖不敢自謂登先生之堂，入先生之室，亦幸不作門外漢矣。

己卯春，里中一僕人，原名百祥，因連日奔走，空心出門，夜有潮熱，此不過勞力所致，遂被醫人發散數劑，

愈發散，愈發熱。一日往岩鎮，於路亭中大吐一番，昏倒在地，家人抬歸。前醫又云是火，仍用黃芩、梔子一二劑。身愈熱，汗愈多，人事昏亂，語言譫妄，晝夜說鬼。其主人囑其妻來請救於余。余為視之，囑其自向主人求參。每日用參三錢，黃著二錢，附子、肉桂、白朮各一錢五分，炮薑一錢，棗仁二錢，當歸二錢，山茱萸二錢，陳皮一錢，炙甘草三分。服二劑，熱退汗斂，人事清白，一身作痛。再加五加皮一錢，川芎五分，參減一錢，附減五分。服十劑而癒。

(2)庚辰冬月，潛口一汪兄，宇相臣，由荻港軟床抬歸，請余診之。其脈遲澀而又歇至，胸膈脹悶，久未進食，耳聾，人事不清，骨瘦如柴，兩手診脈處肉下陷如梘巢。詢知受病之原，已五十餘日矣。其人向在荻港開雜貨店，店務煩雜，忍饑受餓，日日有之。又兼每事必躬親，漸至發熱，渾身痠痛。此由勞倦內傷也，而彼地醫家遂以為感受風寒，盡力發散，不癒；加以胸膈飽悶，又以為停食，盡力消之，又不癒；便以為熱證，又盡力清之。日復一日，人漸狼狽，始用軟床抬歸。歸來接醫人，又清又消，再加狼狽極矣，然後請余治。

余視其症如此，其脈如此，其狀如此，其五十餘日來所服之藥又如此，余亦擬其未必能收功也。不得已，予十全大補湯，內用人參二錢，加附子一錢、半夏八分。服一劑，便安神。服二劑，胸膈開，能吃粥。服四五劑，耳稍開，人事仍間或昏亂。加以黃著二錢，酸棗仁二錢，龍眼肉七個，服至十劑，能食飯，熟睡，人事清，耳全不聾矣。再加丸藥，調理痊癒。癒後飲食倍常，人發胖兩三倍。

⑳ 傷 食

壬戌五月，汪右湘兄長令郎，甫三歲，發熱，兩腮下
腫出如桃大，內如結核。初服附近幼科藥不效，乃接名幼
科，亦用防風、荊芥、牛蒡子、銀花、黃芩、花粉、貝
母、枳殼、山楂，服數劑，熱不退，腫不消。後加夏枯
草，腫亦不消。接看數次，終不見效。余偶以他事過右兄
齋頭，詢令郎恙。云仍照前未癒，今日另接某先生將至
矣。余戲與語曰：「今日某先生再醫不好，待我為兄治
之。」別後，果復不癒。越兩日，乃迎余治之。

計發熱不退已半月餘，視其腹極堅大，余指其腹語右
兄曰：「此中有不變化飲食，凡發熱、口腮腫皆此中物作
耗耳。食積不去，熱安得退？熱既不退，腮腫何由得消？
前藥用發散消腫，皆未中窾。至於清熱之藥，益使食滯不
消，非徒無益而又有害也。此病若在他家，只用大黃錢
許，可以立癒，在宅中極慎重，又不敢用。奈何無已，用
元明粉何如？」問：「用若干？」余曰：「只用一錢。」
右兄曰：「八分罷。」余陽應而陰增之，竟用一錢五分。
余則厚朴、枳殼、枳實、神麴、山楂、麥芽、甘草、茯
苓。一劑服下，是夜連大解四回，解出黑物許多，凡二十
日前所食種種不變化之物若干。至半夜熱遂退，次早兩腫
核俱平。次日遂用半消半補藥，越二日，又純用健脾藥，
白朮、扁豆、甘草、陳皮、神麴、茯苓、砂仁、木香，加
參二分，煨薑一片，調理數劑而復元。

㉑ 食 厥（2 則）

(1)丙辰年八月，里中一女人，年三十二，忽爾倒撲

無知，口流涎沫，腦仰，目睛上竄，厥冷，手足抽掣，症狀如癇如痙，救醒後一二時，又復如是。醒時自云，適才死去，見某人某人，某人則恨我何事，某人則罵我何語，蓋皆既死之人也。未幾又復如是，如是者五日，每一晝夜發五六次，飲食不進，亦不能臥倒。

初延醫視之，認定是痰，用利痰之藥不效；次日更一醫，云是風，用天麻、殭蠶、鉤藤、秦艽、防風等藥不效；又更一醫，云是火，用黃芩、黃連、花粉、山梔、貝母之類，更劇；第四日又更一醫，云此乃血虛之故，血虛不能養筋，故筋脈抽掣，非痰非火非風也。咸服其高見，謂此理確不可易矣。服養血藥兩日，究亦不效。舉家及鄰人俱謂鬼祟作禍，非藥可療。

至第六日，始邀余往診視，六脈和平，正如無病脈，更奇，心竊異之。不滑不浮不洪數，又並不澀，則所謂痰也、風也、火也、血虛也，舉非是矣。細一探討，惟右關脈稍沉滯，按之有力。余思此豈得之傷食乎？因問：「病起之先，可曾食冷物否？」旁人答云：「病發之前一日，曾食一冷粽。」又問：「仍食何物？」云：「下午時吃北瓜索面亦冷了。」余曰：「是矣，此食厥也。」遂用厚朴、枳殼、枳實、陳皮、半夏、木香、砂仁、草果、煨薑一大劑。服下覺胸前氣順，是日遂不復發，晚間亦能臥。次早覺胸前高起一塊，捫之甚痛。余曰：「此食積方現耳。」仍令照前藥再服一劑。次早高處亦平，痛亦減十之六七。仍照前藥，倍炮薑，加大黃少許。微利一二行，胸腹泰然，諸症頓失。

可見凡治病須得病情，欲得病情，必須審脈。如此證

極能驚人，審得病情，不過消導藥一劑立效，再劑頓癒，易如拾芥，何其輕快也！然非從脈上審辨，不但猜痰、猜風、猜火、猜血虛，再猜百十件，亦猜不到食上。每見醫人診脈時，手指一搭便起，果遂已審脈無差，神異若此乎？是未敢信也。

　　(2)岩鎮家在湄兄之令姐，為梅村葉君明楚之尊眷也。戊辰秋日，忽昏仆，一二時而蘇，口眼微歪，左手抬不上頭，口角流涎，以為中證復發，鎮中醫人或作風治，或作虛治，服藥二日不效，仍然暈倒。

　　因壬戌年曾有中證，四日不蘇，諸醫不效，第五日始迎余治之立起，故仍請余治。

　　診其脈皆和平，惟氣口脈盛，按之甚堅。余曰：「此與舊病迥別也。」問：「初起之日可曾吃冷物否？」答云：「於某日同往尼庵隨喜，留吃素麵，麵冷，勉強用了，歸來便覺腹中不舒，次早即暈倒，不省人事，口眼俱歪，今左手抬不起，是前之中證復了否？可服得人參否？」余問：「此日腹中仍痛否？」答云：「仍有些痛。」余曰：「此與前番不同，人參要遲些再用。」

　　因拉在兄手下樓定方，至堂前，謂在兄曰：「此非中證，乃食傷也，女人最惱人說傷食，故令下樓來寫方，此方切不可予令姐看。」遂立方，用：麥芽三錢，厚朴、枳殼、陳皮各一錢，半夏、木香、砂仁各八分，炮薑一錢。在兄見方，深以為怪，問：「傷食病何以亦使口眼喎斜，手不能提，與中證無二？」余答曰：「食填太陰，必生痰涎，隨氣而升，壅塞於心包絡，心乃一身之主，包絡受傷而通身脈絡氣血俱閉塞不流行，故五宮四肢俱著而為病，

經所謂主不明則十二官危是也，所見不差，必不誤事，不必多疑。」予藥一劑而返。次早，在兄作札來謝曰：「家姐昨服妙劑後，連噯氣十餘聲，胸膈頓寬，不復昏暈，今早口眼俱正，手亦便利如常，異哉！真通神之技也，再求加減惠藥一二劑。」余照前方去枳殼、木香，加白朮、扁豆、當歸、川芎，調理一二劑而痊癒。

㉒ 服藥內傷（2 則）

東垣先生論內傷，但云飲食內傷、勞倦內傷，未有所謂服藥內傷者。即余所存飲食、勞倦諸內傷案中，悉皆為藥所誤。則服藥內傷當即在飲食、勞倦之中，又何必另抽出「服藥內傷」一條？蓋以前之諸證，雖為藥傷，其病猶淺，而此三證之為藥傷者，其病乃在絕脫之際，生死在呼吸之間。苟不遇眼明手快之醫，施以力重味厚之藥，未有不旦夕就斃者，故另抽出此三條，以見誤藥殺命甚於無藥救命。昔賢云：病傷猶可療，藥傷最難醫。豈不信哉！願服藥者慎之，用藥者尤慎之。

（1）黃兄朗令，余內戚也。戊辰年六月自漢口歸，是時酷熱非常，病人之畏寒更非常，在漢口服藥不效，歸而服藥又不效，始請余視之。彼坐極深房內，門窗俱緊閉，身穿重綿襖袍，又加以羊皮外套，頭戴黑羊皮帽，將兩邊帽扯遮兩耳及面，每吃飯則以火爐置床前，飯起鍋熱極，人不能入口者，彼猶嫌冷，極熱之飯，只連扒數口，忙傾紅爐鍋內復熱，每一碗飯須復熱七八次而後能食完。余搖扇至房門口，彼坐處離房門一二丈地，見人搖扇即忙搖手止之，若即有風入彼體中。

診其脈，浮大遲軟，按之細如絲。余曰：「此真火絕滅，陽氣全無之證也。」方少年陽旺之時，不識何以遂至於此？細究其由，乃知其尊翁誤信人云，天麥二冬膏，後生常服最妙。翁以愛子之故，遂將此二味熬膏甚多，囑乃郎早晚日服勿斷，朗令兄遵服二三年。一寒肺，一寒腎，遂令寒性漸漬入臟而陽氣寢微矣。是年春，漸發潮熱，醫人便云感冒風寒，予羌活、防風、柴胡、乾葛之類，服之熱不退；則云風寒未盡，愈令多服，直服發散藥二十餘劑，汗出不止，漸漸惡寒；又有醫確守丹溪先生熱伏於內之教，用黃連、花粉，因之惡寒以至此極也。則余斷為火滅陽衰也，確不可易矣。因索其近日到家後所服諸方閱之，悉皆貝母、丹皮、地骨皮、百合、扁豆、鱉甲、葳蕤之類，內只有一方用人參五分、肉桂三分，便共推為識高而膽大者矣。余笑曰：「昔賢喻以一杯水救一車薪之火，今猶以一匙水救十車薪之火也。今以純陰無陽之證，急投重劑純陽之藥，尚恐不能回陽消陰，而以一星之火，熔一河之水，何能得也？」余為定方用：人參八錢，附子三錢，肉桂、炮薑各二錢，川椒五分，白朮二錢，黃耆三錢，茯苓一錢，當歸一錢五分，川芎七分。

服四劑，頭上去羊皮帽，易為氈僧帽。身上去羊皮襖，單穿棉襖矣。又服四劑，並去棉襖，穿裌襖，亦有時穿單布褂矣。口中食物仍怕冷，但較前稍好。因覓胎元製丸藥，以八味加減，又另用硫黃為製金液丹，每日如前煎方，加熟地、山茱萸，略減輕參、附。服一劑，服胎元丸藥六七錢、金液丹二錢，計服百日而後癒。

至次年春，人事健旺，不無放恣，不謹慎，忽又大

復，急如前藥服之而癒。共服過胎元三個，硫黃半斤，至參、附則不可數計也。如此證，陽已全無，去生不遠，若守定伏熱之成法而概施以寒涼，豈不殺人如反掌耶？所以凡看病須看得四面玲瓏，不可執著一面也。

(2)丁丑秋日，槐塘唐君錫蕃同其尊眷、令郎共三位至舍就診。他脈俱無恙，獨診其令郎之脈，不覺驚異，問其年，方十五歲。其脈沉遲澀小，面色青而暗，舌色灰黑。余曰：「此內傷元氣也。」唐君曰：「小兒不知何故，飲食甚少，眼睛無神，讀書無氣力，人瘦，面色青黑。」余曰：「此元氣受傷之故。諒無他事傷損，想愛惜之深，常服幼科之藥，多為清降藥所傷，多降則傷氣，多清則傷脾，所以胃寒中氣弱也。東垣辨內傷，有飲食內傷，有勞倦內傷，此則服藥內傷也，否則不應虛寒至此。我今舉方，幸勿怕懼，但依方服，可包復元。」

余用人參、黃耆各二錢，白朮一錢五分，附子、肉桂各一錢，黑薑七分，半夏八分，陳皮一錢，炙甘草三分，茯苓八分，白蔻仁六分。唐君曰：「童年就服桂、附乎？」余曰：「年是童年，脈卻比八九十歲老人還不如，但依我服，必有益無損。若不服此，必有損無益也。」予藥四劑，服之頗效。遂依方服二十餘劑，飲食多兩倍，面色開朗，精神強旺。復來診脈，沖和有根氣，再將前煎方出入加減，改作丸方，調理復元。

病癒後，方自言數月前偶在城中失血數口，遂為醫家用知母、黃柏、花粉、元參、黃芩、貝母，服四五十劑，故令脾虛胃寒，腹脹食少，肌膚消瘦，精神疲倦，以致於此也。余斷為服藥內傷，洵不謬哉！

㉓ 虛癆（5則）

　　癆者，勞也。勞傷虧損其氣血之謂也，既虧損其氣血，則大虛矣，故名為虛癆。既名為虛為癆，則當補當養不待言矣。奈何近世治此證者，若忘其名為虛癆，竟易其名為火癆，絕無補養之功，一以清火為事。且不獨易其名為火癆，更認其證為實火，不但清火為事，更以降氣為先。清則元參、花粉、黃柏、知母，恣用不休，且更有用黃芩、黃連者；降則桑皮、白前、蘇子、旋覆花，信手輕投，且更有用枳殼、蘿蔔子者。虛癆必吐血，止血則曰茜根、小薊；虛癆必咳嗽，止嗽則曰紫菀、百部、枇杷葉；虛癆必吐痰，清痰則曰麥冬、貝母；虛癆必潮熱，退熱則曰青蒿、鱉甲、地骨皮、銀柴胡。服之至脾損腹脹，食少作瀉，則以穀芽、石斛為助脾之靈丹；服之使肺損氣喘，不能側臥，則以百合、沙參為保肺之神劑。服之無效，更多服之，多服不惟不效，且瀕於危，尤令服之不已，使氣血日虧，真元削盡，脈僅一絲，氣存一息，猶曰有火不可補。嗚呼！補固不可，死獨可乎？

　　在丹溪先生醫學多精到處，獨以六味加知、柏為治癆之方，實足貽禍於後世。然猶未若此，日用如許清火降氣、克削真元之毒藥也。今不識其出自何書，得何傳授？一見失血、咳嗽、發熱等證，動以此種清降損真諸藥投之，一醫有然，更數醫皆然；庸醫有然，即名醫亦無不然。使患此證者，以為此外更無他法，安心定守此藥，直服至死而後已。屢死而醫若罔聞，終不知變計也，良可嘆矣！

　　余值此證，惟是脈已細數，形消肉脫，兩側不能臥者，肝肺損，脾腎絕，不能復救，亦付之，無可如何而

已。否則相其虛之輕重而補之養之，往往得生，且生者頗多，不可謂非明效大驗矣。而醫猶必曰有火不可補，病人亦自謂有火不可補，要知此「有火不可補」五字，便是「必死不可救」五字耳。試思世之以清降治癆者多矣！其遠者勿論，即耳目所及者，細數之千百人中有一二得生者乎？蓋有之矣，我未之見也。

(1)乙丑秋，師山一男人，年二十餘，大吐血，微咳嗽，其地與名醫相近，日服名醫藥不斷，總不外梔子、黑參、花粉、麥冬、天冬、貝母、旋覆花、枇杷葉、百部、蘇子、白前、桑皮之類。直服數月，吐血不止，後無血可吐，單吐食矣。仍照前方服之不已，每食必吐，再想無食要餓死，然後迎余商之。

診其脈，微而無神，不惟不數，且遲且澀。余曰：「此多服寒涼，至胃氣虛寒不能納食耳，依余用藥，尚可保全。」用附子一錢，黑薑八分，白朮一錢五分，陳皮八分，炙甘草三分，當歸一錢，半夏麴八分，人參五錢。服二劑，吐減十之八。復為視之，再加肉桂八分，餘俱照前，又服二劑，吐全止。服十餘劑，粥飯日漸多，嗽止，熱全退，服一月而飲食倍於無病時。自後守此方，減輕人參，調理不斷，並以八珍作丸兼服，自此不復往看。

隔一年，於潭渡黃希文翁宅中相會，其人與病中相見時發胖兩三倍。

(2)丙寅春，在岑山程君友石宅中，兩鄰家女人來看脈。其先一女人，年二十餘，似素豐之家，服飾既盛，面色亦無病容，兩頰紅色，似血氣旺盛者。診其脈，左關弦細，餘脈極澀而無神。問：「曾失血否？」答云：「去年

新編清代名醫醫話精華

152

冬至邊失血數口，至今年正月交春時，遇氣惱又復失血數日，目今潮熱，漸飲食少，作嘔，心下慌。」余勉強予一方，秘告程君曰：「此人不可治矣，必不能活過三個月，故不必認真用藥。」

其後又一女人，布素似貧家婦，面色黃瘦。診其脈，微數而尚有神，亦曾失血者。問：「起幾多時？」答云：「三年矣。」余謂：「三年尚存無恙，誠少有之事。」余細思之，乃悟曰：「子因家貧無力延醫，故未曾多服藥，可是否？」答曰：「正是。」從起病時，只吃得兩劑藥，其後也無錢谷接先生，也懶於討藥，故至今不曾服藥。余曰：「恭喜。」此賴貧不能服藥，反得生也。若是有餘之家，安肯不醫？今日接某名醫，明日又接某名醫，此醫曰火，彼醫亦曰火，其藥不是黃柏、知母、紫菀、茜根，便是旋覆花、蘇子、百部、白前、桑皮、花粉、黑參、天冬、麥冬、鱉甲、梔子之類，連服數十劑，胃敗食少，氣衰血枯，不數月便死矣，安能等待三年？今脈雖虛，尚未至細小無神。若有參力，竟可復元，無力服參，只守定補養元氣，無傷脾腎，尚可無虞。雖未必能保得多少壽年，然尚可延歲月也。予八珍湯數劑，因不能用參，重用黃蓍。囑令守此方常服。

余別後，程君以余前言告盛妝之女人家，始覺徬徨，求醫愈切。次日遂接名醫，名醫診脈云：「無病。一毫事也無，只是有些火，看面上是發火，只清清火就好了。」其家甚喜，謂畢竟是老先生之言不差。其貧家婦亦來與名醫一看，名醫云：「此病不能治，不必服藥。」竟不予藥，只為前女人定方，用白前、桑皮、天冬、麥冬、花

粉、黑參、貝母、知母、地骨皮、丹皮、生地、鱉甲、旋覆花、百部、枇杷葉，病人服此藥十餘日，忽大吐血，出汗，心慌，脅脹。又接名醫，名醫必云不妨，又照前方只加茜根，共服月餘而死矣。以其日服此種清降剝削元氣之藥，故只月餘而斃，尚不能待三個月也。後隔兩年，在岑山問之，其貧家婦尚存無恙。余笑語程君曰：「諺云有錢買得命，以今觀之，卻是無錢保得命也。」

（3）前賢謂血證皆源於火，有陽火、陰火之分。咯血、痰中帶血為陽火，宜清；暴吐極多為陰火，宜補。陽火乃五行之火，可以水折，故可清；陰火乃龍雷之火，得陽光則伏，故宜溫補，引火以歸原。此論最妙，然亦不可拘執。

如江君洪南，自乙亥年五月咯血起，日服清火藥不斷而血總不止，卻未暴吐，只是每日有數口，或痰中半紅半白，每咯必有。似是陽火宜清矣，直清半年而血亦吐半年。至十二月初間，余順便在鎮中，試請余視之，告以血總不止。余笑曰：「總未服參，血何得肯止？」江君曰：「難道人參也能止血？」余曰：「止血莫如人參。」江君曰：「諸醫皆言吐血是火，一絲人參不可服。」余曰：「一絲人參不可服，每劑數錢人參自可服。」為診其脈，寸浮空，尺沉澀。立方：人參三錢，大生地三錢，丹皮八分，山萸萸二錢，山藥一錢五分，茯苓八分，當歸一錢，白芍七分，黑薑五分。服一劑，血便減十之七。服二劑，血全止。始悔用參之晚，為他醫所誤矣。因失血久而人軟倦，飲食少，改作八味地黃湯加參五錢。服十日，又改作十全大補，共服藥一月而癆證悉癒。

（4）庚辰夏月，客漢江，休邑程兄親到寓所，迎為其令兄診視。其令兄咳嗽，發熱，吐血吐痰又吐食，喉微痛，癆證俱全矣。幸兩側可臥，有一線生機。診其脈虛大弦數，按之無力。

閱其前方二十餘紙，有用發散者，有用清火者，有用歸脾湯者，其近日一方，則云感冒發熱，竟用羌活、防風表藥二劑，其人則各症倍增，憊憊一息矣。

余思吐食則胃必寒，宜溫；喉痛則陰火上乘，宜滋，二者不可並兼。若溫中以止吐，則不利於喉痛及失血諸患；若滋陰以降下，又不利於脾虛胃寒而吐食更甚，計惟八味地黃湯溫而不燥，潤而不滯。遂立方用：大生地三錢，山茱萸二錢，茯苓一錢，澤瀉八分，丹皮八分，山藥一錢五分，附子八分，肉桂八分，加人參二錢，白芍五分。服一劑，熱退不吐食，服二劑，血止嗽減，喉亦不痛，能食飯。復為視之，加當歸、黃耆，服一月而癒。

（5）辛巳臘月，績邑庠友汪君綱上偕其令弟遠來就診於余。其令弟字士，年二十餘。初從失血起，遂咳嗽，發潮熱，左肋一點痛，不便側左臥。久服諸醫時套治癆之藥，總不外天冬、麥冬、貝母、花粉、元參、桑皮、蘇子、丹皮、地骨皮、知母、鱉甲、百部、枇杷葉之類。人漸瘦削，飲食減少，癆證成矣。

診其脈，浮軟微數，數中帶澀，喜其未至細數。即刻予八珍湯一劑，內用人參一錢五分，加肉桂七分。初見用白朮、人參，又加肉桂，甚驚怖，力為剖明，乃煎服。服後遂熟睡半日，醒來覺左脅痛頓除，嗽亦減，是夜潮熱不復發。連服三四日，病減其半，飲食亦漸加。因假寓於潛

口之長生庵，以便間日為一診視。惟嫌兩尺脈虛大，乃腎虛之極，遂改用八味地黃湯加參二錢。服數日，尺脈收斂矣，諸症俱癒，飲食倍多，猶嫌六脈未得沖和之氣，畢竟是元氣久傷，一時難復。人參雖補，亦是草根樹皮，因將余所藏紅元數分，另為製丸藥二兩，每日服丸藥二錢，再服前八味地黃湯一劑。服過三日，再為診之，脈遂轉為和平，舉之不大，按之有根，為之大喜。在庵住十餘日，服藥十餘劑，服盡丸藥二兩，各病盡除，體氣康復。仍予藥十餘劑，帶回宅度歲，嗣是痊癒。

㉔ 目　疾

癸亥十一月，汪以章先生令孫樹人兄目疾暴發，紅紫異常，不能開視，內如火灼，痛不可忍，就余診之。余謂肝脾肺三經火邪上攻，輕輕清散無益，宜用釜底抽薪之法。因其體質素弱，只用大黃一錢，如不行再加用。次日專人索藥，又誤傳已下，遂只用清散之劑，內加石膏，病竟不除，痛益增劇。每至夜更痛甚，約一更後，痛必暈死，四肢厥冷，不審人事。直待一個更次後，方漸蘇，一連三夜俱如此。有醫謂脈歇至，是虛證，歸咎前藥大黃之誤，力言當用參，章翁不敢輕用，過余館商之。

乃同往為診之，脈數時一止。余曰：「脈果歇至，但數時一止為促脈，是熱證，非虛證。初一劑大黃太輕，未曾得下，邪熱內結，故有此證。此謂之發厥，不是發暈，其厥猶傷寒之熱厥也。下之自癒。」

仍用大黃、明粉各三錢，黃連五分，餘則赤芍、丹皮、黃芩、龍膽草、菊花、羌活、防風。服後，是夜手足

便溫，痛亦稍減，不復發厥。半夜大瀉三四次，次早雙眼頓開，紅色退其半，痛亦減大半。再除大黃、明粉，減輕川連，仍服十餘劑而後痊癒。

㉕ 狂 證

辛酉冬月，里中一女人，年三十餘，忽患狂疾。每夜出門狂走號呼，口稱火德星君，以石擊鄰家門，近鄰門俱被敲破，將天明則歸。至夜又復如是，大風雪夜亦不畏寒。一連七夜，近鄰被吵不安。其夫與余俱不在家，至第八日，病人之伯邀余視之。

兩手俱無脈，余謂是熱極反伏，遂用大黃五錢，黃連八分，石膏三錢，佐以菖蒲、茯神、遠志、棗仁、白芍。一劑服後，連下二次，是夜安睡，至五更又復出走，但略走呼叫即歸。次日複診之，脈稍出，仍用大黃三錢，黃連五分，餘俱照前方，再一劑。復大下三五回，是夜安臥，一直到晚。次早起床，人事清白，梳洗更衣，夜不復出，其狂立癒矣。

先是里中有一女人，因心事怏怏而成癲疾，或哭或笑，或罵詈，但不狂走。名醫用百合、石斛、麥冬、貝母、花粉、蘇子、丹皮、扁豆等藥，治之不癒。余視之，脈細而數，問：「發熱幾日矣？」計算已十八日，晝夜熱不退。余曰：「此不足證也，雖由心事，亦由熱灼神昏。今欲神清，必須退熱，欲退熱，必須養血。」

重用當歸、生地，佐以龜板、白芍、茯神、棗仁、丹皮，微加香附、鬱金，服二劑而熱退，人事頓清。再將前藥減輕，去香附、鬱金，加參數分，調理痊癒。

㉖ 慢驚

棠友舍弟之子，甫二歲，稟質弱極。癸亥年七月間，向幼科處討末藥予服。服後每日必瀉五六回，弟媳輩甚喜，謂是痰滯皆去，頗歸功於末藥。瀉至第七日，夜發大熱，至天明不退。更加吐瀉，一日計吐瀉各三十餘次。下午接幼科視之，云一塊火，藥用清解，加黃連二分。服一劑，是夜吐瀉不休，發熱更甚。

余次早方聞之，急令抱出一看。唇白面青，瘦脫人形，喉間喘急之甚。強抱豎起，眼略開即閉下，如欲睡狀，此慢驚將成時也。

余且恨且懼，急命傾去前藥勿服。余用白朮、黃耆、茯苓、炙甘草、陳皮、半夏、附子、肉桂、炮薑、丁香，投人參八分在藥內，速令煎服。服下吐遂止，大睡一二時。醒來喘覺稍定，熱亦溫和，瀉只一次。午後仍照前再予一劑，熱退喘定。至夜深又復發熱，次日仍照前藥服一劑，瀉全止，熱全退。夜又服前藥一劑，熱退盡，夜不復發。

次日去附子，只用六君子湯，加薑、桂，仍用參八分。服四劑而神采始旺，吐去痰涎若乾，始不復嗽。仍予人參五錢，服六君子十日而後復元。

當日若再服黃連一劑，脾氣虛絕，立刻成慢驚，神仙不能救矣。凡小兒吐瀉起，即防成慢驚。慢驚者，以上吐下瀉兩頭奪其脾氣，致脾氣虛絕而成也。凡吐瀉證速用參、朮、薑、桂溫補脾土，即可無恙。幼科遇吐瀉證，往往反用涼藥，以速絕其脾土而慢驚立成。既成慢驚，則又用牛黃、全蠍之類以速之死，真可哀也。

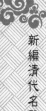

㉗ 嘔 吐（2則）

（1）槐塘一僕人，係南吉舍弟岳家之價①也，時年三十有二。壬戌春月患腹脹起，飲食不進，時吐痰涎，慮成膈證，又慮成鼓脹。往求某名醫治之，共往討藥八次，服過藥三十二劑。其方皆厚朴、枳殼、蘇子、旋覆花、貝母、花粉、大腹皮之類，愈服愈脹，飲食愈不能下，更加嘔吐，兩足痿軟，無力舉步。又向他醫求治，藥用扁豆、穀芽、茯苓、澤瀉、貝母、陳皮、香附、枳殼。服八劑，病又加進。更求一醫，因其口渴，遂謂有火，用知母、貝母、麥冬、黃芩、吳茱萸、炒連之類，服四劑愈劇。

五月間，因南吉弟就余診之，兩尺沉微，右關弦細而遲。余謂：「吐涎沫者，非痰也，脾虛不能攝涎也；口渴者，非火也，脾土虛不能生肺金，致肺虛不生津液也，自當以補脾為急。然兩尺沉微，少火衰弱，火弱不能生土，故令土虛而不能進食，猶釜底無火，則釜中之物不熟，是補脾猶當補其生脾之原。」

遂用六君子湯，加肉桂五分，炮薑五分。服二劑而腹寬，嘔吐止，亦無痰涎。又服二劑，能吃飯碗餘。又服二劑，能吃飯兩碗。乃復來求診，再四稱感。云前番行十餘步便要坐倒，今來計程十五里，乃一直走到。余照前藥，再予四劑。因其無力服參，贈以參二錢，分作四劑，服盡痊癒，飲食照舊。

（2）癸亥年六月，因內戚風水事，過黃村晤耀德妹丈。正坐談，忽有一女人來索診。年已望六，診其脈，沉

---

① 價：僕人。

而遲，左關細而弦，右關短澀。問：「飲食嘔吐否？下半身冷，足無力行動否？」答云：「正是。自某月起，至今數月，不能飲食，每日只用粥碗餘，仍要吐去，足冷如冰，不能行走。曾往見名醫八九次，共服彼藥四十餘劑，毫不見效。已自知病成噎膈，不能治矣。今欲遣人往外尋男人歸，為料理後事，適聞高明在此，故來求治，不知還可治否？」余問：「名醫藥內曾用黃連否？」答云：「不曾。」余曰：「若未用黃連，尚可救也。」

為舉方，用肉桂為君，佐以人參、白朮、茯苓、半夏、陳皮、當歸、牛膝、山茱萸、熟地，少加木香。服一劑，腳下便溫，次日食粥即不吐。連服四劑，能食飯碗餘。再服五六劑而飲食照常，諸症痊癒。

㉘ 浮腫

癸亥年九月，項左宜兄令郎甫八歲，通身浮腫，陰囊更腫而明亮。名幼科治之，日用車前子、澤瀉、赤豆、山梔分利清降之藥，久久不癒，反加二便俱閉，飲食不進，情急而來見余。余予方，用補中益氣湯倍白朮，加蒼朮、木香、肉桂、澤瀉，囑用人參八分，再不可少。歸而服藥一劑，是夜二便俱通，腫消一半，再數劑而癒。

癒後半月，坐冷石凳上許久，陰囊又復腫如前，小便又不利。時余已往旌陽科試，因復向前幼科治之，且告以前恙，係用參而癒，幼科駁曰：「如此孩童，如何服得人參？且諸腫無補，獨不聞乎？」仍予分利之藥。服數劑，絕無效，又不飲食。因尋出余前方，市藥二三劑，每劑用參五六分而癒。

㉙ 喘 嗽（4則）

(1)潛口汪羽儀兄尊眷，年五十餘，壬戌年春月起患咳嗽。又因氣惱，遂患腹脹，漸致不能飲食。下腹餓甚，上腹又不能飲食，食下即吐，日勉強食粥少許亦不過膈。平日所用之藥，皆是麥冬、貝母、黃芩、花粉、蘇子、厚朴、枳殼、香附清肺潤痰、寬胸下氣之藥。延至夏秋間，病經半年，又加出汗，病益沉重矣。便中邀余視之，脈弦而細。余謂：「真氣大虛，安可日從事於寬胸破氣？寒痰凝滯，安可日益以潤肺清痰？」為舉方，用六君子湯加肉桂四分，木香二分，當歸一錢，藿香五分，煨薑二片。服二劑後，汗斂，嗽減，腹寬，可少少用飯。再服四劑，能吃飯碗半。再多服數劑，痰嗽俱無，飲食如常。

(2)庚申冬月，棠友弟媳年二十餘，出麻後，咳嗽不止。舍弟只謂麻後咳嗽為常事，正不經意。嗽漸甚，漸不出聲，漸不能臥，不惟不能臥，並不能直坐，必俯首而坐。如是者十四晝夜，漸覺一息欲絕矣，棠友舍弟始徬徨告余。

余為診之，脈浮候絕無，略重按亦絕無，惟中候有一線如蛛絲然，余深為驚懼，囑其另延醫視之。舍弟泣告，謂不但力不能延醫，即延醫至，亦不過通套果子藥，未必能有濟於事。余思脈僅一線，指下模糊，此神氣欲離之候也。細思之猶幸一線在中候，乃痰隔脈阻，未即脫去，若在浮分，則死在頃刻矣。使彼結債借銀費無限氣力，延一醫至，彼見咳嗽不能臥，直以白前、桑皮、蘇子之類投之，一劑下咽，立刻死無救矣。於心不忍，莫若仍為備藥一劑，服後看光景何如再商。立方用六君子湯加黃耆二

錢，用參一錢，煨薑三片。服後略可側臥，次日嗽聲稍響，喉間有痰響，正似水雞聲。余謂幸未出汗，再一汗出，遂難保矣。言未畢，汗大出，忙為借參三錢，仍照前藥去半夏，倍黃耆，煎服，汗遂止。至下午，又忽口噤眼倒，手腳厥冷，竟欲絕矣。又急為借參三錢，照前藥加附子、肉桂、炮薑，急煎灌下，又漸蘇。

次日棠友以田質資十金，買參救之，每日藥二劑，共用參六錢，黃耆一兩，附子、煨薑各一錢，既無汗，仍用半夏，余照前白朮、茯苓、陳皮、甘草，更加薑汁，連服三日。至薄暮忽一大口吐出寒痰二三碗，便倒身而臥，直至次日早飯尚不醒，蓋半月餘未曾得睡故也。

以後每日只服藥一劑，用參四錢，薑附各八分，更加薑汁。每日遂口咯出硬痰，共有碗餘，仍另大吐出清痰二三碗，視之如清水，掃之極稠黏。其冷如冰，從口中過，覺齒舌皆冷而顫慄。如是者吐七八日，共吐過清冷之痰有四五小桶。漸覺手足遍身肌肉皆空，內如蟲蟻行動。蓋肌肉經絡之間，皆痰飲流注在內，非此溫藥，寒飲亦不能滑；非此補助正氣之藥，氣弱痰飲亦吐不出；非此溫補之藥固其元氣，痰飲即盡去而元氣頓空，命亦隨殆矣。

嗣後參漸遞減至一錢，薑附漸減至五分，前藥漸加歸地，調理月餘而痊。

(3)癸亥年九月，汪石老一僕婦，年二十餘，極瘦弱。咳嗽，氣喘促，不能臥，並一步不能移動，已經七日。所服之藥，皆係防風、杏仁、麥冬、貝母、桑皮之類，愈服愈劇。偶過潛裏，石老邀為視之。脈極數亂，卻極綿軟無力。其數亂者，乃氣喘促之故；其軟而無力，則

脈之真象也。余斷為肺氣虛寒，宜用溫肺湯：炮薑、肉桂、白朮、半夏、黃耆、人參、茯苓、甘草、橘紅、桔梗。服一劑，是夜遂不喘，可以安臥。次日即能行走，再劑痊癒。

癒後數日，小腹下腫出一塊，行路有礙，其夫恐生外患，來告余。余曰：「前證原屬氣虛，此證當亦是氣虛下陷，非外患也。」用補中益氣二劑，提之上升而腫遂消。喘嗽之有溫肺湯，乃氣虛肺寒的對之藥，投之得安，無不立效。前此里中有一僕人，時發哮喘。發時一連二十餘夜不能臥，遇寒更甚。余以此湯投之，彼下人無參，重用黃耆二三錢，一劑立癒。嗣後將方時刻佩帶身邊，間一發時，照方市藥一劑即癒。

(4)癸亥十月，余在旌陽應科試，同學汪左觀先生此證忽發。詢余寓索診，余投以前方。因彼客中無參，亦重用黃耆三錢，市藥一劑歸寓所。同寓諸友交口極詆，謂黃耆萬不可服，若服黃耆必腰背屈曲，喘嗽倍增。因畏而不敢服，又來見余，余再四勸之服，謂服必取效。歸而諸公又勸其勿服，彼躊躇不決，因禱之神，大吉。又卜卦云：天醫上卦，藥當服，始回寓服之。是夜喘定，嗽止安臥，始信心再服，而舊病獲癒。乃知此湯之治肺氣虛寒，誠屢試屢驗，百發百中者也。

不知何故，近來醫家凡遇此證，必用麥冬、貝母以重寒其肺，否則桑皮、白前、蘇子以重瀉其氣，甚至黃芩、花粉使雪上加霜，而病無瘳時矣。若告以當用參耆，則笑為妄誕，告以當用薑、桂、白朮，則畏若砒霜。致使昔賢垂示後人之正法不能復明於世，無怪乎夭枉者多也。想亦

天地氣運漸薄，故至此耳。悲夫！

❸⓪ 渴 證

　　癸亥年五月，里中一女人，鄰也兄之令弟媳，年三十
餘。常微發熱，胸膈脹悶，不進飲食，口渴之極，喜飲冷
水。迎余診之，脈沉緩無力。余曰：「虛極，當用參。」
其家驚駭云：「如此有火，喜吃冷水，如何用得人參？」
余曰：「豈但用參，還要用附子。」彼不信，鄰里群相勸
之云，必須往見名醫，不可兒戲。病人乃脫簪質資，往見
名醫。藥用花粉、黑參、麥冬、丹皮、地骨皮、貝母、百
合、鱉甲、香附、旋覆花，服二劑，燥渴愈甚，腹益脹
滿，並薄粥亦嚥不下，更加倦臥，不能坐立。

　　復來迎余，余謝不往。浼人堅請，不得已復為診之。
謂其家曰：「須俟鄰也兄山中歸，相商用藥，庶幾有濟，
否則爾家必不信用。」病者曰：「事急矣，不能待也，聽
用何藥，自當遵信，前番誤聽人言，悔無及矣。」

　　余用八味地黃湯去肉桂，只用附子八分，用生地三
錢，加人參一錢，白朮一錢，黃蓍一錢五分。預告之曰，
但服一劑，可不思吃冷水。服二劑，口不作渴，服四劑，
不但食粥，亦可吃飯矣。連服四劑，果一一如余所言，仍
服十餘劑而調復如初。

　　一日赴席，座中有人問及此證如何反用此種藥？可謂
奇矣。余曰：「無奇也。昔賢云：治虛人喉乾，八味丸為
聖藥。蓋譬之釜底加薪，則釜中津氣上騰，理固然也。今
人但不讀書，不博求義理，又不能審脈，臨證罔辨。是以
一見口渴，便云是火，而以寒涼清之，清之不癒，則重清

之。致胃氣受傷，元氣侵削而不可救，誠可哀也。至於附子一物，動云有毒，不可用，見用之而效而死者復生，猶必戒之為不可用。夫用之而效而死者復生，猶謂不可用，則彼用之而絕不效，而生者置之死，猶必謂其藥可用哉？世道人心，真不可問矣！」問者始默然。

越數日，鄰也兄自山中歸，詣館稱謝。余告以令弟媳之恙如此，所用之藥如此。鄰也兄曰：「昔漢帝病渴，請太醫用清火藥，久久不效。值張長沙入覲召之治，用六味地黃湯加附桂，諸太醫驚心未定，而渴疾瘳矣，即同此治法也。」余曰：「余何敢妄希前哲，但其理不可易耳，此真可為知者道也。」

㉛ 傷 暑

己未年，余就館於廣陵，習靜課徒，摒絕醫事。七月初旬，偶以他事出真州，便中往候汪以章先生。一見喜甚，云連日大病，正欲買舟相迎診視。俱告病由，云：「自某日發熱頭痛，醫者謂是感冒風寒，用羌活湯表散，服後病如舊。又服前藥，共一連服過四劑，病仍未減。今醫者仍要發散，故思得吾兄一視。」

余診其脈，虛浮遲軟。問：「汗多否？」答云：「汗多，且頭眩。」余曰：「此是氣虛受暑而起，並非感冒風寒也。表藥一絲不可用。況當此暑月，何堪連用四劑？愈表則愈虛，愈虛則熱不退而汗出眩暈也。」急為定方：用人參、黃耆、白芍、五味子、棗仁、茯苓、扁豆、甘草、麥冬。一劑服下，汗斂熱退，諸症立癒。

此病雖小，往往誤用表藥以致亡陽，其害莫大。醫者

須審脈辨證，切不可一見頭痛發熱，便云風寒，恣情發散。誤施之體實者，其禍猶輕；若誤投之虛人，禍不旋踵矣，尚慎之哉！

㉜ 血 箭

一僕婦年三十餘，素無病。忽左腳肚作癢，以指抓之，毛孔內鮮血一線流出，直射四五尺遠，以樽盛之，血流盈樽。又換一大碗盛之，血又盈碗，遂昏暈仆地，其夫急奔求救。余曰：「此血箭也。」

令將百草霜厚掩患處，以布物緊縛住。予補中益氣湯一劑，內用參、蓍各三錢，加炒焦黃連三分，生地二錢，白芍一錢五分，灌下，人漸蘇，血頓止。再劑痊癒。

㉝ 熱入血室

一呈坎羅氏女，為錫卤家嫂之侄女也。庚申年十八歲，未出室。秋月患病十餘日，終日見鬼，所說皆鬼話，夜則尤甚，徹夜不睡，晝亦不食。其家畏甚，謂有鬼祟憑之。初延他醫視之，謂是心事抑鬱而成，用開鬱藥不效。嗣又云是心神不安，用棗仁、遠志、茯神之類，又不應。嗣又云是痰與火，用半夏、膽星、川連之類，又不應，始迎余治之。

余診其脈，惟兩關脈沉數。余問其家人：「起病之初，可是感寒發熱頭痛起否？」答云：「是感寒起。」余又問：「感寒發熱之時，可遇月信至否？」答云：「正是。」余又問：「月信至，可是一日或半日即忽止否？」答云：「往常每五日方盡，今只日半就止了。」余曰：

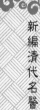

「此熱入血室證也，極易好。」用小柴胡湯去人參，加當歸、丹皮、桃仁、生地、紅花、牛膝、木通。病者診後，愈添說鬼，竟自作鬼語，恰似有鬼附之而然者，其家畏甚。余囑無畏，但服我藥，鬼自退，日服一劑，不要間斷，自然漸輕，至月信復行則痊癒矣。服藥四劑，果然不甚說鬼。服十餘劑後，經水復行而前病頓失矣。

㉞ 寒入血室

辛未春，潛口同學兄汪君起坦之次令媳，病甚奇怪。每日間屢發寒戰，發時揚手擲足，渾身顛簸，身體憑空跳起一二尺高。前醫或用發散，或用養血，藥俱不效，計已七八日矣，始邀余為診之。

右脈略有一線，左脈全無，視其面色如平常時，舌色微白，問其病狀，應對清悉，精神爽朗。余語起兄曰：「此病無脈，然卻不死，不必急，待吾細細思索。此刻入郡應朱太守之召，倉促間恐用藥不當，待吾坐轎中，細想其理，明日仍不來，後日準來，定有良法，今且停藥勿亂服。」即別去，坐在轎中，暗自揣摩。觀其病容，斷然無恙，何故竟無脈？已經幾日，此必為寒所束而筋脈不舒，故脈不出而顫慄跳動也。肝主筋，又主驚駭，又係左手無脈，此皆肝臟所主之病無疑，必由肝經受寒而然。傷寒書有熱入血室一證，既有熱入血室之證，又豈無寒入血室之證？古人往往只說一半，後之明者自可悟其全，如東垣云氣有餘便屬火，後人因悟氣不足便屬寒。

夫熱入血室者，病由三陽經入，雖受寒亦為熱病，故謂之熱入血室。血室者，肝也，由月信行時，熱邪乘之而

入也。此疑其為寒入血室者，原無外感三陽之證，想亦由月信行時，血室正虛，寒氣客之，肝臟有寒，鬱閉不得出，所以筋脈收束而顫慄驚跳也。彼之熱入者，涼以解之，則此寒入者，自當溫以舒之也。

揣摩既定，如約往視之，脈病俱如前。余問：「此證初起時，可是月信行後起否？」答云：「正是。」余笑曰：「得之矣。」遂舉方，用肉桂一錢五分，溫逐肝經之寒；用柴胡一錢，疏通肝氣；用當歸二錢、川芎八分，助肝經之血；用丹參八分，去污生新；用吳萸三四分，引藥入肝；用天麻八分，搜肝經之餘邪。止此數味，服下一劑，是日便安靜熟睡，絕不戰跳矣。十日之奇病，一劑立癒。次日復為診之，脈已出，只予養血藥一劑，竟可勿藥矣。起兄笑謂余曰：「此證奇，而用此藥亦奇，只一劑便癒尤奇，不謂吾兄遂奇至此也！」

㉟ 尾閭痛

辛酉歲杪，潭渡黃耿士兄令堂，患尾閭骨痛。時年七十有二，其痛不可忍，已經三四日，服藥不效，乃迎余治之。診其脈沉遲細澀，問日前所服何藥？答曰：「某先生云是血虛，用當歸、地黃、川芎、白芍、杜仲、續斷、牛膝等藥。又云諸痛不可補氣，故囑且緩不可用參。」

余曰：「年高血虛枯澀，固不待言，然脈更沉遲，其痛又在督脈之根，督脈屬陽，則陽分更虛，陽虛而單用陰藥，陰藥凝滯，何能達於痛所？又何力回其真陽？」余為定方，用鹿角膠三錢，以補督脈為主藥；人參二錢，附子五分，溫下元而宣陽氣；再用當歸二錢，熟地三錢，山茱

萸、枸杞、杜仲、續斷、牛膝、五加皮各一錢，以補髓養血。囑令藥煎熟時，加苦酒少許以行血脈。服一劑而痛小減，服二劑而痛大減，服三劑而痛全止，行坐如常。

❸❻ 腹 痛

壬戌六月，潛口一女人，年五十一歲。患腹痛，或以為食滯，或以為氣滯，用消導藥不效，用行氣藥亦不效。其痛不可忍，已經數日痛無休止，漸至作嘔。乃侄汪夙上兄，邀為視之。診其脈兩關弦澀而遲，問：「腹痛喜按否？」曰：「手不可近。」余曰：「此蓄積污血在腹也，須大下之。」用大黃二錢，川芎五分，桃仁一錢五分，紅花七分，歸尾一錢。計血因寒而後凝，況脈兼遲，必須溫之方行，用薑、桂各五分。

又思痛經八日，飲食不進，胃氣必傷，用下藥恐重傷胃氣，乃加白朮、茯苓、半夏以和胃止嘔。作一大劑服下，果解出黑物若干，腹痛減半。次日病人精神如舊，稍進飲食。余曰：「去疾莫如盡。」仍用大黃三錢，余悉照前藥，再一劑。服下未幾，下黑血半淨桶，腹痛立止。

❸❼ 痞 塊

竭田兩女人，妯娌也，同就治於余。其一叔母年二十餘，虛損泄瀉，脈微無神，余謂此證神仙莫能療矣，勉強予藥二劑，瀉止，嗽減，熱退，其效如神，病家甚喜，余曰：「用對證藥，自無不效，奈真氣已絕，萬難復生。」後果不起。

其一伯母年三十餘，發熱出汗，不能進飲食，腹內右

旁有一塊，六七寸長，如極大黃瓜直豎臍右邊，痛苦異常。痛時吸吸跳動，如有嘴在腹內亂咬，痛不可忍。小便少而澀，時作嘔吐，呻吟不已，備極苦狀，來索診，時甲子十月也，其腹內之塊已經數年矣。

余診其脈，兩寸虛浮而數，其數為虛數也，病久且出汗，則虛矣。關尺俱沉細，此陰寒之真象也。閱其歷年所服諸煎丸方，非枳殼、厚朴、蘿蔔子、蘇子、三棱、莪朮一切耗正氣之藥，即黃連、花粉、天冬、麥冬、丹皮、黑梔子一切寒涼敗胃之藥。

余謂此證雖凶，卻可治，不似令叔母之必不能救，但因從前誤服寒涼破氣藥，故令正氣漸虛，病日增劇耳。余用白朮、半夏、陳皮、炙甘草、炮薑以和中健胃，用肉桂、吳茱萸以治肝經之陰寒結塊，用川椒、胡蘆巴、附子以溫通腎臟。蓋肝腎同源，肝經有寒，腎經亦有寒。再用茯苓、澤瀉、車前子以利小便，使肝腎之寒邪從小便而去，加參蓍以輔正氣，退虛熱。

予藥四劑，女人不知他種藥性，但見用參便嚇云：「腹內有塊，恐服參補住不得消。」余曰：「正氣旺，邪氣自消，他人日用消藥，愈消愈長大愈堅固。余用補藥，愈補愈消，漸將化為烏有。」

越數日，復來就診，極稱感激。云服頭一劑更痛，服第二劑痛減，熱退汗斂，服過第三劑，痛全止，可食飯一碗，服盡四劑，其塊平下。再令多服十餘劑，其塊竟摸不著，小便利，飲食增，由是痊癒。

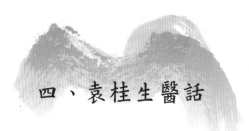

四、袁桂生醫話

　　袁焯，字桂生，清末江都（今江蘇揚州）名醫。著
《叢桂草堂醫草》，仿《寓意草》例，先議病，後議藥，
收時令溫病、內外婦兒各案百餘則，裘吉生收入《珍本醫
書集成》，改為《叢桂草堂醫案》。紹興名醫何廉臣欣賞
其案，稱其：「辨證剴切，用方工穩。每述一病，原原本
本剖析無遺，洵足開學人之智能。」「余按醫案一門，當
推喻氏《寓意草》一書為冠。……今袁君此書，即仿喻氏
體例而先議病後議藥，悉遵喻氏法程。且其中有學宋人及
金元諸家者，有學明人及清之張葉徐魏吳王諸家者。亦有
運用經方及自出新意者，洵能萃眾家之長而神明變化者
矣。」本節即選自該書。

❶ 溫 病（5 則）

　　(1)庚戌四月，廣安祥糖棧袁堯寬君，患溫病。初由
章綬卿君診治，服藥數劑，病未大減。嗣章君往江北放
賑，轉薦予治。壯熱譫語，見人則笑，口渴溲赤，每日只
能進薄粥湯少許。舌苔黃薄而乾燥無津，體胖，脈息滑
數，右部尤甚。蓋溫病也，熱邪蘊伏日久，蓄之久而發之

暴，故病情危重若是。治法當以解熱為主，而佐以豁痰潤燥，方用三黃石膏湯合小陷胸湯，去麻黃、豆豉、半夏，加貝母、連翹、青蒿、梨汁，接服二日，熱未大退。至第三劑後，乃作戰汗而解，但餘熱未清。復以前方去石膏、芩、連、瓜蔞，加薏苡仁、滑石、蘆根、花粉、沙參等清化餘邪，數劑而瘥。

凡溫病之解多從戰汗，劉河間、吳又可發之於前，葉天士、王九峰暢之於後，證以予所經歷，洵精確不易之學說也。蓋前人於此皆從經驗中得來，惟必俟服藥多劑，始能奏功，而作汗之時必先顫慄，其狀可駭。醫家當此，何可無定識定力耶！

（2）金峙生君令堂，年近五旬。發熱身痛，舌苔白膩，溲熱，胸悶，脈滑。予初以三仁湯加連翹、山梔，接服兩劑，熱愈甚，口渴心煩，舌苔轉燥，脈亦轉數。蓋伏邪病熱，邪蘊伏甚重，遂易方，以黃芩、瓜蔞、地骨皮、青蒿各三錢，連翹、知母各四錢，木通一錢，銀柴胡二錢，蘆根、茅根、鮮生地各一兩，梨汁一酒盅和服。一劑熱少平，二劑後病患忽顫慄惡寒，震動床帳，蓋欲作戰汗也。病家誤會，謂藥之誤，議延他醫。

幸其弟陶駿聲君來告，速予往救，予謂此戰汗也，病退之機，不可妄動。及予至其家，則顫慄已止，身出大汗而脈靜身涼，神氣亦甚安靜，但覺疲倦而已。隨用薄粥湯與飲以扶胃氣，並以沙參、麥冬、百合、薏苡仁、石斛、花粉、甘草、茯苓等調養兩日而痊。

（3）庚戌四月，史漢泉君患溫病。昏沉不語，面垢目赤，鼻孔如煙煤，壯熱爍手，汗瀸瀸然，舌苔黑燥，手臂

搐搦，兩手脈數疾，溲赤。問：「不能言幾日矣？」曰：「昨猶譫語，今始不能言，然大聲喚之，猶瞠目視人。」問：「近日大便通否？」曰：「始病曾泄瀉，今不大便已三日矣。」問服何藥？則取前醫之方示予，蓋皆不出銀翹散、三仁湯、增液湯之範圍。余謂此熱病未用清藥，陽明熱極胃家實之病也，非下不可。

乃與調胃承氣湯合三黃石膏湯，去麻黃、豆豉，加犀角、薏仁，接服兩劑，竟未得下，惟矢氣極臭，溲色若血，神識較清，而身熱舌黑如故。原方去元明粉、大黃，加鮮生地，並令恣飲梨汁、萊菔汁，於是熱減神清，黑苔漸退，脈息亦較平，時吐黏痰，目睛轉黃。遂改用小陷胸湯加蘆根、茅根、青蒿、菖蒲、竹茹、貝母、冬瓜仁、木通等芳香清冽之品，以分消膈中痰熱。

接服四劑，胸中頭項間遍出白㾦如水晶珠，腹部腿畔亦發白㾦，於是身熱全清，知飢進粥，但精神疲弱耳。復以西洋參、麥冬、石斛、薏苡仁、貝母、竹茹、枇杷葉等調養數日，始解黑燥屎數次。當時兩進大黃而不下者，蓋其戚友中有知醫者，潛將大黃減去一錢，每劑只用二錢，故但有解毒之功而無攻下之力，而奏效亦較緩也，然究勝於粗工之濫用硝黃而僨事者矣。

(4)姚某子，十五歲。三月間由學校歸家，自覺惡寒欲睡，旋即發熱頭痛，身痛譫語，不能識人。按其脈滑數，溲赤，當以梔豉湯、銀翹散出入為方。下午四時複診，神昏譫語如故，身熱自汗溦溦然不止，面赤口渴欲飲水，脈息滑而不數，舌苔薄膩，不黃不燥。因思傷寒論云：陽明病，發熱汗多者，急下之。而面赤神昏，又皆當

下之症，遂改用小承氣湯：大黃三錢、厚朴五分、枳殼二錢，加黃芩、連翹、知母各二錢，服後解大便兩次，神清安睡，汗止熱解，自能起坐，知飢欲食。

其家以為病癒，不復延診。越三日，復發熱有汗，口渴，脈滑數，予白虎合小陷胸湯，石膏用三錢，服後熱退神清，惟咳嗽、痰中帶血而已，復予瀉白散加黃芩、知母、茅根等，二劑痊癒。

(5)德興衣莊潘某，年約三旬。發熱惡寒，頭疼身痛，胸悶，不思飲食，握其手臂，其熱爍手，知其病重，非尋常之感冒也。然當時尚未現有熱證，姑以蔥豉湯合二陳湯，加連翹、枳殼、桔梗以待之。服後，惡寒退而心煩不得寐，胸悶作惡，脈滑舌燥，數日不大便。

躊躇久之，乃毅然以大柴胡湯，大黃用三錢，下稀糞水五六次，前證盡退，但不思食而已。越兩日，復發熱譫語，煩躁不寧，舌苔黃，脈滑唇紅，口內破裂，大便溏，復以小陷胸湯加大黃三錢。翌日複診，則胸部脊背手臂等處，均發現斑疹，其色紅赤，煩躁定，神識清，咳嗽多痰，舌苔黃燥，大便溏瀉，脈不數，遂改用小陷胸湯去半夏，加貝母、知母等平劑以治之。

接服兩日，赤斑發現癒多，手足胸背均滿佈，而脊背中尤為稠密，其色紅赤鮮明，言語時清時亂，目赤唇紅，兼有呃逆。仍以原方接服一劑，詎次日複診，則神昏不能識人，譫語呃逆，舌苔黑燥，脈息滑數，頭汗出，時或手動唇動，蓋伏熱尚重，病勢正在凶猛之時。仍當清涼攻下雙方並進，庶足以殺其凶猛之勢，幸病家堅信不疑，得以放手用藥。乃以白虎湯、小承氣湯、小陷胸湯，三方合用

去厚朴，加梨汁，此藥服後，神氣轉清，呃逆譫語亦漸定，遂以前方去大黃、石膏，接服三劑，病大退，乃以清涼和平之方，調理半月而瘳。

大凡溫病之重者，多從斑解，而尤必藉大黃之力，蓋腑氣通則伏邪始能外發也。

❷ 暑　病（5則）

(1)鴻泰糖棧陳祝山，年約三旬。今年七月患伏暑病，延某醫診治，服藥四五日不效，壯熱頭疼，胸悶，咽喉作燥，口渴，舌絳苔薄焦燥無津，大便七八日不通，溲赤，脈數。蓋暑熱蘊伏腸胃熱結之病，治法當先通大便，以解腸胃之焚，乃以生大黃二錢，元明粉三錢，枳殼、黃芩、麥冬、天花粉各二錢，甘草五分。此藥服後，得大便兩次，熱全退，頭痛亦輕。舌苔轉白膩，脈緩不數，小便仍紅，知飢欲食。乃易方以連翹、薏苡仁、佩蘭、花粉、沙參、貝母等以解餘邪。越兩日，又復發熱口渴、胸悶，是餘邪慾出也，以小陷胸湯合小柴胡湯，去人參、薑、棗，加連翹、青蒿，接服兩劑，得汗而安。

大凡應用硝黃之病，決非他藥所能代，若畏而不用，必致纏延誤事，但須辨認真切，用之有方，不可顧頂孟浪耳。

(2)丁未夏月，余遊吳門，適該處霍亂流行，死亡接踵。有神仙廟旁紙店孀婦亦染此病，吐瀉交作，醫投五苓散、玉樞丹、附子理中湯、左金丸等法，入口即吐，已延三日。視其目陷形消，四肢逆冷，心煩不能安臥，口苦渴欲冷凍飲料，舌紅根有膩苔。頭有微汗，兩脈皆數，重按

無神。蓋暑病也，予黃連香薷飲，去厚朴，加薏苡仁、蠶砂、半夏、石斛、沙參、黃柏、枇杷葉，服後吐止神安，手足轉溫。二劑利減，能進粥湯，嗣以前方去黃柏、蠶砂，減輕川連，利止。惟心悸，腰痠，頭暈，精神疲憊，不能起坐，兩脈細小，此病去而氣血虛也。以西洋參、白朮、石斛、山藥、杜仲、棗仁、茯神、當歸、甘草、紅棗等，調補三日而瘥。

(3)蘇州閶門外營盤場，有程姓少年，亦病霍亂。吐瀉不已，煩躁畏熱，身無寸縷，而猶畏熱異常，欲臥冷地，四肢悉冷，胸腹部亦均不熱，口渴欲食西瓜，小便短赤，頭項微汗，腳腓痙攣，脈息寸關俱數，舌苔黃燥無津，此暑熱內伏，熱深厥深，內真熱而外假寒之病也，乃以白虎湯合黃連香薷飲，去厚朴、粳米，加麥冬、薏苡仁、石斛，陰陽水煎，一服吐止，再劑利亦止，而煩渴亦大定矣，惟肢體尚冷，囑以稀粥與飲，安睡一夜，體溫遂復常度，於是但以飲食調養，不勞他藥而瘳。

(4)馬姓女，年二十歲。今年七月患暑病，初由幼科某君診治，用青蒿、六一散、瓜蔞、貝母等藥三劑，又用大黃等藥二劑，大便雖通而病不退。幼科仍主張用大黃，病家不敢從，乃延余治。病患午後發熱，胸悶不舒，口燥溲熱，胸膈間熱較他處為甚，舌苔黃薄有裂痕，脈滑兼數。蓋暑濕蘊伏肺胃，病在上焦，攻下只通腸胃，與肺無涉也，治宜輕清開化上焦，則病自癒，擬方用杏仁、沙參、貝母、瓜蔞皮各二錢，桔梗一錢，石菖蒲六分，佩蘭一錢五分，連翹三錢，黃芩、麥冬各二錢，鮮石斛三錢，枇杷葉一片，煎服。明日複診，述昨藥服後，夜間能睡，

熱退，胸悶亦除，但覺飢而欲食耳。

遂以原方去菖蒲、瓜蔞皮、貝母、桔梗、黃芩、杏仁，加絲瓜絡、天花粉、甘草，兩劑而安。

凡病在上焦，皆不可用重藥，葉天士言之最詳，此即素問所謂「其高者因而越之」之義，蓋不僅指吐法言也。

(5)張姓女，十四歲。初覺身體睏倦，飲食無味，越兩日薄暮，先惡寒，旋即發熱，譫語不識人，手舞，吃吃然笑不休，口渴煩躁。其家駭怪，以為痧，又以為邪祟，至夜深時，叩門延診。余視其脈，滑數不調，舌尖紅，中苔白膩，身熱有汗。蓋暑濕痰滯蘊結於中焦之病也，用小柴胡合小陷胸湯，去人參，加滾痰丸三錢同煎，服後得大便三次，神清熱退，能安睡矣。但尚不知飢，仍與小柴胡湯加枳殼、桔梗、佩蘭、益元散，二服而瘳。

❸ 濕 溫（3 則）

(1)周某，年約四旬。初患濕溫病，尤其戚某君用三仁、枳、橘及小陷胸、瓜蔞薤白等方，服十餘劑，又以瀉葉下之，神氣遂大疲憊，心悸不寐。

余視其面色黯淡，舌燥無津，手指蠕動，右脈小弱，左脈虛數。乃克削過甚，津液元氣俱傷之候也。因用增液湯加西洋參、牡蠣、石斛、柏子仁、茯神等，翌日複診，汗出不止，舌燥而現黑色，略有薄苔，口乾。病患自謂頭重異常，蓋元氣大虛，前藥嫌輕也，乃於前方去石斛、牡蠣，加黨參、黃耆各三錢，五味子五分，白芍三錢。次日天甫明，叩門延診，則汗出愈多，寐則汗出益甚，手冷，神氣疲憊，兩脈虛細，心腎脈尤不足，勢將欲脫矣。乃以

別直參三錢，黃蓍五錢，白朮四錢，熟地五錢，棗仁五錢，五味子、炙甘草各一錢，浮麥五錢，紅棗五枚，急煎服，外用止汗藥粉撲其周身。午後複診，則汗止安睡，手足俱轉溫矣。仍以前方，又進一劑，自是遂能進粥。遂以六君子湯、資生丸等藥，調養半月而痊。

(2)城內紅旗口王善餘之子，十九歲。由常州病歸，頭疼身重，肢節痠疼，發熱譫語，咳嗽痰中夾血，面色晦暗，脈息滑數，蓋濕溫而兼肺病也。用小陷胸湯加青蒿、黃芩、貝母、薏苡仁、連翹、滑石、生地、茅根、枇杷葉等，一劑頭面得汗，咳少減，二劑熱退神清，夜間能睡矣。復以原方減輕其劑，接服兩日，得大便一次，每餐能進粥碗許。遂改用北沙參、扁豆、薏苡仁、白朮、麥冬、白芍、黑豆、甘草、茯苓等養胃之品而瘥。未幾，因口腹不慎，復病胸悶不飢，飲食大減，乃與二陳湯加沙參、麥冬、佩蘭、桔梗、薏苡仁等消補之品兩劑，飲食能進矣。但消瘦日甚，復用六君子湯加麥冬、枸杞子、薏苡仁、紅棗等補養之劑，並戒其勿食煎炒油膩等難消之物，但以米粥菜蔬調養半月而康復如初。

(3)楚觀軍艦鄒允坤君，年二十八歲。因夏間冒雨追取舢板，感受風濕，遂病腹脹腿腫，下及兩腳。初在上海某醫院醫治，服瀉藥不效。九月該艦來鎮江，延余診治，發熱胸悶，舌苔黃膩，腹脹不舒，脈滑，溲赤。蓋濕熱蘊伏，兼有痰滯，初用半夏瀉心湯、小柴胡湯、小陷胸湯等方，熱退胸寬。惟遍身關節作痛，因於清利濕熱方中，加羌活、秦艽、桑枝、牛膝等藥，以治其痛。

詎知此藥服後，次日忽大喘不止，速余往診，視之果

喘息不寧，精神疲憊，不能起坐。診其脈，兩手俱細弱無神，舌色亦轉光而無苔，面色黃淡，蓋病退而元氣大虛欲脫矣。遂急書方，用潞黨參三錢，西洋參三錢，熟地四錢，黃蓍、枸杞子、胡桃肉各三錢，乾薑八分，五味子、甘草各五分，水煎服。

明日其伴某君復來延診，謂余曰：「先生真神人也，昨藥服後，喘息即止，而神氣亦寧，安睡一夜。」余遂偕往觀之，果安靜如平人，但起坐時，仍覺喘促，因囑以原方再服一劑。此藥服後，喘則定矣，而腹忽脹大如懷孕之婦人，大小便不通，乃以資生丸去黃連，加橙皮、木香作煎劑，一服而脹鬆，接服五劑，脹全消，每餐能進飯一碗餘，並能起立行走，但覺腿腳痠痛無力而已。

其時江浙聯軍方攻南京，該艦奉調，急欲赴寧，乃於前方去山楂、神麴，加炒熟地炭、牛膝、杜仲等藥，以與之而行。大凡虛實複雜之病，其中必多轉變，醫家當隨其機而應付之，曲折變化，一如其病。苟稍執滯，其不覆敗者幾希？雖然，此豈可與淺人道哉。

❹ 喉 痧（2 則）

(1)牛瑞堂先生令媳，筱川兄夫人。今年二月患喉痧證，服藥不效，筱川邀余診。痧出鮮紅，咽喉右邊破爛，色紅而兼有白腐，並不大腫。舌前半紅赤無苔，顴紅，唇紅，作惡，湯水不能下咽，脈數，身熱。

此陰液素虧，感受溫熱為病，先宜養陰清熱解毒，擬方用細生地、麥冬、金銀花、紫花地丁、連翹各三錢，貝母、知母各二錢，甘草五分，橄欖三枚，作煎劑，外吹錫

類散。明日上午九時複診，述昨藥服後，夜間能安睡兩小時，熱減嘔定，能進茶湯，仍用原方。

下午十時複診，諸恙無大進退，惟舌光紅無津，片刻不飲茶則燥硬不柔，身微熱，不能寐，蓋日間親戚問病者多，言語勞神。以陰虧之病，驟然勞神，則津液益虧腦力益衰，而虛火亦益熾，此所以舌本燥硬，而光赤無津不能寐也，非大劑養液安神之法，斷難有濟。

幸筱川父子見信，乃以大劑增液湯為主：乾地黃五錢，麥冬、元參各三錢，加鮮石斛三錢，硃拌茯神、棗仁各四錢，百合三錢，甘草五分，蓮子心四分，予坐俟煎藥，且監視其煎藥之法。

第三日複診，諸恙悉減，喉爛亦退，惟精神疲弱，夜間不能多寐。仍以原方減輕其劑，並加茅根、沙參、地骨皮等藥，接服兩劑，喉爛全平，身熱亦退，疹亦脫皮。但不思飲食，舌淡無苔，脈息小而兼有滑象。蓋津液雖復，胃氣尚虛，乃以四君子湯加乾地黃、炒熟地炭、生穀芽、炒扁豆、蓮肉等藥，調補數日而痊。

(2)劉子衡君令堂，年六十三歲。今年夏間，因孫兒病逝，悲哭太過，遂患喉證，延余治之。余視其髮白如霜，舌紅如朱，中間略有薄苔，咽喉兩旁滿佈白腐，以毛筆蘸水拭之，則依然鮮紅之好肉，並不潰爛。煩躁不寧，徹夜不寐，脈息虛。

蓋勞神太過，虛火上升，心腎不能相交，水火不能既濟之病也。而況守節四十年，持齋二十載，其精血之衰，腦力之耗，為何如耶？乃與增液湯：乾地黃五錢，麥冬、元參各三錢，加西洋參二錢，鮮石斛、棗仁、朱拌茯神、

百合各三錢，一服煩躁定，能安睡，接服四劑痊癒。

❺ 泄 瀉（3則）

（1）江某子，十五歲。瀉痢年餘，面黃體瘦，食少作惡，舌光無苔，口乾頭暈，心悸，脈細，每日猶瀉十數次，所瀉皆稀糞水。蓋瀉痢日久，腸胃中之脂液消亡，昔人所謂下多亡陰是也，與大補丸煎，加黃耆、赤石脂、麥冬、玉竹，接服兩劑，而瀉利已減去十之六七，頭暈心悸亦平矣，再服數日痊癒。

夫參耆、熟地，為瀉痢病最忌之藥，蓋補滯之品能閉塞腸胃中之病毒，致人於危，而此獨以補藥奏功者，虛實異宜也。然亦惟純虛無滯者，始可純補，否則又當別論矣。路某病痢年餘，日夜數次，手指清冷，脈息小弱，飲食起居如常，與理中湯加黃耆、木香、厚朴、白芍，服兩劑，痢即止，接服數劑痊癒。

（2）戴姓子，甫週歲，壬子夏間，泄瀉發熱，延幼科治之，服藥三四日，病益劇。延余診之，則已喘促不安，目上視，手足抽搐作舞蹈狀，舌光紅無苔，面色慘澹，頭微熱，手足微冷，身不熱，胸部覺飽滿，倏喘倏搐，搐則目上視，無片刻安寧。口渴，與以茶則少安，頃刻又喘又搐上視矣，病甚危險。

余見其母衣孝服而哭甚哀，蓋其父歿才一月也，為之惻然，遂勉力治之，用四君子湯：黨參二錢，白朮一錢五分，茯苓一錢，甘草五分，加乾地黃三錢，朱拌茯神三錢，扁豆三錢，木香八分，作煎劑。蓋以泄瀉多日，胃氣已虛，而舌光無苔，氣喘手冷，又為陰陽兩虛之證，其手

足抽搐而目上視者，則筋無液養而現腦筋症狀，昔人所謂痙病是也。姑以此方救其元氣，養其陰液，非能必其活也。詎次日清晨，病家遣人來告，謂此藥服後即能安眠，喘痙俱止，至夜間兩句鐘時，解大便一次，胸滿遂平，惟神氣疲弱。仍以原方加枸杞子二錢，麥冬一錢，山藥三錢，並令以乳與飲及以米粥與食，如此調養數日後始痊。

(3)盧谷山，年近六旬，患泄瀉。由夏炳如先生介紹邀診，脈息小弱，兩手俱冷，精神疲倦。此脾胃氣虛，陽氣衰弱之病，乃用理中湯加山藥、木香，接服兩劑，精神較好，能進飲食，原方加肉桂四分，枸杞子二錢，又服二劑，手稍轉溫，泄瀉已止，但頭眩殊甚。原方去薑、桂，加熟地，接服三日，頭眩較減，而手仍冷。復於原方中加鹿角膠、黃蓍，服兩劑後，精神殊覺爽健，惟手終不暖。蓋高年真火已衰，非旦夕所能奏功，乃囑購鹿茸半具，研末，每日服五釐，用高麗參三錢煎湯和服。盧君遂托友在瀘購辦參茸，如法服之，半月後返閩。

今年春間，盧君復來鎮江，言鹿茸甚有效，現下精神甚好，而手亦轉溫，今擔任賴大有皮絲煙號經理云云。大凡積虛之病，皆須悠久成功，而尤必藉血肉有情之品，始易奏效。鹿性純陽，能補人身陽氣。茸生於首，兼能補腦，故有此特效也。

❻ 中 寒（2則）

(1)張姓婦，年四十餘。先於四月間病心悸怔忡，頭眩發熱，予以天王補心丹加青蒿、地骨等藥治癒矣。及至夏間，陡患腹痛上衝於心，嘔吐清水，下利紅白，痛甚則

手足俱冷，汗出神疲，按其脈沉遲而小，望其色則面白唇淡。蓋陽虛中寒之病，殆由乘涼飲冷所致。問之，果連日臥竹床乘涼，且稍食西瓜等物也，予附子理中湯加吳茱萸、桂枝、白芍、砂仁，一服痛稍緩，兩劑痛始平，手足溫。遂以原方去附子，減輕薑、萸，自是利止食進，復以歸芍六君子湯，調治數日而瘥。

(2)癸丑冬月，裕大昌木行伊君夫人，年二十六歲。懷孕三月，驟然腹痛下血，既痛且脹，痛甚則頭出冷汗，手冷鼻冷，胸悶嘔吐，前後陰皆阻脹不堪。左手脈伏不現，右脈弱小，面色淡黃白而無光彩，舌色淡無苔。此氣血虛寒之象，殆由勞力受寒使然。

蓋中下焦陽氣不足，腹部受寒，則血脈流行阻滯而為痛脹，胃臟受寒則消化停阻而嘔吐，子宮之血管破裂則下血。左手脈伏者，血為寒凝，營衛之功用失常度也；右脈弱小者，氣血虛寒之本相也；前後陰與腹部阻脹拒按者，血為寒凝，陽氣不能營運也；額冷鼻冷手冷，面色無神者，亦皆虛寒之本色也，其病殆與傷寒直中陰經無異。

特孕婦之病，又兼漏下，與常人異耳。問之，果因送其伯父之殯，夜間操麻雀牌未眠，黎明乘輿登山，飽受風寒，歸家即病。擬方以膠艾湯合建中湯法：當歸、地黃各四錢，川芎二錢，阿膠三錢，以止血安胎；肉桂八分，製附子一錢五分，桂枝二錢，炒白芍三錢，以回陽止痛而散寒邪；砂仁一錢，木香一錢五分，以溫胃消滯而通阻脹；黨參三錢，紅棗三枚，生薑三片，以扶元氣而和營衛，作煎劑服。

明日複診，痛脹均大退，嘔吐亦止，能對予發言，亦

能進粥，左脈亦現，面色亦較有生氣。但下血未止，心內常覺空虛，乃以原方去木香、砂仁、桂枝、川芎，並稍減桂、附，改地黃為熟地，而當歸亦減用二錢，加枸杞子三錢，茴香二錢，接服三劑，飲食起居略如平人矣。一月後，始強健，而胎則杳然，蓋下血時已隨波而墮矣。

❼ 虛 寒（2則）

(1)方兆珍君令媳，年二十餘，臥病經旬。服藥多劑而煩躁譫語，卒不能平，延余治之。見躁擾不安，妄言罵詈，欲食冷物，手冷，脈息沉弱，口雖渴而不能飲，唇雖焦而舌則潤澤，且舌色不紅，面色黃淡，身不發熱。余謂此虛寒病也，殆寒涼發散太過乎？

檢閱前方，果皆芩、連、羌活、瓜蔞、海石之類，病家問：「既係寒病，何以煩躁欲食冷物而譫語不能寐也？」余應之曰：「寒病有常有變，凡惡寒手冷，下利清穀，口中和而不渴者，此其常也；若躁擾不安，欲臥冷地，欲食冷物，則其變也。何謂之變？以其寒病而反現熱象也，其所以現此熱象者，因陽氣虛寒，龍雷之火浮越於外，古人所謂陰盛格陽，又曰內真寒而外假熱之病也。治宜引火歸原，否則涼藥入口則立斃矣。」

乃與四逆湯：乾薑、附子各二錢，加肉桂八分，黨參、白朮、熟地、棗仁、茯神各三錢，煎成冷服，果躁擾漸寧。接服一劑，能安睡矣。自是神安能食，不復罵詈，復以歸芍六君子湯調補數日而痊。

(2)壬子正月，利記糖棧駱達三君，患感冒病，頭痛惡寒，飲食無味，脈息小滑。余用蔥豉湯加荊芥、紫蘇、

半夏、橘皮等，詎此藥服後，忽喘息不能臥，頭腦中覺熱氣上升，小腹左偏作衰，嘔吐痰水，畏寒，手指厥冷，脈息沉弱。蓋陽虛受寒之病，得發散而陽氣益虛也。其頭腦中覺熱氣上升者，腦力素衰，寒氣逼龍雷之火上越也；其喘息不能臥者，肺腎兩虛不能納氣也；其腹痛、嘔吐痰水者，寒氣內擾，氣血不能通調也；其畏寒手指作冷者，虛寒病之本相也。

乃與理中湯合六君子湯，加肉桂、白芍、五味子，服後喘吐俱平，腹痛亦止，能進稀粥半碗。但仍覺畏寒手冷，益信為陽虛矣。仍用前方，去茯苓、橘皮，加熟地，服後諸症悉退。病家自以為病癒，遂不服藥。

越數日，復惡寒頭痛，手冷，時或手足發熱，精神疲倦，不思飲食，舌苔少而色白，小便黃，脈仍沉小。乃以理中湯合小建中湯去飴糖，加半夏，服後諸症少退，但時覺虛火上升，則頭痛大作，手足亦覺發熱，而其身則殊不熱，遂師李東垣法，用潞黨參、白朮各二錢，肉桂五分，升麻、柴胡、川芎各一錢，炙甘草八分，茯苓三錢，半夏一錢五分，加生薑、紅棗同煎，覆杯而頭痛止，手足亦不發熱，接服一劑而安。

老年之病屬虛者多，非偏於陽虛，即偏於陰虛，而亦有陰陽兩虛者，醫家於此，尤宜加意焉。

❽ 亡 陽

庚戌三月，葉姓婦臥病垂危，其子來邀余診，行色倉皇，口稱已經某醫診治數日，稱為不治，並求速往。視之果神色大衰，時出冷汗，手冷額冷，面色萎黃，心悸頭

量，精神不支，脈息小弱。蓋陽氣大虛，亡陽在即之危候也，遂以四逆加人參湯，再加黃耆、白朮、棗仁、白芍、紅棗等，薑、附各用一錢五分，參、朮均用三錢，急煎與服，旋即汗止手溫，神氣亦轉，能進米粥。原方去附子，稍輕其劑，接服三日痊安。

❾ 便 血（2則）

(1)癸丑四月，小碼頭洪姓婦，年逾二旬。患失血症，小便下血塊，大便亦帶血，陰戶酸墜，甚至酸及於心，時時欲尿，精神疲弱，服某醫參耆等藥數劑無效，且腹脹而飲食減少矣。

診其脈虛小無力，此血虛而腦筋衰弱之病，殆由房勞過度歟，為製方用熟地、生地、枸杞子、鹿角膠、阿膠各三錢，炒棗仁五錢，柏子仁四錢，朱拌茯神五錢，香櫞皮一錢五分，白芍二錢，煎服，接服兩劑。越日複診，則病已大退，又囑其服數劑，痊癒。

(2)隆盛祥紙號王某，年二十五歲。自今年四月患便血，初僅大便帶血，纏延三月餘，始來診治。每日下血二十餘次，血色或鮮或紫或淡，頭暈心悸，精神疲憊，面色黃淡，脈息弦緩無力。

此平日勞神太過，經云陰絡傷則血內溢，而纏延日久，失血過多，故氣血大虧如此也。急宜止血，否則將暴脫而逝矣，遂以補養氣血、止血斂血之方。服一劑後，血即大減，二劑血即減至五六次，接服五劑痊癒：方用黨參、白朮、當歸各二錢，炒熟地炭、白芍、赤石脂、棗仁、續斷各三錢，升麻五分，煎服。

❿ 呃 逆

城內磨刀巷李善門君，年四十餘。呃逆不止，呃聲震床帳。先是李君病經某醫屢用汗藥，微有呃逆。嗣又改延某醫診治，斷為濕溫病，用大承氣湯，云非下則呃不能止，病家信之。詎知承氣湯服後，不惟呃逆加甚，且不能坐，不能言矣。余視其舌質焦燥無津，按其脈尚有胃氣，捫其身則不發熱，遂勉強擔任，用北沙參、麥冬、玉竹、石斛、乾地黃各三錢，貝母一錢五分，甘草一錢，蓮肉十粒，作煎劑，非專為治呃也，不過以其津枯氣弱，命在垂危，姑以此藥救其津液耳。

不料此藥服後，安睡兩小時，呃聲頓止，特醒後則呃又作。余因戒其家人，今日之藥，服後宜任其熟睡，不可頻頻呼喚，擾其元神，俟其自醒，則自然不呃矣。第三日複診，果如余言，呃全止，且能進粥矣。惟神氣呆滯，狀若痴愚，其家甚以為憂，且恐余藥之誤。余曰：「無恐也，再過半月，即不痴矣。」因以六君子湯、養胃湯出入，培養胃氣，接服數日而起。

此病治癒，次年六月有王某者，亦病呃。先是王在南京與人涉訟，被拘多日，遂病回鎮江。余見其呃逆連聲，言語阻礙，詢其病狀，則胸悶不舒，不飢不食，舌苔白膩，脈息沉小。蓋鬱抑過甚，痰水停結於胸膈間而不能消化也，乃予厚朴半夏湯加柴胡、黃芩、香櫞皮、佛手、沉香，接服兩劑，胸悶鬆，能飲食，惟呃逆如故，其苦異常。因思李善門之事，用麥冬三錢，乾地黃四錢，少佐木香、香櫞、半夏、生薑、紅棗等，服後酣睡兩小時而呃不作矣。翌日來複診，病患感謝至於泣下。然則此二藥者，

殆真有止呃之特效乎，特痰滯壅阻，人實證實之呃，則當
先豁其痰，未可驟用此藥也。

⑪ 不 寐

孟姓婦，年逾四旬，素患白帶。庚戌秋間臥病，服藥
不效，遂延余治。病者煩躁不安，徹夜不寐，稍進湯飲則
嘔吐不已，臍左有動氣，白帶頻流，自覺燒熱異常。捫其
身涼如平人，脈亦弦小不數，舌紅赤光，毫無苔垢。問其
家人，病者性情素躁，且已產育十二胎，蓋血液虧竭，陽
熱偏勝，加以所服藥餌皆辛散苦寒之品，以致胃氣益虛，
胃液益竭，而神不守舍也。乃與黃連阿膠湯，加沙參、麥
冬、熟地、棗仁、茯神、牡蠣、龍齒、珍珠母、硃砂塊、
磁石、薏仁等藥，芩、連只用數分，熟地、阿膠等則用三
錢，以雞子黃一枚，生攪沖服，一劑煩躁定，能安睡，二
劑後眠食俱安。但精神疲憊，遂以前方去芩、連，加肉蓯
蓉、枸杞，填補精血，接服數日而痊。

⑫ 狂 證

潘信夫君哲嗣，年二十五歲。自去年八月病狂，妄言
罵詈，棄擲杯具，診治服藥，祈禱鬼神，病日以劇，其家
另以僻屋居之。今年二月，始延余診：罵詈妄語，終日不
休，亦不能寐，面色如平人，舌尖紅而苔膩，大便三日未
行，飲食如常，脈息沉滑。此胃熱有痰，病尚可治。

蓋胃熱則登高而歌，棄衣而走，今彼罵詈妄語，與登
高而歌無異，而舌苔膩，能飲食，數月之病毫無倦容，大
便又常秘結，此皆實象，而非虛證也。乃以小陷胸湯合滌

痰湯，去人參、南星，加麥冬、茯神、知母等藥，黃連用八分，薏仁、竹茹、麥冬、茯神各三錢，餘各一二錢，接服兩劑，大便通利，夜間能睡。

惟夢遺洩精，舌苔仍膩，原方去枳殼、竹茹、知母，減輕川連，合寧志膏，仍作煎劑，又服兩劑，諸恙悉瘥。但覺睏倦欲睡，遂以飲食調養，不勞餘藥而瘳。

⑬ 痙 厥

朱姓婦，年五十一歲。素有腦病，發則猝然昏倒，口噤不語，惟心內尚覺了然，移時始蘇。其家本住鹽城，因其子在此經商，遂常往來。

壬子九月，其媳分娩，三朝日賀客盈庭，稍形勞碌，始覺頭暈口燥，旋即昏倒口噤，不能言語，兩手指痙攣，口眼喎斜。至次日清晨，仍未甦醒。

其戚李某延余治之，已全不省人事，面色晦慘，幾類死人，身不發熱，手指微涼，脈息小數。因其手指痙搐不柔，診脈殊多困難。以箸啟齒視舌，則光而微現白色薄苔。蓋血液虧耗，腦力素衰，復因勞役動火，因而發為痙厥也。乃以增液湯加羚羊角、貝母、石菖蒲、西洋參、白芍、天花粉、橘皮為煎劑，並以至寶丹一粒，研碎和入，徐徐灌之。午後七時複診，則藥已灌下多時，而病患亦稍能言語，口亦能張，視其舌色，則紅赤而光，微有白苔數點，面色亦轉活潤。但手指尚痙攣如故，大便溏瀉，脈息與前無異，口乾欲飲茶，是藥已大見功效。乃於前方去至寶丹、石菖蒲、羚羊角，加枸杞子、竹茹、棗仁、柏子仁，接服三日，痙攣全止，能飲食起坐矣。今年六月，來

余醫院診病，則貌頗豐潤，精力亦佳，余幾不相識矣。

⓮ 發 背

馮懋軒君令堂，年近六旬。今年六月患發背，由西醫徐君醫治，將及一月而潰爛不收，汗多頭暈，大便溏瀉，精神疲弱。西醫以有內症，囑延內科診治。余診其兩脈皆虛無力，胸悶作惡，咳嗽心悸，頭暈汗多，舌苔少。蓋高年氣血已虧，外症出膿血既多，飲食又多日不進，氣血大虛陰陽欲脫之候也，危險實甚。

乃以大補丸煎、生脈散出入為方：黨參、麥冬、枸杞各二錢，五味子三分，棗仁、山藥、炒熟地炭各三錢，黃蓍、橙皮、佛手各一錢，接服兩劑，汗漸少，飲食稍進。但咳嗽心慌，原方去橙皮、佛手、黃蓍、黨參，加百合、茯神、柏子仁、西洋參、杏仁、貝母，又服三劑，精神較有起色。

惟心虛嗆咳，舌燥無津，左手手心熱，鼻孔亦覺有熱氣外噴。此高年陰液素虧，肝肺之津液俱涸，則燥從中生，必潤以濡之始能有濟，乃復定一方：北沙參、麥冬各一錢五分，燕窩、百合、地骨皮、棗仁、柏子仁各二錢，牡蠣三錢，並囑其另煨燕窩湯，日服二次，間以母雞湯與飲。

又念外症與內症有密切之關係，乃令其解去繃帶，詳為查看。據馮君言，自服煎藥後，肌肉已日見增長，不似從前之遲遲無進步矣。然患處潰爛之地，仍長有三寸，寬二寸，皮能掀起，全無膿垢，而西醫所用之藥，則海碘仿一味而已。余謂外症此時宜速換生肌藥，海碘仿只能殺菌

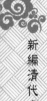

防腐，卻無生肌之力，外症一日不收口，則內症必受影響，蓋內外雖殊，而關係臟腑氣血則一。

馮君韙之，遂與徐君婉商換藥，而煎藥服數劑後，咳嗆燥熱等症俱退，仍以原方接服半月，燕窩湯亦常服，於是精神飲食俱有起色，而外症亦漸痊矣。

是病也，其始得力於參蓍、熟地，其後得力於燕窩及諸清潤之藥，而惜乎今之業西醫者，只知守他人之成法，而不肯取中國醫書以研究之也。

⓯ 疝 病（2 則）

(1)郭某，年六十餘。臘月間患疝病，外腎根部腫硬如雞卵，疼痛非常，惡寒不熱，口乾，舌光無苔而色不紅。蓋寒疝也，其堅硬如雞卵者，寒邪搏結得溫則消散也，乃以烏頭桂枝湯：蜜炙烏頭三錢，桂枝、白芍各二錢，甘草一錢，加黨參二錢，乾薑八分，小茴香、當歸各三錢，木香一錢，作煎劑。

服後至夜間痛始定，腫硬亦消，口乾亦止。翌日，以原方用羊肉湯煎藥，並令其煨食羊肉而痊。

(2)龍耀南，年逾五旬，素有疝病，時發時癒。辛亥冬月，病復作，然與從前發病時情形不同，自覺有氣從臍下直衝於心，則心痛欲裂，於是手冷汗出，不能支持，吸鴉片煙暫止片刻，然於病無濟。

初猶間一二日始發，繼則日發無已，精神疲倦，飲食大減，兩脈弦小，舌中有白苔。蓋奔豚病也，乃腎氣素虛，復受客寒，身中陽氣不能勝寒氣之侵逼，則上衝而作痛，昔人所謂腎氣凌心者是也。乃與桂枝加桂湯，再加熟

地、鹿角膠、小茴香，服兩劑後，痛大退。越兩日，天氣愈寒而病之復作，更兼嘔吐，遂改用理中湯加肉桂、吳茱萸、半夏、鹿角膠、沉香，接服三劑痊安。

⑯ 妊娠惡阻

李姓婦，年約四旬。天癸兩月未來，嘔吐不能飲食，茶湯入口便吐，略有惡寒發熱等症。余診其脈，緩滑有神，乃告之曰：「孕也。」病家疑信參半，急欲止吐，屢服藥而嘔吐偏不能止。復延他醫診治，議論紛紜，方藥亦各不同，數日後嘔吐如故，日漸瘦弱。

一月後其家復來邀診，入其室則病患方痙厥未蘇，兩手緊握，兩膝亦蜷，面色黃瘦。問之則諸醫之藥皆無效，而病人又不願服藥，故纏延多日，並問究係何病，死生何如？蓋其家已議備後事矣。

余曰：「人雖瘦弱，痙厥可畏，而脈則緩滑有生氣，非病也，孕也。」因囑其不必服藥，但以粥湯及雞鴨湯與飲。蓋以婦人惡阻，有過六十日或八十日始癒者，不可妄以藥治也。又月餘，其侄來診病，問之，則已漸癒，稍能飲食矣。及至臘月，其婿送診金來，復問之，則已飲食步履如平人矣，至今年三月果生一女。《金匱》論婦人惡阻，有絕之之戒，不圖於今日見之也。

⑰ 血崩

李姓婦，年逾四旬。素患血崩證，遇勞則發，思慮惱怒亦發，每發時，余皆以養陰止血之法奏效。

壬子正月，病大劇，下血成斗，心悸頭暈，奄奄一

息，兩脈虛弱，面色無華。蓋失血過多，勢將脫矣，因師魏柳洲治宋申甫室人之法，用熟地黃八錢，枸杞子五錢，阿膠四錢，棗仁四錢，潞黨參三錢，作一劑煎，一日服盡，服後心悸稍定，血下亦稍緩，接服三劑而血止。復以此方加麥冬、柏子仁等作膏劑，常服而痊。

⑱ 水 腫

鎮郡陶駿聲君令閫①，腫脹嘔吐，纏延月餘。先是胎前足腫，產後腫益甚，咳嗽嘔吐。經此間諸名醫治之，疊進舟車丸、五皮飲、瓜蔞薤白白酒湯及八珍湯等弗效。且面目肢體悉腫，腹脹如鼓，吐後亦能飲食。診其脈弦滑而有胃氣，言語亦甚清晰。初用小半夏湯加乾薑、五味子及厚朴半夏甘草人參湯、枳朮湯等，無大效，且嘔吐大發。其時有人薦他醫治之，亦無效。

陶君復延余治，詢得其情。則從前延諸名醫時，亦時發時止，或吐或不吐。但每覺胸膈悶塞，則知病將復發，必吐出痰水數碗，然後始覺寬暢。近日又覺悶塞異常，呼吸幾不能通。今雖吐後，猶嫌悶塞，咳嗽不得臥。

余沉思久之，恍然曰：此肺中氣管為痰飲閉塞不得通也。氣管之所以閉塞者，緣腹脹溺少，胃中及膈膜間均為痰飲充塞之地，膈中痰飲充塞，則溢於肺中氣管。肺中氣管亦充塞則激而上出而為嘔吐，以故盈盆盈碗，皆痰涎水沫。痰水既出。則膈膜肺胃等處皆鬆，故知飢能食。待數日後痰水聚多，又復作矣。是則此病之真諦也。

---

① 閫：對別人妻子的敬稱。

治法以驅痰飲為要，而驅肺中氣管之飲為尤要。苦思半晌，為立一方，用三子養親湯合二陳湯加麝香五釐和服。以白芥子能橫開肺中之飲，麝香香竄，能通氣管及膈膜間之閉塞，且能止吐。

明日複診，述昨藥服後，覺藥性走竄不已，上竄至咽，下竄至小腹，胸部尤覺竄走。隨竄隨嘔，吐出痰涎甚多，半夜未能安枕，而胸悶覺寬，呼吸便利，嘔吐亦止。蓋氣管之閉塞通矣。遂以原方去麝香，接服三劑，而胸中大舒，咳嗽亦減。仍以原方加冬蟲夏草、北沙參、生薑、紅棗，又三劑而浮腫亦消，咳嗽大定。但腹脹如故，堅滿不舒。乃停煎劑，每日單服禹餘糧丸二次，每服三錢。忌鹽醬等物。五日後脹漸消，十日後脹消及半，而精神疲憊。自覺心內及臟腑空虛，蓋飲滯消而氣血虛也。

今以前丸減半服，並以參、朮、歸、芍、山藥、茯苓等煎劑相間服之，不十日而脹全消，病竟癒。聞者莫不歎服。迄今六年，病未復發，且已經孕育矣。

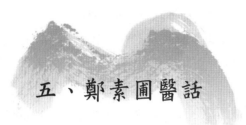

五、鄭素圃醫話

　　鄭重光（1639—1718），字在辛，晚號素圃老人，清康熙年間江浙一帶名醫。長期行醫於揚州，醫名頗盛，《揚州府志》載：「儀徵人，始居瓜洲，繼遷府城（揚州）。」「其醫克紹吳普（華佗弟子）、許叔微之脈，其不在滑壽下。」《儀徵縣誌》載：「歿數十年，黃童白叟無不知其名字。」死後數十年，老人兒童猶無不知其名，可見名氣之大。

　　素圃為火神派前期的扶陽名家，醫術具有火神派風格。強調治病宗經，嫻於傷寒；擅用薑附，特色突出；火分陰陽，善辨陰火；以脈為準，憑脈者十之八九等，這些在其醫案中均有突出的體現。著有《傷寒論條辨續注》、《溫疫論補註》、《傷寒論翼》、《傷寒論證辨》、《素圃醫案》等。本節所選出自《素圃醫案》。

❶ 傷寒誤治（5則）

　　(1)魏虞成學博①，壬申秋得傷寒似瘧。諸醫皆以柴葛

---

① 學博：清代對州縣學官的別稱。

解肌，枳朴化滯，或作瘧治，而寒熱無定期，且無汗解。因熱不退，又進大黃丸下之而不便。至十八日，招余診視。脈來弦細而緊，三脈皆陰，舌黑而滑，乾噦不休，頻欲飲湯，甫下咽即嘔出，而水倍之，當胸結硬，腹亦微痛。告之曰：余治法不類諸醫，恐不相信也。此證已轉虛寒，非溫劑不效。舌黑而滑，腎水凌心；飲湯即吐，引水自救，皆屬少陰。況已汗已下，而邪猶不解，反增嘔噦，陰躁不眠，乃亡陽之機，常藥不效。

遂立方用生附子三錢，茯苓四錢，乾薑二錢，甘草五分，乃茯苓四逆湯也。令其多迎高明參議，未敢奉藥，惟團弘春首允，他皆不然。至暮乞藥於余，服二劑躁定，四劑舌退黑，六劑熱除，八劑嘔止，能進穀湯。

照此藥再加半夏，八九日後，粥食漸進，而大便冷秘不通，兼服半硫丸五日，大便方通而病解。計服溫藥一月，甫能離床。

(2)又如君汪，庚申年在瓜鎮，時九月杪①得傷寒。初幼科醫治，先發表，即大汗如水，繼和解而熱不退，益增煩躁，再投白虎、涼膈，即神昏默睡，喚亦不醒，搖之惟開目而已。病至十九日，自郡迎余至瓜鎮。切其脈洪大無倫，重取則散，身重蜷臥。

余曰：此因誤治，寒入少陰矣。初必夾陰傷寒，宜用溫經，誤投表藥，致魄汗淋漓，陽因汗越，益增煩躁；再服苦寒，陽氣愈消，致耳聾昏睡。此少陰，非少陽也，脈反散大，乃真陽欲脫之機。

---

① 杪：年、月、季的末尾。

特進投附子理中湯二劑，服後脈稍斂，欲小便，及就桶小便已，即寒戰口張欲脫。再以理中湯重加人參，連進二劑，方陽回甦醒。次日回郡，留理中湯方藥調治，半月始痊。

（3）呂惟斗翁令眷，住居儀真，癸亥正月初旬，余自真州發郡，路遇令婿黃蒼潤兄僧，執帖相招。至診其脈，細數近疾，重取全無，舌捲焦黑，齒垢枯黃，臥床去被，露胸取涼。問其病源，初二日開窗梳頭受寒，前醫用麻黃湯發汗，汗出後即煩躁，因而又用石膏白虎湯，遂致如此。口索冷水，復不能咽，而房內又設火三爐。余曰病人如此怕熱，何須置火？家人答以主母平素畏寒，日常所設。余曰：若此乃陰極似陽，亡陽脫證。辭不治。

其時朱性生翁在座，力囑用藥，勉以四逆加豬膽汁湯主之：生附子三錢，乾薑二錢，人參三錢，甘草一錢，人尿、豬膽汁各五匙，煎成灌下一半，而人即昏沉不能咽。約一時許回蘇，已離魂至江口，醒云揚州醫生藥好，復索余藥。服後熟寐，次日回陽，齒舌潤滑，如常畏寒矣。繼用理中生脈湯十數劑而癒。

（4）瓜鎮趙姓，傷寒半月餘，前醫發表攻裏俱備。已經兩下，心下痞硬，腸鳴下利，乾嘔心煩，形容瘦削，六脈沉細，前醫辭治。

其母求救，余曰：胸痞硬而不痛，非結胸也。因兩下胃而氣逆，故痞硬，惟溫中瀉實一法可施，以甘草瀉心湯主之。用黃連、乾薑、甘草、半夏、大棗，二劑知，六劑即效。蓋前治之不如法，所以易效也。

（5）吳象采太學令堂，年近五十，春間得傷寒，初不

知病狀，經歷四醫，至四十日，始迎余治。診得脈沉而緊，按之甚堅，全無和柔胃氣，嘔吐發呃，胸結如石，舌黑而滑，渴欲冷飲而滴水不能納。詢其治法，初則發表，繼則解肌，皆不效。後浙醫包治，先用黃連、枳實，後用大黃、芒硝，惟下糞水，反逆上而結於胸。幸不煩躁下利厥冷，猶為可治。以生附子、生乾薑、半夏、茯苓、吳茱萸，大劑與之，始能下咽，亦不覺辛辣。如此五日，胸前稍軟，而下痛於腹矣。

余曰：此病必原胃冷，誤投涼藥。若陽病結胸，豈堪此大辛大熱？所以黃連、大黃益至堅冰，今得溫劑，冰化為水，將必洞洩，勿謂熱藥致瀉，乃前黃連、大黃未動也。倘利瀉不止，仍屬死證。至七日果大瀉不禁，其家以余先言，竟備終事。急用人參二錢，合理中湯一劑，入腹片時即止矣。續以理中湯調理一月而瘥。

原籍山西，胃氣本厚，病餓四十日，誤治不傷，而人參一劑即應，所謂有胃氣則生，此證足徵矣。

❷ 少陽證

辛酉仲夏，余遷郡城之次年，其時疫氣盛行，因看一貧人，斗室之內，病方出汗，旋即大便，就床診視，染其臭汗之氣，比時遂覺身麻，而猶應酬如常。至第三日病發，頭眩欲仆，身痛嘔噦外，無大熱，即腹痛下利，脈沉細而緊。

蓋本質孱弱，初病邪氣即入少陰，脈證如斯，不得不用薑附人參以溫裏。如此六七日，裏溫利止，而疫氣遂彰，譫言狂妄，胸發赤斑數點，舌苔淡黃而生綠點，耳聾

新編清代名醫醫話精華

神昏，脈轉弦數，此由陰而出陽，必須汗解之證也。

病劇回真州，諸醫束手不治。適山紫家叔來探問，數當不死。余忽清爽，細道病源，謂非正傷寒，乃染時疫，緣本質虛寒，邪氣直入少陰，服參附裏氣得溫，逼邪外發，但正氣甚弱，不能作汗。今脈弦耳聾，邪在少陽，乞用小柴胡湯本方，加人參三錢，必然取效。

山紫家叔遂照古方，一味不加增減，而入人參三錢，一劑得寐，再劑又熟寐。夜又進一劑，中夜遂大汗至五更，次日即霍然矣。繼服人參半斤始健。

❸ 太陰證（4則）

(1)績溪堪輿①方于長，年將六旬，自徽初到維揚，為方宅卜地。時癸亥初冬，彼不知江北較冷，多啖海珍，蓋覆單薄，夜受寒冷，因之頭痛發熱，忍隱不藥，而飲食又未節，迨傳至陰經，乾嘔胸脹，舌黑乾捲，脈細如絲，方求醫治。因其脈證，諸醫僉云不治，宜遷別寓。而卜地主人，不忍使遷，最後招余以定去留。

余診脈望形，答以不死。其語音清響，身輕自能起臥，無煩躁下利厥逆等證，病脈似少陰，而實太陰也。因肥甘在胃，冷結不通，食壓太陰，致脈不出，中宮壅滯，津液不能上輸，致舌乾齒燥。用四逆湯加人參，作太陰霍亂治法：乾薑三錢，附子二錢，人參、甘草各一錢，陳皮二錢。服至六日，腹中腸鳴，冷食熔化，大便暢解二次，脈出舌潤。次日黑苔轉黃，胸寬思食矣。

---

① 堪輿：風水先生。

此證內實似虛，冷證似熱，若不以形證相參，幾至不救。要之，陽氣未傷，身輕不厥，為可治也。

（2）全椒胡子任寓王東木兄宅，二月上旬，舟中受寒，即中陰經。王兄知醫，自以桂枝薑附治之，暫減。因無發熱頭痛，病者漫不為意，飲食不節，酒肉無忌，致邪不解。如此半月，坐食時忽不能起立，遂困臥於床，漸變神昏謬妄，舌黑而乾。

迎醫治療，不識寒邪入裏，食滿胃中，誤以舌乾謬妄，認為前服熱藥所致。因身有紅影，遂作斑狂，初用生地黃、玄參、麥冬、石膏、升麻、黃連，不效。益加犀角、大黃，如斯三日，大便不動，而病愈篤。前醫自遜不辨何證，易余診視。

脈則一息二至，似雀啄之象，證則舌乾而黑，身痛不能轉側，口不能言，余辭不治。因告之曰：此水極似土，《內經》亢則害之證也。今舌乾不渴，陰也；脈只二至，陰也；謬妄聲低，乃為鄭聲，陰也；身重痛，不能轉側，陰也；夜則譫妄，日則但寐，陰也；身有疹影，乃寒極於內，逼陽於外，陰斑也。具此六陰，其舌乾黑者，乃寒極於下，逼陽於上，假熱也。因一假熱而棄六陰，悖謬殆甚。王兄力囑，勉用附子人參茯苓四逆湯，五日脈起三至，身輕能言，稍有生機，至六日真陽欲絕，夜汗三身，遂肉瞤筋惕，脈脫亡陽，乃苦寒結陰，大便冷秘，竟成藏結，藥難下膈，又延六日而殂。前方於長舌乾齒燥，用四逆湯而癒。以此證之，誠誤治也。存為舌鑑。

（3）洪育滄兄令眷，于歸未久，正月上旬，胃中大痛，前醫用蒼、朴、炮薑、香附不效，至夜痛厥。次日迎

診，六脈沉緊而滑，昏臥於床，不知人事，手足微溫，身體軟重。告曰：寒痰滿中，非辛熱不醒。時孫醫先用附子，不敢服，余用附子、乾薑、半夏、茯苓、白蔻、陳皮一劑，服後半夜方醒，自言為人釋放回也。次日再診，諄言人雖醒而脈未回，寒邪猶在，仍須前藥，勿功虧一簣也。而洪宅素畏熱藥，棄置不用，以他醫參、朮、炮薑、半夏平和之藥為穩妥。殊不知邪未退而溫補，反致助邪。

醫將一月，終日嘔噦不息，飲食不餐。至二月初三，噦變為呃，其音似吠，越鄰出戶，連聲不息，口張不能合，四肢厥冷，揚手擲足，欲裂衣袂，目珠上視，其勢危篤，從未經見者也。

京口名家見病愈重，而藥愈平，但用丁香、沉香、柿蒂、烏藥、橘紅、半夏應世之藥而已。急復求治，余曰：脈細疾無倫，幾於不見，若不以大溫之藥疾驅其寒，亥子之交，必致陽脫。遂用生附子、生乾薑、半夏各三錢，吳茱萸一錢，一劑氣平，二劑手足回溫，其夜計服四劑，吠聲方止，仍如前呃。次日仍用前方，但換熟附子，加茯苓、橘紅，每日仍服半硫丸三十顆。

一月後加白朮合理中、六君，共計服藥百劑，方能食飯不呃，經水始通，漸次調治而癒。此證可為病家醫家惟求平妥、釀病不醫之鑒。

(4)吳非昨表侄，初夏喉痛，瘍醫不辨寒熱，用黃連四劑，喉痛止而變嘔吐，脅肋大痛，三四日不進米飲矣。令尊若翊兄，急迫商之於余。

診其脈弦細而緊，此厥陰吐逆，外科謂之過關喉痹，因誤用苦寒直折，痹下結於胃口矣。先用烏梅丸三十粒，

以開其寒熱格拒之邪。日進三服，至夜吐止而能納食矣。即轉腹痛，手不可按，此上焦之寒下注於中焦。急用四逆湯加桂苓人參，日進四劑，服附子一兩。如此六七日，腹大痛方止，尚微痛作瀉。後乃若翊兄自行調治而癒。

❹ 厥陰證（17則）

(1)喬俊升光祿[①]令愛，年七歲，二月苦冷，右脅忽大痛，呻吟不絕，手不可近，脈沉弦而緊，手足厥冷。幼科不知何病，囑余治之。余曰：半月前曾嘔吐長蟲，不能飲食，用烏梅丸吐止。今又脅痛，合而論之，厥陰寒證也。當溫裏為急，用桂枝、赤芍、細辛、乾薑、半夏、吳茱萸、茯苓，日進二劑。右痛移於左，而下連於肋，此少陰部位也。遂加附子，又二劑則夜發熱，咳嗽喘促，鼻翕，下利黃水。余沉思良久，其吐蟲時便爾受寒，未經解表，今見諸病，皆屬小青龍湯證，乃寒水沖逆於上下，當以汗解。但病因循日久，必兼溫裏，用桂枝、細辛、麻黃、赤芍、半夏、附子、乾薑、五味子、甘草、生薑，日服二劑，得汗而熱退喘定。再二劑又汗而瀉止，脅肋之痛，移於少腹。始去麻黃、細辛、桂枝，換肉桂以溫裏，其痛方除，每日微汗。

八日後咳嗽始寧，十日後以理中湯合桂枝湯，溫經調治而癒。觀此足徵幼兒傷寒，當與大人同治。世俗皆謂小兒純陽，不宜溫熱，豈小兒竟無三陰病耶？

(2)方純石兒，五月初，兩頤腫痛，先為瘍科所醫，

---

① 光祿：專司掌管宮廷膳食雜務的官員。

外敷內服，不知何藥。至八日見招，腫勢將陷，寒熱交作。余曰：此時行之蝦蟆瘟也。用荊防敗毒散二劑，表熱隨退，腫消大半。不虞少陽之邪直入厥陰，脈變沉弦，喉痛厥冷，嘔吐胸脹。改用當歸四逆湯加附子、乾薑、吳茱萸。堅服三四日，得微汗，喉不痛而嘔止，脈起足溫尚有微腫，病家以為癒矣。

次日往看，腫處盡消，但笑不休，問其所笑何事。答曰：我亦不知。脈復沉細，舌有灰苔，已笑半日矣。追思初病必服涼藥，所以少陽傳入厥陰，厥陰不解，又傳入少陰，少陰寒水，上逼心火，心為水逼，發聲為笑。不早治之，將亡陽譫語，不可治矣。

幸孫葉兩醫，以余言不謬，遂用大劑四逆湯加人參三錢。服後片時，略睡須臾醒，即笑止，一晝夜共服三劑。次日腫處復起，仍用當歸四逆湯加附子、乾薑，三四日腫處回陽發癢起皮而解。其時有不解事者，謂余多用薑附而致狂，醫難用藥，有如此夫。

(3)令春隔十數日，兩頤亦腫而不痛，若屬少陽，則脈當弦數身熱。今脈弦細，身不熱，亦屬厥陰。始終以當歸四逆湯加附子、乾薑治之。服至半月，方從外解，發熱脈浮，身發癮疹，作癢而癒。彼因未服涼藥，故不致內陷嘔吐逆冷，而傳少陰發笑也。時行蝦蟆瘟一證，稽之前賢治法，皆主少陽而用辛涼，並無傳經之說。

然虞天民《醫學正傳》，謂喉痺證不可遽投涼劑，恐上熱未除，中寒復生，變為發喘不休，將不可治。又陳若虛《外科正宗》亦云：饑年毋攻時毒。夫饑年指正氣虛也。即此二說，則前賢之發明久矣。

(4)黃迪人兄令眷，為方星垣兄之令愛也。夏月畏熱貪涼，過餐生冷。八月初患午後發熱，腰疼腹痛，大便頻瀉，咳嗽帶血。先醫數位，皆主陰虛。病經半月，招余一診，主以肺寒咳嗽而用桂枝、炮薑，與諸醫藥不合，置而不用。

逾半月病劇，又增嘔噦喉痛，煩躁不寐，方宅令其復請，其脈弦緊，前病屬厥陰，今病將入少陰矣。而病家素畏熱藥，病已至此，亦難顧忌。以桂枝、細辛、附子、乾薑、赤芍、半夏、吳茱萸、木通、桔梗、甘草，薑棗為引，表裏兼溫。

服至六七日，喉全不痛，得臥躁寧，瀉亦大減。少陰病衰，仍歸厥陰，現寒熱混淆之證，尚咳嗽而不吐血，或小便不通而痛不可解，服厥陰之烏梅丸則通；或兩乳腫痛欲裂，以當歸四逆湯加柴胡而乳消。如此上下游走而痛者又半月，皆以當歸四逆湯加附子、乾薑、茯苓、半夏，兼用烏梅丸，以治諸錯雜之邪。

蓋始病皆未以傷寒治之，致寒邪伏於厥陰，不能外解。計服桂枝薑附藥四十日，裏氣方溫，發出周身大瘡，如豆磊磊然，痛楚不堪。計又半月，邪漸解而瘡漸癒。醫治兩月，方能舉筋（筷子）而食。蓋厥陰主血，經云：厥陰病不解，必發癰膿者，此證是也。

(5)綏遠族侄，八月杪步至余家就診，自稱病瘧求治，蓋前醫之言也。及診脈則沉弦緊而無力。余曰：何輕視之，此厥陰傷寒也，必手足微冷，寒而不熱，少腹隱痛，腰腿冷疼，有是病否？應曰：均有之。視其舌色紫無苔，即投桂枝、細辛、赤芍、半夏、熟附子、乾薑、甘草。次日往診，則手回溫，脈不沉而但弦緊，少腹隱痛，

下利血水而增嘔矣。

此厥陰內搏之證，遂全用當歸四逆加吳萸、附子。七日出表，發熱煩躁，汗出而解，進粥食矣。被友拉出門巷，語多時，受冷而勞，次日脈反彰大，身熱腹痛，下利足冷，胸滿作嘔。仍用前劑，則汗出脈陷，其細如絲，證轉少陰，遂用四逆湯加人參、肉桂、茯苓。如此不易方者半月，方得利止，脈漸出，便實而癒。

前汪病案，乃太陰傳厥陰，裏不甚虛，仍從外解，此初病即屬厥陰，得溫裏法亦外解矣。因勞而復裏虛，遂傳少陰，少陰無外解之理，所以直用溫裏而癒。此傷寒表裏之大關也。

(6)方誕初孝廉①，盛暑患咳嗽吐血，午後發熱，腹痛作瀉，病四五日，自以為虛損，覓廣三七治吐血，招余參治。診得脈弦細而緊，舌紫苔白，兩足冰冷，咳嗽血涎。余曰：此厥陰傷寒，非虛也，乃恣食生冷，畏熱貪涼，寒中肝經。肝主血，此厥氣上逆而吐血涎；形寒飲冷則傷肺，肺寒則咳；冷飲注於下焦，則腹痛下利。

擬用桂枝、細辛、赤芍、附子、乾薑、吳茱萸、半夏、茯苓、甘草。呈方令尊翁，未敢用藥，因藥太辛熱，不合病狀故也。幸其令岳主持，方敢投劑。服至三日，則得汗而熱退。再四劑咳瀉亦寧，而陰莖內痛。兼服烏梅丸煎劑，減去吳萸，加當歸、木通，合當歸四逆湯，又兩日，小便旋通，七日後步行於途矣。

(7)程靖宋兄，就診於親家李宅，尚能強步，但稱左

---

① 孝廉：清代稱舉人為孝廉。

脅痛甚，已四五日矣。診其脈弦緊而細，兩手清冷，面色純青，咳嗽則痛引頭脅。此寒中厥陰肝經，須溫經散寒，痛方得止。用桂枝、細辛、當歸、赤芍、吳茱萸、乾薑、半夏、甘草，二劑痛減。再劑加附子，遂大汗而痛除。又二劑，又汗而痛全止。但少腹微痛，似動氣之狀，三四日通夜不寐。幸不煩躁，脈則細澀無力，此必因兩汗亡陽而不寐也。仿大青龍誤汗法，用真武湯去白朮加人參、當歸，易炮薑，加肉桂，收陰攝陽，如此五六日，方能熟寐而癒。此乃厥陰病，惟用桂枝、細辛尚汗出亡陽，幾至危殆。若少陰誤汗，更當何如哉！

(8)巴繡天主政，隆冬簪際脫裘易近體之衣，覺受寒，尚不為困，本夜又夢遺，次日即寒戰頭疼，發熱腰痛，脈反細緊。病屬陽證陰脈，幸脈但細而不沉，猶有頭痛身熱，乃厥陰表證，用當歸四逆湯溫裏散寒：以桂枝、細辛、赤芍、附子、乾薑、半夏、茯苓、甘草，薑棗為引。因有急務，遂晝夜四劑，三更得汗，五更即乘輿遠出，自為無恙。

次日即飲酒茹葷，三日回家，午後又寒戰發熱，更增嘔吐痰涎，仍用前劑，夜半得汗，熱退而解。次日又復乘船遠出，於路寒戰發熱，吐瀉腹痛而歸，自稱瘧疾。余曰：非也。瘧之為病，必受邪於半表，蓄久而發，此證先日受寒，次日即病，脈不浮弦，斷非瘧疾，乃厥陰表證而兼裏病也。仍用前劑，因增腹痛下利，脈變細緊無力，加人參以固裏，則寒輕汗少。四劑寒熱下利皆減。如斯三四日，寒熱頓止，嘔瀉皆寧。薑附藥服至十二日，退用當歸四逆湯本方，去細辛而加參朮，溫補匝月而康。

(9)江豫臣兄，戊辰夏病。初屬周醫治療，五日後相招，脈則弦澀，身無大熱，惟胸中飽脹，嘔噦不息，前醫用柴平湯不效。一醫用枳實理中亦不效。余詳辨之，病似太陰而多身熱；又不下利，面目皆黃，又似陽明而尿不赤，脈不長，口不渴。蓋弦脈屬肝，澀主血，病夜則獨語，胸腹皆痛，豈蓄血證乎？未敢遽投桃仁承氣，先作厥陰蓄血，以桂枝、赤芍、炮薑、半夏、陳皮、甘草，日投三劑，胸中遂寬。至第三日，竟屬厥陰，少腹急痛，不及登桶，便下紫黑血塊半盆，遂昏暈大汗，尊堂慌迫，以人參兩許，煎湯灌下。余急往診，脈則散大，此氣隨血脫也。頻以人參湯進之，方汗斂人清。

立候前治周醫，告之曰：傷寒蓄血已下，略去傷寒二字，惟有固氣一法。周醫首允，復同驗舌，舌則全黑，議用人參五錢，白朮三錢，附子、炮薑各二錢，甘草一錢。不易方者半月，舌黑全退，飲食大進，幸血下之後，不復再便。議去附子者三日，舌復全黑，加入附子旋退。計服參附藥匝月方瘥。

(10)方倫遠兄族弟，年未二十，自歙到揚，秋杪傷寒，先為揚城某醫所治，至八日迎余。診得脈弦而細，身微熱，足冷嘔逆，胸滿咳嗽喉痛而吐血水，腹痛下利，陰莖內痛而尿血，夜則譫語。此證陰陽錯雜，寒熱混淆，乃厥陰經病也。檢前醫之藥，乃柴苓湯也，辭不治。

病人泣曰：我孤子也，家有老母，乞憐而救之。余曰：此厥陰經病，宜表裏兼溫，使邪外解，前醫不識邪氣內搏，故嘔噦下利；厥陰主血，邪搏血，故上下皆出，用藥與前醫天淵，必須桂附，如不效，必歸怨於熱藥矣。倫

遠答以大數決不歸怨。遂用桂枝、細辛、當歸、赤芍、乾薑、附子、木通、桔梗、甘草，薑棗為引，解肌溫裏，以治身熱喉痛，腹疼下利，外用烏梅丸以治嘔噦吐血尿血，而袪寒熱混淆之邪。

余以一念矜憐，遂忘謗議，不意竟以湯丸二藥，堅治半月而獲痊。病起方初冬，而病者日已圍爐烘足，設以吐血尿血為熱證，豈不殆哉！

(11)吳飲玉兄令眷，未出室時，左肋下素有氣積，時時舉發而痛，在家皆用逍遙散治之罔效。嫁後懷孕三月，此積竟衝心而痛，痛甚昏厥，手足逆冷，口出冷氣，脈沉弦而緊。此肝經積冷，結為沖疝，非桂附莫效。又屬世醫之女，且懷有孕，舉世皆禁桂附，余何敢用焉？其太翁言修先生曰：大人要緊，胎且置之。

遂投以當歸四逆湯：桂枝、當歸、芍藥、炮薑、附子、吳茱萸、甘草、茯苓，服下即應手取效。每食生冷必發，發則必須前劑，懷孕在腹，屢發屢醫，而胎竟不傷。今所生之郎，已十有餘歲矣。後以東垣酒煮當歸丸，服三年未斷，其沖疝不發並形俱消，屢屢生育。經曰：有故無殞，先聖之言，豈欺人哉？

(12)卜宅內眷屈氏，五年前便血，因醫過用黃連烏梅苦寒涼藥，血去肝虛，苦寒傷肝。肝主筋，遂手足拘攣，項背強痛，兩脅結塊，手不能屈於後，足不能履於地，坐臥於床者四年，飲食衰少，形骸骨立。幸經水猶通，天真未絕耳。因往屈宅，便令診之。脈弦細緊，答以肝經虛冷，須服溫經熱藥，用桂枝、細辛、當歸、赤芍、半夏、茯苓、附子、吳茱萸、甘草立方，令其自製藥服。彼畏藥

辛熱，反多謗議，棄置不用。

一年後又往屈宅，別診他病，再請診之，病益甚，余曰：仍是前方，如放心百劑或效，然不可必也。因諸醫遍治不效，不得已以余方自製，姑試服之。十數劑頗安，兩手和柔。來又求診，更加乾薑。往診十餘次，皆前藥加減，或官桂，或桂枝、附子，每劑錢半，薑亦如之。惟立藥方，彼自製藥，堅服半年，手即能舉，足亦可步，胯塊皆消，周身筋舒，竟為全人。屈宅本籍關東，崇敬時道，因不相信故不用藥，惟立方也。

(13)王汝振僕婦，年近三十，冬杪患頭痛，以無發熱惡寒表證，前醫遂以火治之。至三日，痛益甚，頭疼如裂，小便頻出無度。余診之，六脈弦緊而細，面赤如妝，此厥陰頭痛也。三陰惟厥陰有頭痛，以厥陰之絡，絡於巔頂也。檢前方乃石膏、梔子，誤用苦寒，致寒極於下，逼陽於上，面赤戴陽，頭痛如破。且婦人厥陰之絡內絡廷孔。廷孔者，溺孔之端也。寒客內絡，故小便頻數矣。

幸未厥冷下利，邪猶在經，用桂枝、赤芍、細辛、生薑以解經邪，用附子、乾薑、吳茱萸、半夏以溫裏冷，日服三劑。先出冷汗，後出熱汗，頭痛便頻隨止。此藜藿之人，裏氣不虛，故邪易解也。

(14)張其相兄家女婢，年十五歲，初冬得病，因循未服藥。延至四五日，頭疼身痛，微熱惡寒，氣塞喉中，嘔噦不納藥，脈沉細緊。浙醫認頭疼為太陽，因脈沉而用薑、附，雜以羌、防、白芷、蒼、朴，不能下咽。次日無可奈何，改用柴葛平胃以試之，不得效。

迎余往診，而前證俱在。余曰：此厥陰表裏齊病，宜

用溫裏，但陰寒上逆，竟成格陽矣。先用烏梅丸二十丸，以通其格拒，嘔止能下藥。隨用桂枝、細辛、赤芍、乾薑、熟附、吳茱萸、半夏、赤苓，如此四日，兩得微汗，表證皆除，惟骨寒痛未減。至五日即入少陰，下利五次，徹夜號呼，齒皆枯垢，鼻有煙煤，手足厥冷，脈微欲絕，脫陽見鬼，擬其夜必死，但形神未脫，憐而救之。

遂用生附子五錢，乾薑三錢，茯苓、甘草各二錢，一劑手溫，再劑利止，脈亦微出。如斯重劑，七日方獲回陽而癒。若以人賤忽之，必無生理矣。

(15)汪靜夫兄，五月初一真州得病，服過羌、防、柴、葛藥七劑，初四日回揚，揚醫猶以真州套劑治之，皆前不效藥也。令余婿朱與白相招，診則脈沉而緊，兩尺如絲，汗多而熱不退，頭疼身痛，呻吟不能轉側，煩躁欲席地而臥，乾嘔欲飲冷水復不能飲，舌紫無苔，少腹硬痛。

以《傷寒論》之陽證陰脈，法當不治。因有頭痛，定屬厥陰，又多煩躁，兼有少陰，須兩經並治。用桂枝、赤芍、細辛、附子、乾薑、茯苓、半夏、甘草八味投之。二劑躁定熟寐，而身痛減半。又四劑脈起不嘔，能食米飲矣。忽尿莖內痛，小便黃赤，乃厥陰陽回吉兆。而旁人遂謂余誤用熱藥，勸進燈心湯，因停余藥。

延至午後，即腹痛下利，初硬後溏，抵暮復加陰躁，起床抱柱而立，此真武湯證擗地就實之狀。因便後裏虛亡陽之機已露，遂不從旁人之言，仍煎余藥，服後躁定而安臥。至初七日清晨再診，全屬少陰證矣，脈沉細，手足冷汗不止，腸鳴下利，兩腿筋惕。急用大劑真武湯一劑，至午厥回汗止，猶有利狀。遂加人參，晝夜三劑，計用附子

一兩，人參六錢，方陽回利止。

因有身熱腰疼，遠迎京口名家，猶謂表邪未解，裏滯未清，藥用柴葛二陳，病人畏不敢煎，然終以身熱為患。余告曰：少陰身熱，乃為可治，若厥冷則下利不止矣。余所以留熱，以存陽也。竟服真武湯五日，少陰病衰，餘邪仍轉厥陰，耳前時或一痛，夜則氣上衝喉，渴而多飲，皆厥陰表證，恐致發頤，必怨熱藥。

遂以當歸四逆湯本方，不加薑附，少入人參，以助正氣。二日四劑，周身微微似汗者一晝夜，邪盡外解，而口渴氣衝、耳痛莖痛全癒矣。

因旁議紛紛，除去薑桂，甫五日，即腹痛作瀉，復用桂枝人參湯五日，便實而痊，續用平補藥十餘日。因食蘋果，又胸脹不食，胃本虛寒，豈余浪投辛熱。

今病已痊，而附子之謗不息，執膚淺之見，妄論是非，《內經》不失人情四字，醫家誠戞戞乎難之矣。

(16)吳西爍兄，酷暑染病，身無大熱，但稱下體痿痛，多飢欲食，小便頻出，下氣頻洩而不臭，口中反穢氣逼人，舌紫苔白，自以為虛，又疑為暑。及診脈則弦緊而細，皆陰脈也，無經絡之可憑。若謂口臭多飢為陽明，而脈不長大，無惡寒發熱頭疼，全非陽證，且不腹滿自利，斷非太陰。

今脈弦細而緊，心懸如病飢，腐氣上逆，清氣下洩，舌紫便頻，皆屬厥少二陰之病。初病不暴者，邪從中發，其勢未彰，乃時疫也。因脈細緊，用桂枝、赤芍、細辛、獨活、半夏、乾薑、赤苓、甘草，溫裏解肌，俾邪外出，二劑頗安。遂加附子，服後一刻，即周身皆麻。

病者畏，停後劑。三日後，其邪乃發，遂頭眩身熱，煩躁作渴，身疼腹痛，脈仍細緊，全現厥陰經證。竟用前劑，得汗數身，邪氣稍解。病者因夜煩躁，令去乾薑。次日即下利嘔噦，易以溫裏治法，用附子、乾薑、茯苓、半夏、甘草四劑，則熱退利止，漸次則癒。

　　數日後，食鮮雞海味，即發熱腹痛，下利膿血，日夜十餘次，脈復弦大而緊，自稱痢疾。余曰：乃厥陰餘邪，因復而下利膿血，非痢疾也。脈變弦大，宜從汗解。復用厥陰之當歸四逆湯，加乾薑、附子以溫裏。二劑大汗，病遂減半。四劑熱退利止。次日忽陰囊腫大如瓜，痛不能立，稱舊疝復發。

　　余曰：尚是厥陰餘邪，甫離後陰，又注前陰，非疝也。仍用前劑，疝亦旋消。因脈尚弦，知邪未盡，藥不易方。二劑後，周身皆麻，如初服附子狀，隨即手足拘攣，頸項強直，儼如痙證，少刻大汗，通身痙麻皆定。余慰之曰：可不藥矣。病者但稱口渴，胸中熱甚，此厥陰逆上之虛陽，令吞烏梅丸二十粒，頃刻渴熱皆除，脫然而解。

　　病家因麻痙驚駭，延他醫診視，不識病因但稱附子毒而已。嗟乎！殊不知初服附子麻者，欲作汗也。若不畏而再劑，必大汗而解，失此汗機，使邪蟠踞於表裏之間，入藏則利，注經則疝，出表則麻，乃邪自裏出表，其病實解而反似危。因始終未用苦寒，裏氣得溫，逼邪外解，病復五日而三變證。惟執厥陰一經，不為利疝所惑，此認經不認證也。

　　(17)吳景何翁，素有痰飲吐證，每發不能納藥，例以吐盡自止，即醫用藥，亦置不煎。某年秋涼，夜飲受寒，

歸家嘔吐，繼即發寒熱，相招診視。余曰：非夙疾，乃新感寒也。但本體虛冷，不同常人。治法用調中湯，桂枝、白芷、蒼朮、乾薑、半夏、陳皮、甘草等藥，溫經散寒，雖日相招，竟不服藥。

延至五日，余激曰：今日再不服藥，寒不外解，內搏於裏，必下利不止矣，猶然不信。迨至初更，腹大痛，遂下痢膿血，方以余言不謬，連夜再招，急請治痢。余曰：非痢疾，乃寒邪五日不外解，傳入厥陰肝經，肝藏血，寒搏血而下痢，若以痢疾治，則誤甚矣。因其身熱未退，邪猶在半表，未全入裏，以桂枝、細辛、生薑解在表之邪；以乾薑、附子、吳茱萸溫裏之冷；以當歸、赤芍、紅棗和厥陰之血。日投三劑，至第三日壯熱半日，得通身大汗，隨即熱退而痢止。若誤作痢治，身熱而痢，豈不殆哉。

❺ 少陰證（9則）

(1)汪方伯潘姓紀綱[①]，寒夜隨赴席，食席餘冷物，五鼓回家，即腹痛作瀉，次日早晨則喉音頓啞，外無他證，手足不冷，但脈沉細耳。《靈樞經》曰：「寒中少陰，卒然而啞」，因腹痛瀉利後隨啞，脈又沉細，全屬少陰無疑矣。初用麻黃附子細辛湯一劑，則有喘汗之意，其身不熱，寒不在表，而全入於裏。易用四逆湯加桔梗，服二日，脈方略起，計每日用附子七錢五分。至第四日，猶喘厥片時，醒得微汗，其音始出。

黃成九兄未出室之女，壬戌冬杪，小便後卒然而啞，

---

① 紀綱：即僕人。

余作少陰中寒，用麻黃附子細辛湯，其時某醫畏熱不用，後七八日竟至不救。

(2)仙柯族侄，秋杪內傷生冷，外感寒邪，形盛氣虛，中宮素冷，即腹痛作瀉，嘔吐發熱，裏證多而表熱微。余初作太陰治，用蒼朮、炮薑、桂枝、二陳、香砂之劑。畏余藥熱，易醫用柴芩湯，至十日，寒邪直入少陰，漸變神昏不語，默默但寐，腸鳴下利，足冷自汗，筋惕肉瞤。復召治療，病勢已危，主用真武湯加人參、乾薑，回陽固脫。眾醫議論不合，惟秦郵孫醫，以予不謬。

令祖曉齋先生主持，堅托余醫。遂以真武湯本方，加人參三錢，乾薑二錢，附子三錢，日投三劑，汗瀉稍寧。其時令岳母曰：藥則效矣，奈熱不退何？余曰：此證以身熱為可治，若不熱則厥冷下利不止矣，故余留熱醫也。照上藥服至三十劑，歷一旬始省人事，筋惕下利方止。詢其前事，全然不知，後服理中湯匝月方起。蓋少陰病以陽為主，熱乃可治也。

(3)行九族弟，夏月得傷寒，初醫者不知何藥。至第八日招診，脈大而數，按則無力，身有微熱，煩而不寐者三日矣。云已發汗解肌消導，皆不效，相商議下。余曰：脈大為病進，今八日已陽盡入陰之期，而汗和不解，脈反彰大，此虛陽伏陰，非溫不效，用茯苓四逆湯溫裏收陽。彼不肯服，延揚世醫決之。彼云：脈大面紅，口中大臭，乃陽明內實，非大涼大下不解。見余四逆湯，搖手而去。又迎團弘春決之，弘春曰：陽氣外越，裏實虛寒，急服無疑，猶不敢用。

余因族誼，迂道復探，則席地而臥，煩躁不寧。余

曰：病急矣，若再不藥，必寒戰大汗而亡陽矣。令急煎藥，坐視其下咽。片刻面白，合目欲臥，扶其登榻。再留二劑，通夜服完。次日脈斂熱退，口亦不臭而手足反清，就枕便寐，全見少陰本證。如此溫劑十日，繼用理中湯半月方癒。

(4)黃庶常翁令政①，年近四十，於五月初旬，惟熟睡不醒，呼醒又睡，胸背脹痛，嘔吐不能食，不知何病，招余診視。脈沉細緊滑，惡寒足冷，以前病論之，此少陰中寒而兼痰飲也。經曰：少陰病但欲寐，此證是已。諸陽受氣於胸中，轉行於背。今胸背脹者，寒痰冷氣，上參於陽部。幸未厥逆，急以四逆湯加半夏、茯苓，日投三劑。計用附子七錢五分，服至七日，即霍然起矣。

(5)葉奉宇媳丁氏，孕三月，惡寒嘔吐，腹痛下利。前醫作霍亂治，至第三日腹痛而厥者三次，回蘇則喉無音而竟啞。前醫辭不治，其母迎余診。其脈尺寸皆伏，惟寸口尚應指。余曰：此少陰寒證，腎脈循喉嚨，散舌本。經云：腎氣厥，不至舌。今寒極於下，陽氣不升，致喉無音，惟救病人不能顧胎矣。

病家唯唯，遂以四逆湯加桔梗，大劑灌下，片刻音出，再劑痛止，手足回溫，脈亦漸出，第五日果胎墮，而產母無恙。若徘徊瞻顧，產母不救，而胎何能獨存乎？

(6)令郎年十五歲，因夏月貪涼食冷，致仲秋發熱腹痛。初幼科醫治，十日不效，令余接醫。診脈弦緊，仍以童稚治法，用溫中化滯，蒼、朴、桂枝、炮薑，又四五日

---

① 令政：敬稱他人的嫡妻。

亦不效。以手按其痛處，則在臍旁季肋之下，此少陰部絡，且年已十五，不可作童子醫矣。已經汗而熱不退，每日大便而痛不減，漸增煩躁，此內真寒而外假熱，少陰病也，用茯苓四逆湯，暗投附子，恐病家之疑畏也。

初煎服下即熱退，再煎擠渣服即安臥。次日直告明用附子，照前藥遵原方，加人參一錢。如此七日，熱退痛除，即轉咳嗽，前之季脅痛處，變為不能著席而臥。蓋前痛乃外寒客於少陰，今之咳嗽，則因病而內虛寒。改用八味地黃湯加人參，十數劑咳止，方能側臥。病後唾水，仍以八味地黃丸，兩倍桂、附，水疊為丸，服年餘乃唾止。

(7)邵子易兄，四月間自江右回揚，素有中寒痰證，數日腹中微痛，漸次痛甚。先醫者已用炮薑、附子、蒼、朴溫消，繼用六君子加香砂，作太陰寒治，而痛益甚。迎余往診，其脈沉細而緊，汗出沾衣，面赤腹痛，腹形脹大，乾嘔欲吐，小便頻數，大便下利，少陰證全。

此因前之蒼朴耗氣，繼用白朮閉氣，是以不效也。但久痛傷氣，須急扶陽，不宜疏氣。以附子、乾薑為君，肉桂、人參為臣，吳茱萸、甘草為佐：用生附子三錢，人參、乾薑二錢，肉桂、吳茱萸、甘草一錢，日三劑。三日後減一劑，又三日痛止而癒。

(8)汪象成兄令眷，年三十外，素有肋下臍旁寒積，每發必痛，吐痰飲，非一日矣。乙酉年初秋，復感外寒而舊病同舉。初不以為病，醫者亦以薑附輕劑治之，至第九日病勢沉重，路截邀治。則兩尺脈全無，嘔呃不已，手足厥冷，氣塞喉中，耳聾神昏下利。余曰：病劇矣，此少陰證也，非重劑不能回生。

先以半硫丸治呃，繼用生附子三錢，乾薑、半夏、茯苓各二錢，吳茱萸五分，日投四劑。雖未變壞，陽總不回，如此三日。隔牆廚內烹雀，彼忽知之，急索欲食。

余曰：此真陽飛越，將亡陽矣，急用四逆加人參，藥未熟，即大笑不止，隨即服藥，而狂呼揮拳亂毆尤甚。急服再劑，方寧而寐。次日問之，全然不知。若非知機急救，豈不亡陽而逝哉。繼用四逆加人參、桂苓、半夏，日投二劑，月餘方陽回利止。復冷秘，吞半硫丸十日，大便乃通，皆稀溏糞水。因臍旁動氣，始終皆屬前方。若加白朮理中湯，便脹痛不已，以動氣禁用白朮也。

(9)張紫山學博，初夏自真州歸，其夜小便頻頻欲解，又復不多，有二三十次，初不知服何藥。三日後小便略通，即肛門下迫而痛，頻欲大便，而糞又不燥，竟不能坐，惟欹倚而立。診其脈沉弦細緊，舌紫微渴。

余以初病小便頻，脈又沉緊，作厥陰中寒處治，用當歸四逆湯本方，四劑不效。先年曾患痔，又令瘍科視之非痔，用補中益氣湯，則痛墜愈甚。

詳審其脈，沉細而緊，少陰脈也。腎主二便，開竅於二陰，頻頻欲便，亦少陰病也。作少陰下利治法，用四逆加人參湯主之：附子三錢，茯苓、乾薑各二錢，人參、甘草一錢，二劑知，四劑減，八劑肛全不墜。又仍如初病時小便頻而痛也，余因悟初由厥陰失治，傳入少陰，得四逆湯出少陰，又復回厥陰矣，重用當歸四逆湯本方加乾薑、附子，兩陰並治。惟恐過熱傷陰，每日間服烏梅丸六十粒，以通其格拒之邪，七日後則痊癒。議以八味地黃丸調理，三四服後，虛火發而停藥，病已痊。

一月復如前，小便頻解而作痛，彼以前效之方，自配藥服，愈服愈甚，又求治。則脈細數，兩尺更甚，與前脈不同。余曰：此肝腎虛火，必失精之故。紫兄云：數日前果夢遺驚覺，未洩也。

余曰：此肝火證，非前肝冷證，因遺未洩，必有瘀精，用生料地黃湯去山茱萸，加牛膝、車前子、當歸、赤芍、生甘草，七八劑後，痛止溺通，出敗精而癒。

夫均一人也，同一病也，前後治之個別而皆效者，憑脈故也。此憑脈不憑證之治法。

❻ 虛陽外越（5則）

(1)陳聖年令眷，年近三十，夏月大勞之後，傷風發熱，汗出不止。初醫作陰寒，用參附理中湯，汗雖止而增煩熱作渴。易醫作傷寒熱病，用柴芩白虎不效，議投承氣湯下之，取決於余。診其脈，虛大如綿而不數，煩躁不得臥者已六日矣。視余曰：先生何著紅衣耶？望其色，面赤如妝，舌苔灰黑而滑，以脈合證，乃虛陽外越也。用湯試之，喜熱飲，飲止一口，則非大渴可知。

蓋此證本於勞倦內傷而兼風暑，所以多汗發熱。初醫者因汗多誤用薑附，以致煩渴。繼醫者不辨虛實，翻用苦寒，虛作實醫，逼陽外越，儼如熱病，正合東垣當歸補血湯證也。證似白虎，但脈不弦長為異耳，誤服白虎必死。今誤服不死，幸也，豈堪復投承氣乎？

余用黃蓍五錢，當歸三錢，麥冬一錢，五味子五分，服後得寐片刻。再劑熟寐時許，醒則熱退，面黃脈斂。次日往診，惟舌黑不改，蓋前薑附之餘也。用前藥減黃蓍一

半，加人參、茯苓、甘草二劑，舌苔黑退，變微黃色，遂思飲食。如此平補半月而癒。

(2)吳侶張僉憲尊閫，素有飲證，頻發嘔吐，醫者用生半夏、生附子，以生薑汁入藥調服。如斯一月有餘，計食生薑二十斤，意圖除飲之根，不無用藥過激，遂致耗氣亡陽，七日夜不能闔眼而寐，招余往診。脈浮細如羹上之浮脂，指點便散，自知周身之氣行於皮內，淅淅有聲，行至巔頂雙目前，如眼鏡兩圓光蕩漾，即遍身汗出，昏眩不知身在何處。余曰：此真陽外越，不急救之，瞬息便脫。

用仲景之附子湯：人參、白朮、茯苓、附子、赤芍各二錢，服後得合目昏睡片刻，醒時兩圓光即收。本日又進一劑，夜則熟寐達旦。如此六七日，人事方清爽。痰食是其本病，嗣後以前藥去芍藥加半夏、甘草，畏生薑不用，醫治兩月，方能出戶而立。

緣生薑辛能散氣，多食幾至亡陽，此過劑用奇之患也。即以前藥為丸，十年不發矣。

(3)瓜鎮吳象衡兄令眷，懷孕臨盆，喪子悲慟。不數日生產一女，悲怒交加，產後即胸脹寒熱煩躁。歷醫三四位，皆主疏氣消瘀。至七日不效，始迎余治。脈虛大無倫，煩躁作渴，輾轉於床。時值秋暑，目中流火，視物皆赤。余曰：此產後虛煩，真陽外越，若不溫補，必致危殆。象衡素自用，答曰：胸脹如此，豈勝補藥耶？煩熱如此，豈勝溫劑耶？余言之極力，其岳家亦以前用消克其病愈甚為辭。象衡為理屈，不得已聽余用藥。余勉以歸脾湯加炮薑，用人參一錢，服一劑頗安，再劑則熱止得臥。如此三日，諸證皆回，但脹滿未解耳。

彼懷疑誤補，又惑前醫之言，以前胡、厚朴、陳皮、半夏、知母、丹皮，清熱寬中，五六日脹滿未除，更增腹痛瀉痢，汗多不食，嘔噦似呃矣，病益加重。前醫束手無策，又復求治。余曰病危矣，前藥亦不應，須用附子乾薑，挽回於萬一，言明不效勿怨。遂用人參五錢，附子、白朮、乾薑、肉桂、茯苓各錢半，大溫大補，始克有濟，下咽一刻，即汗斂嘔止。如此大劑，十日瀉止能食，一月方減藥，而病亦漸癒。若其復請時，以前醫翻案，置懷不以援救，豈不坐視其斃乎？

　　(4)程元美兄令眷，年近三十，產後未滿月，得發熱咳嗽、吐血盜汗等證。產前並無此夙疾，合當溫補。而前醫竟作陰虛主治，投以四物湯、知柏、花粉、黃芩，病愈篤矣。余往視之，脈浮大而數，按之中空，壯熱喉痛，咳吐血涎，腹脹作瀉。此產後誤用苦寒，中宮虛冷，逼陽於外也。用理中湯加麥冬、五味子、黃耆，服後陽氣內歸，則脈細如絲矣。其初吐之血淡紅，血涎乃脾虛不裹血，非陰虛火逆衝出之血也。煎藥仍主前方，更加八味丸兼補腎水，所謂土旺自生金，毋拘拘於保肺；水壯自火息，毋汲汲於滋陰是也。

　　調治半年，經水方通一次，旋即不通，咳嗽未全止，脈澀不滑，臍下結塊。其時喜尊素先生診脈，亦云非胎，定為血瘕。以八味地黃丸加倍桂附，添入降香節、牛膝以通經，日服不輟。忽腹大痛，意其經通，不意竟大產而生一男。夫病中及質弱者，胎脈臨產尚且不形於診，則脈不足憑矣。醫道誠難言哉。

　　(5)許蔚南兄令眷，暑月因食瓜果得夾陰傷寒，至第

七日，迎余往真州。時當酷暑，診其脈數大無倫，重取無力，乃虛陽伏陰之脈。煩躁席地而臥者五日矣，身發赤斑，目赤畏亮，口渴頻欲冷飲，復不能飲。

前醫不識夾陰，誤為中暑，投以香薷，以致陰極似陽。余因其懷孕六月，薑附未敢即投，初用溫中平劑，又屬女病，不能親視病容唇舌，脈大而虛，亦似暑證。恐熱藥傷胎，先以井底泥敷臍，以試其裏之寒熱，便投溫劑。甫以泥沾腹皮，即叫冰冷入腹而痛，急令拭去。余曰：此真病狀也。遂用茯苓四逆湯：茯苓三錢，附子二錢，乾薑、人參各一錢五分，甘草五分，令煎成冷飲。

余方撮藥，病家驚畏而哭，謂人參、附子盡劑也，倘不效奈何？有孕在懷，即藥效，胎將奈何？余曰：經云：有故無殞，有病則病受，不傷胎也。正在遲疑，吳中璧兄曰：此吾女也，年少可再孕。接藥加參，煎成立令服下。五日未寐之病人，得藥便睡，醒則登床。再劑斑消熱退，熟寐半夜。次日余辭曰：藥效矣，病未除也，尚須藥六日，倘畏熱，余告去矣。病家云：藥雖效，而附子、乾薑必致墮胎，汝去誰為先生任過耶？因留七日，每日人參五錢，附子四錢，乾薑、白朮三錢，甘草一錢，服六日，胎不墮。而病回後足月產一女，今成育。

❼ 戴 陽（3則）

(1)趙宅寡居蔣氏，年四十外，五月得時疫傷寒。初醫未辨時疫，概作傷寒正治，發表有汗而熱不退，再用清熱，即乾嘔吐蛔。七日後延余往治，脈弦數而無力。余曰：此時疫證，乃邪自裏發於表，非若傷寒自表而傳於裏

也。初因誤汗，徒傷正氣，清熱必定寒中，以致乾嘔吐蛔，急宜溫中安蛔，免邪入裏。即以小柴胡湯加炮薑，去黃芩，四劑嘔止蛔安。而經水適至，夜則譫語，即前方加當歸、赤芍、紅花，作熱入血室施治。至十一日，乃大戰汗出而解，已身涼脈靜一日一夜矣。忽復煩躁，面赤戴陽，渴欲冷飲，赤身跣足，或歌或哭，譫妄如狂。

他醫有謂汗後餘熱未盡，當用竹葉石膏者，有謂汗雖出而裏未通，宜用承氣者，又有謂余先誤用炮薑藥貽患者，議論雜出。余答曰：皆不然，初因邪未出表而誤汗，以傷陽氣，致中寒乾嘔吐蛔；又值行經而傷陰血，氣血兩虛，故出戰汗；幸戰而有汗，邪方外解，若戰而無汗，正屬不治。今身不熱而脈反大，乃真陽外越，不急用參附，必再戰而脫。

余主用四逆湯加人參，煎成而不敢服。瞬息間，病人索被惡寒，方信余言。即以前四逆湯乘冷灌之，面赤漸淡，就枕略睡片刻。醒則又躁，即急煎如前大劑，亦用冷飲。方熟寐一時，及醒問前事全然不知，反倦臥於床，不能昂首矣。用參尤炮薑，一月方瘳。

(2)吳南皋兄家人，年二十餘，五月間得傷寒。初係他醫所治，至八九日忽發狂譫語，躁欲墜樓，其妻拉住，揮拳擊婦，致婦胎墮，數人不能制。用醋炭薰鼻，方能握手診脈。脈則散大無倫，面赤戴陽。此誤服涼藥，亡陽譫語，瞬息即脫，眾藥陳幾，有用白虎湯者、承氣湯者、柴胡涼膈者。病家云：因服香薷涼藥，大汗至此，故不敢再煎，求余決之。余辭不治，主人力囑，遂以真武湯本方易乾薑，用生附子三錢，令其煎成冷飲。服後片時，即登床

就枕，略睡片刻，醒則再劑，加人參一錢，熟睡兩時，即熱退神清，詢其前事，皆云不知。繼用理中湯六七日而癒。其婦因擊墮胎而反殂。

(3)郭元威學博，壬午年三月猶寒，深夜步歸，平素脾腎陽虛，有痰飲夙病，次日即胸脅大痛，嘔吐痰涎，虛陽上泛，面赤脈大，汗出如水。藥用乾薑、附子、人參、半夏、茯苓、吳茱萸，時痛時止。如此七八日，忽痛吐紫黑血碗許，則胸脅痛減，下移於腹。前方加當歸、赤芍、官桂，換炮薑以逐下焦之瘀。又數日，大便下黑血，其痛乃止。此中寒痰飲，血因寒蓄也。

繼以理中丸加桂、苓、半夏，兼用八味地黃丸，加倍桂、附，更入胡蘆巴以宣下焦之氣，水疊為丸。每日仍服理中湯一劑，雖不能如平常之健，亦復起居無病。

至癸未年四月初旬，舊病復作，又如前痛吐，手足厥冷，汗多面赤，彼不自以為虛，堅不用參。殊不知痛吐亡陽，胸痛引背，脈疾煩躁，勢將痛脫。急令用人參五錢，生附子三錢，乾薑、茯苓二錢，漸次痛寧得臥。續用熟附子、炮薑、理中、苓夏調治，猶未起床。因夏至將臨，惟恐陽虛陰逼，所以薑附未退。至五月初一即咳嗽，猶以為寒痰，用桂枝、生薑、苓夏溫肺，而咳愈增。至初六，適值夏至，即大熱大渴，大咳吐血，不能平臥，脈變大數，全現陰虛，反屬陰氣當生不生，而轉陰竭。

未敢遽用清滋，先以八味地黃湯試之，猶不勝其熱，再以六味地黃湯加沙參、麥冬、五味子，方合病機。熱遂退，咳漸止。人參減半，未全去也。自夏至秋皆如此醫治，亦復起居如常。

因本質虛寒，立冬後即改服八味地黃丸煎劑，用去附理中湯加半夏、茯苓、人參未輟。至十一月初一，冬至將臨，又現陽氣不生之證，忽霍亂腹痛，吐瀉大作，痛止即下利不禁，嘔呃昏沉，手足厥冷，已治終事。急用四逆湯加人參五錢，薑、附各三錢，日服三劑，三日方回陽。又醫治一年，藥不少間。

然過勞必發，寒熱腹痛，嘔吐汗出，熱退即身目俱黃，溺赤，儼如癉證，此陰黃也，全不用茵陳等藥，堅服參、朮、薑、附、苓、桂。

三年之中，瀕危者數次，至甲申年冬月，方能出門，應酬如常。若非任醫之專，服藥之一，何能至此耶？

❽ 亡 陽（9則）

(1)吳雲翼兄秋杪赴席，夜歸已寐，半夜後寒戰，嘔吐汗多，次日微發熱，他醫作陽證傷寒用汗法，汗後熱愈甚，反增身痛腹疼。三日後就診，脈細緊，身無大熱，因思酒後已寐而病作，寒戰不熱，嘔吐汗出，此病從中發，寒邪在裏，不在表也。因藥汗出，而身反疼，豈非誤汗乎？初以桂枝理中湯解肌溫裏，二日不效。至夜即轉少陰，而現亡陽煩躁，狂呼撫幾而立，不能臥床，少腹急痛，肉瞤筋惕，兩足厥冷。急用四逆湯加人參三錢，夜投三劑，至四鼓方躁定，登床得寐。

次日，夫婦悲泣畏死。余慰曰：昨夜應死，今日不死矣。改用真武湯加人參二錢，六日後方能坐於床。後用理中湯加減調治，半月方癒。治病須意會表裏陰陽，此寒霍亂，初治即當用理中湯者。

新編清代名醫醫話精華

224

（2）方安止郡丞①，素虛寒，脈本細小。丙子年初冬，因酒後蓋覆不周，感寒嘔吐。次日即發熱惡寒，身痛脈浮，猶有表證，作太陰病治法，用桂枝、蒼朮、炮薑、二陳等藥，溫裏解肌，得汗表解。旋入少陰，脈細如絲，舌黑下利，尿如煤水。因病重又請一醫參治，見舌黑而滑，作腎虛用八味地黃湯加人參，甫一劑即嘔吐，半夜而增呃逆。因吐汗多，遂致亡陽，筋惕肉瞤，大便頻下，神昏蜷臥，急以真武湯換乾薑，每劑人參五錢，附子三錢，日服三劑，如此十日，未少間斷，方得神清利止。

幸天生胃氣，能進粥食，計用人參三斤，薑附二斤，醫治兩月，方獲痊可。

（3）吳隱南主政②尊堂，因大勞後得時疫，初病但發熱身痛，胸脹作嘔，脈弦數。外無表證，此邪從內發，所謂混合三焦，難分經絡者也。用芎蘇飲疏解之，至第三日，兩頤連頸腫痛，此邪由太少二陽而出，正合敗毒散證。服二劑，邪不外解，次日反內陷而入少陰，變為胸脹嘔噦，煩躁不寐。因病增劇，日請數醫，皆用柴胡、蒼朴、半夏、青皮、陳皮、枳殼。余雖日到，而診視者五人，藥劑雜投，余不能肩任。至第九日，脈變細疾，煩躁下利，乾嘔胸滿，冷汗自出，遂直告隱南曰：病危矣。

不知連日所服何藥，已傳少陰，將致亡陽，若不急救，明日即不可治。遂立方立論，用茯苓四逆湯：茯苓三錢，附子二錢，乾薑錢半，人參八分，甘草三分，留藥為

---

① 郡丞：郡守的輔助官吏。

② 主政：官名，舊時各部主事的別稱。

備卷，以俟眾議。其日歷醫八位，皆曰不可服。延至二鼓，病人不躁，忽變為笑矣。

隱南知笑為惡證，勉煎服半劑即安睡。至四鼓醒，索余藥盡劑服之，又熟睡。至天明，再請不准服四逆之醫，又云當服矣，但造議宜減附加參。病家崇信，減附一半，加參一倍。甫下咽，即煩躁乾嘔，急復相招，徑去人參而加附子，隨即相安。蓋寒邪在少陰，重在附子，其加人參，不過助邪氣耳。終竟去人參，以俟邪盡，六日後方用人參理中湯加半夏，彌月乃安。病九日而傳變三經，醫不明經，何能治病？

(4)黃蘭孕翁令政，年五十外，壬午隆冬，病傷寒，初不知何經受病。至第八日請治，脈則細緊而弦，嘔噦痰涎，神昏但寐，腹痛下利，足冷舌灰，時發譫語。先治之醫猶用蒼朴柴苓湯，作協熱下利治，指譫語為實熱。

余曰：病經八日，正陽盡入陰之時，已經發汗消導而神昏下利，將至亡陽。急用四逆湯以救其逆，安敢再肆疏削乎？撮附子、乾薑、茯苓、半夏、甘草一劑而別。前醫阻撓不決，置藥不煎。至夜病劇，卜之灶神，神允余藥，方敢煎服。服之即得寐，醒後神清。次日再招，相信委治，診脈稍和，即以前藥加人參一錢，日服二劑。至五日，噦利方止，繼用附子理中湯，半月始癒。

(5)王蔚園兄令眷，山右先生之媳也。懷孕八月，忽下血不止，其胎欲墮，又值秋暑，嘔吐非常。醫士沈目南與余同道，主以固氣防脫。用大劑參附湯，頻灌一夜，服參三兩，熟附兩許。天明胎墮，而產母幸全，惟虛憊之極，脈微似脫，飲食就枕匙進。揚俗產後例不用參，次日

不免大減，至第三日忽然床上跳下，滿房亂走，或笑或哭，竟似癲狂。而沈醫先生認為瘀血發狂，用芎歸湯加童便，煎成將服矣。

余適至，急止之。診其脈散大無倫，面赤氣促，不避親疏。余曰：前夜血脫於下，今復陽亡於上，不急救瞬息脫矣，此亡陽證也。仍用前法，以人參五錢，附子二錢，急煎與服，隨又一劑方定。令人抬上床，閉目一刻，及醒前事皆忘，仍復臥床，頭不能舉。繼用參、蓍、歸、朮、炮薑等藥，醫治七日，忽腹大痛，先瀉後痢，紅白頻下，二便不禁，勢更危篤。因詢夏月食瓜果否？若曾恣食瓜果，尚為寒痢，不然此即五藏之氣絕於內，為下脫證，萬無生理矣。家人答以日食西瓜，於是告以必須薑附。

王兄首允，即用附子理中湯加肉桂、赤芍、茯苓、砂仁。七日痢止，轉變嘔呃，吐痰眩暈，大便頻而溏，不能登桶，全不欲食。蓋平素胃冷多痰，元氣稍振，本病復萌，其嘔呃眩暈皆痰飲也。屏去血藥，專用附子理中湯加茯苓、半夏、天麻、白荳蔻，每劑人參三錢。醫治百日，計服人參數斤，床上方能坐。若其狂跳時倘無灼見，則差之毫釐便失千里矣。

(6)許滄澄兄，年二十外，久病真州，招余往治。詢病源於前醫，謂秋間患夾陰傷寒，治未痊可而即停藥，至冬則甚。其時十月上旬，診其脈虛細無神，而舉止無淪，神思疲倦，默默不欲見人，一派陽氣虛弱之證。用歸脾湯加肉桂、益智仁，去木香。告曰：須冬至一陽生，病退方妙。至其時果半癒。後因莊房回祿，悶步於庭，三日不寐，遂病劇矣。

次年三月復招往看，及就診，兩手掩面，不敢見人，窗牖障黑，晝日燃燭。兩手枯白，筋露青紫，兩足筋惕，身肉瞤動，足踏火，手抱火，猶然畏寒。三五日必夢遺一次，雖無夢亦遺，尿管連肛精道澀痛，口渴欲飲，飲必火上沸湯，惟吞一口，旋吐冷涎。日食十餘餐，儼如消證，聞人履聲便驚汗出。惜費不肯市參，以致危篤至此。

又米令兄見其沉重，托余急救，一日三診，而脈三變。初則虛大無倫，服參、朮、薑、附藥一劑，脈略斂。近夜即細澀無神，蓋脈資始於腎，脈之頻變，腎虛失其常度。渴者，腎虛引水自救也；多餐者，胃陽發露，皆亡陽脫證，非尋常藥之能治。立千言醫案，定議用仲景附子湯治少陰病者：人參三錢，附子三錢，白朮、茯苓各錢半，芍藥、炮薑各一錢，不須加減，以俟陽回。如此堅服一月，而畏人畏亮、筋惕厥冷陽脫諸證皆癒。

四月來揚就醫，則脈證與前大不侔（相等）矣。脈虛大而尺數，兩足陰囊皆腫，肛右尿莖內痛，微咳多餐，夜反不寐，夢遺雖疏，而未全止，多怒詈罵。此陽甫回而陰旋虛，用金匱腎氣丸，日服三錢，以消其下部之水；用歸脾湯去木香，加菟絲子、龍骨、五味子以固精。用一旬則脈數大，咳嗽胸痛。又用六味地黃湯去澤瀉，加當歸、人參、麥冬、五味子、菟絲子，相參間服。如此調治五十日，方能步履，回真州肌肉充於平昔。病有變遷，醫不可執，豈以初治辛熱得效，遂為始終不易者乎？

(7)瓜鎮劉玉吾，年六十外，混堂浴歸，卒中一日始醒。初醫以風痰火雜治，風則羌防，火則膏連，痰則星夏，繼進蘇合丸數枚，則遺尿矣。十日外始迎余治，診其

脈虛大無倫，昏睡不語，身重遺尿，肢不偏廢，口不斜，喉無痰聲。原非中風，因老年貪浴，汗多亡陽而暴脫，有似中風。失此不用補中，反行疏導，陽氣愈虛，致遺尿不語，竟成脫證。急用歸脾湯原方，入人參一錢，四劑即能言語飲食，惟尿不禁耳。

每日間用八味地黃湯去丹皮、澤瀉，加人參、補骨脂、益智仁、五味子而尿固。數日後，舌苔全黑而滑，此中氣虛寒，腎水凌心，用苓桂理中湯，四劑而苔退。後仍以歸脾湯甘溫之劑調補一月，方能步履。但因多食蘇合丸辛香散氣，病癒後言語隨忘，欲言又止，終不能復也。

吳坦如兄，年將三十，酒後行走，忽昏仆不知人事，扛上床一刻方醒，即右手足不能舉，尿不禁而口眼不喎，舌微強，時發寒而汗出，小便頻下，六脈細濡無力。此元氣大虛，類中風之脫證也，若不急行溫補，恐致大汗喘厥亡陽，乃顯明易見之虛病。時火治菴盛行之際，亦不能別生他議，遂以參、耆、歸、朮、桂、附、天麻、半夏、益智等藥，補益月餘而健。

(8)熊偉男司訓，正月上旬，賀節飲酒，即於席上腹痛吐瀉，並作厥冷大汗，竟不能歸。先醫用炮薑、香砂不效，又進平胃、二陳亦不效。因吐瀉大汗，真陽外越，反面赤脈大腹脹而痛。延京口名家，見其腹大而痛，視為實證，投以木香、檳榔、腹皮破氣劫藥，病家不敢服，自真州迎余至瓜鎮。已病四日矣，診其脈洪大無倫，重取即散，素有肋下肝腎氣病，自以為舊疾作楚。

余曰：非也。蓋首春苦冷，暴寒所傷，此寒霍亂也，故卒然大痛，吐瀉並作。因吐瀉汗出，裏氣虛寒，真陽外

越，以致面赤戴陽，陰躁不眠，口乾嘔噦，腹脹如石，脅痛氣衝，脈洪散亂。此汗瀉亡陽，大虛若實，危篤急證。若不急救，必致厥冷、汗出不治矣。非若尋常霍亂，吐瀉止而癒者比也。遵仲景霍亂治法，以四逆湯加人參、肉桂、茯苓，小劑先投，得閉目片刻。繼用人參五錢，附子三錢，乾薑、肉桂、茯苓各二錢，日投三劑，脈略斂小，而兩足太谿衝陽，皆陷下不見。如斯重劑，六日始脹痛止而得臥，十二日大便方通，可進飲食。

因平素臍旁腎藏有動氣，蓍朮皆不能入劑，用四逆桂苓二十餘日，飲食始餐。易用八味地黃湯，三倍桂附，加人參，調治兩月方健。其時瓜鎮醫家僉雲誤補，必致危殆，因令子青選為予門人，不得不肩任也。

(9)君榮族叔，居鎮江，年三十外，夏月患傷寒，初不知何證。服京口醫家藥，發汗過多，即小便難出。又用五苓散，服下旋通旋閉，點滴難出，少腹脹滿，頭汗時出，迎余渡江。脈虛大而遲，坐不能臥，氣微促，不小便者三日矣。余曰：此誤汗亡陽，非大劑人參不能救。

時京口老醫黃石倉適至，余與彼兩議相同，遂用人參一兩，茯苓三錢，附子一錢。服下合目片時，略有尿意，又進一劑微滴，夜又一劑，五更則頻頻而出，遂不禁矣。次日再以理中湯加茯苓、益智仁調治半月而康。後七年，中暑而病，尿又不通，力薄不能市參，終至不救。蓋此人縱慾，腎氣大虛，每病必攖此患。

❾ 暑　證（**12**則）

(1)張廷玉文學尊堂，年七旬外，癸丑年夏月中暑頭

眩，身熱嘔吐煩渴，高年氣虛中暑，正合清暑益氣湯。而前醫誤作中熱，以香薷飲合葛根治。服四劑後，遂大汗不止，昏沉默臥，六脈散大。

余曰：此汗多亡陽也。以丹溪加味生脈湯：人參、黃蓍、甘草、麥冬、五味子，大劑二服。脈忽斂小如絲，人事略清，旋即下脫，飲食倍常，大便頻下。隨用人參、蓍、朮各三錢，薑、附錢半，五味子、甘草為佐，日投三劑，汗瀉減半，而脈不起。因思高年茹素，氣血兩虛，草藥不應，宜加有情血肉。遂以黃蓍、白朮熬膏，用鹿茸為末入膏內，以人參煎湯調膏，日服三次。

如斯半月，汗瀉方止，始能言語，方省人事。詢其月日，皆言不知。蓋高年氣弱，因暑傷氣，以致身熱頭眩，此氣虛發熱，若初投參蓍，則熱自退。所謂人參、黃蓍、甘草退虛熱之聖藥也。失此不用，反辛香散氣，陽因汗越，所以表愈熱而裏益虛，致大便頻下而垂脫矣。

(2)鄭襟宇，余族叔祖也，年六十外。初秋每日僕僕道途，夜忽小便多極，兩倍於平常，且頻數不已，次日即發熱口渴。先醫作瘧治，一二日即小便淋滴不斷，竟無寧刻。余往視之，見其面垢齒燥口渴，脈浮而弦，此病似瘧而非瘧，乃仲景之中暍證也。暑邪中於太陽膀胱經，以膀胱自受病，不能司出納之權，是以小便頻數，且面垢齒燥，口渴脈弦，的屬中暍。用白虎加人參湯，一劑身得微汗，熱渴旋止，小便即如常矣。

(3)蘇茶館內人夏氏，年近五十，身素瘦弱，盛暑得病半月，歷醫數人，因其身熱煩躁，舌乾口燥，間出妄語，胸前發紅疹數十點，皆作傷寒治之。至十七日，招余

一診，以備終事。診其脈細遲無力，重取欲絕，並無傷寒六經形證，乃中暑虛熱也。以湯試之，惟嚥一口，響至少腹。唇口雖乾全無血色，渴惟熱飲。病中日出大便，惟三日未通，此腹餒，非陽明內實也。

斑乃胃虛，虛火遊行於外。急用米湯以救胃氣，藥用人參、白朮、麥冬、五味、茯苓、甘草、陳米。甫一劑下咽，即神清舌潤，斑俱散矣。勸其進食，其夫恪守前醫之言，堅不與食，至夜則咬牙寒戰，現虛寒真象。再用理中芩桂溫補回陽，後雖欲進食，而胃氣大傷，見食即嘔，乃於榻前烹炮香餌以誘之。溫劑兩月，方得起床。

(4)袁調寰內人，年近五十，身肥，夏月患病，晝夜不寐，痰喘嘔逆，大小便秘，將十日矣。歷醫多人不效，惟治棺於臥側，以待死耳。其婿邀診，以決遲早。診其脈弦而滑，重按有力，其證煩渴發暈，嘔噦不食，痰喘不能臥，有汗身熱，前後便秘，喜暗畏日，窗牖布障。

余曰：此暑痰也，何至於死？以大劑古方香薷飲加二陳湯合劑，令煎熱服。病者云：大小不通，服藥徒脹，惟候死耳。延至次日，其婿力勸，方服一劑，吐痰涎甚多，微得汗，即合目，略睡片時。再進次劑，腹內腸鳴，大小便齊通。次日再邀診視，抬棺他所矣。

(5)金爾立仲子①，七月間暑途奔走，頭面生小癤甚多，不數日，遍身發大紅斑如雲片，臥則色赤，坐則色紫，幸而作癢。前瘍科用涼血清風之藥，三四劑後，漸變壯熱煩躁口渴，臥則斑紫，起則紫黑。迎余往治，切其脈

① 仲子：兄弟中排行老二。

弦長有力，乃風暑中於陽明，未用辛涼解散故也。

蓋陽明多氣多血之府，血為熱鬱而成斑，臥則氣下，坐則氣上，所以臥則紅，坐則紫矣。溫熱病發斑自內而出，皮外不癢，若如此大斑而且紫，萬無生理。此風暑癮疹，雖非熱病，必須仿傷寒治法。

以葛根、赤芍解陽明之風，香薷飲解陽明之暑，白虎湯化胃熱之斑，三湯合劑，四劑後斑色漸淡，十劑斑散癢止，惟熱渴未除。六日後以小承氣湯一劑，微利而癒，計斷飲食八日。

(6)程蘭穎太學尊閫，年將五十，平常茹素，時當酷暑傷氣，因食瓜果寒中，遂大吐瀉，證屬霍亂。因本體自虛，吐瀉汗出，遂致亡陽，煩躁亂走，復不能走，用兩婦挾之而行。余急往視，竟不避親疏，亦不自知何以至此。診其脈散大而數，面赤戴陽，欲食冷水。

余曰：病急矣，不急救，一寒戰即脫。先以大順散，用熱水冷調服下，面赤漸淡，欲扶進房。余曰：得之矣。時令叔馨九兄在座主持，即取人參五錢，附子、炮薑、甘草各二錢，煎成冷飲，然後躁定，方扶上床，閉目片刻，脈始收小。計一夜服人參二兩，薑附各兩許。次日蘭兄真州回揚，已大定矣。溫補半月，方得起床。若其時用藥不力，何能挽垂脫之真陽乎？次日延請外境名家，只用歸芍六君子湯，加人參一錢，抑何輕視前證耶？

(7)吳景何翁，暑月居母喪，因佛事赤日行於途，夜又露處於簷外，遂中暑嘔吐，腹痛作瀉，發熱手足清冷而有汗。其人本體虛寒，暑月尚著裌衣，此暑傷氣而裏更寒，非中熱霍亂之比。先用消暑丸二錢，以開膈上之涎痰

而止嘔，繼用附子理中湯加半夏、茯苓、砂仁，溫中而消暑。其時有客以不用香薷飲、六一散為疑者，余答曰：暑者天之氣也，而人稟有厚薄。稟之厚者，感天地之熱氣，則愈熱矣；稟之薄者，感天地之熱氣，反消己之陽氣，而益虛寒矣。暑則宜因人之虛實，而分寒熱以施治，豈可一例而論者。

如此溫補三日，本氣壯盛，暑邪外解而病癒。古方消暑丸，以半夏、生薑為君，而大順散、漿水散，皆乾薑桂附以治暑，則暑病之不概用香薷於茲可見矣。

(8)一坊役貧人，素有失血咳嗽證，夏月過勞傷暑，次日發熱而有汗。前醫作傷寒治不效，又作中熱治，絕食五日，忽大喘大汗，其父慌迫，急迎往視。則大汗淋漓，發喘不已。兩手脈細如絲，尚不及三至，幸未厥冷。

余曰：外無傷寒形證，脈證欲脫，必誤餓至此。詢其氣從何處起，病者云從心下起。余曰：尚可治，若自臍下起，則宗氣離原，不可治矣。急以粥救之，食下喘甚，入胃片刻即喘定，少刻又喘。因思胃中空虛，粥入胃旋即下入腸，腸實而胃仍虛，所以又喘，須糜飯留胃乃可。續進飯一碗，汗即止，喘即定，稍停又進飯一碗，喘亦定。後徐徐進食，未藥而癒。

(9)方哲先兄在室令愛，夏月恣食瓜果，伏暑霍亂，瀉止而嘔吐不止已三日矣。他醫用薷藿二香湯，皆吐不納。第四日延余，而脈細緊無倫，他醫以緊為數，將用黃連，乞余決之。余曰：若暑霍亂一經吐瀉，邪解即癒。今瀉止而吐逆更甚，此中寒厥逆於上也。緊寒數熱，相去天淵。今陰陽格拒，藥不能下，失之不溫，發呃煩躁厥冷，

即不可治矣。先以來復丹，以開格拒而止吐，繼用四逆湯，去甘草加半夏、茯苓，以溫裏，囑煎成冷飲。

仍令質之前醫，再行與服，恐招謗也。及余甫出門，病者即發呃，少頃即欲下床臥地，方以余言不謬。先化服來復丹，果吐定，再服四逆湯，片刻稍寧，繼服二煎，嘔止得臥。次日再診，緊脈下移兩尺，乃寒注下焦，反增腹痛。仍用前劑加肉桂、甘草，服三日而癒。

(10)喬世臣大行令政，年近三十，本體氣虛，中寒痰飲，頻年半產，因此更虛。酷暑小產，嘔吐不納藥食者數日矣，即參附湯亦難下咽，汗出如水。證皆氣虛，因思盛暑傷氣，中宮愈冷，暑挾痰飲上逆而吐。略去產後，作中暑嘔吐，擬用半硫丸，而沈目南同道亦以為然。遂進二十丸，不吐，又進二十丸亦不吐，再進二十丸全不嘔矣。

繼以人參五錢，半夏、茯苓、附子各二錢，日進三劑，專作暑醫。三日後加白朮、炮薑，減附子，溫中補氣，飲食始進。七日後減參二錢，調補匝月，方能坐於床。始終皆用氣藥，若泥產後芎歸，去道遠矣。

(11)揚州太守如夫人，年及三十，平素虛弱，參朮湯丸不輟，盛暑忽身疼發熱，嘔吐痰水，猶以平日之虛，召用補劑。及診其脈，浮弦而細，對以非平常之虛，乃暑熱傷氣，復受風邪，暑風證也。須先治風，以葛根、藿香、二陳、砂仁、厚朴、生薑，一劑即汗出發熱身痛皆癒。少刻手足攣搐，目珠上視，喘咳遺尿，身僵不語矣。署中驚畏，急復再召。脈則不浮，但弦細耳，神昏僵臥，但能咽藥，因脈之細，乃氣虛傷暑而卒中也。

面垢遺尿，皆屬暑病，而非脫證。用古方消暑丸三

錢，溫胃滌痰。服藥時許，又得微汗，即目開能語，續以香砂六君子湯，二劑而癒。

附：消暑丸：半夏（醋煮）五升，甘草、茯苓各半斤，為細末，薑汁煮米糊為丸，梧桐子大，每服五十丸。治傷暑，發熱頭痛，嘔逆瀉痢。方出《和劑局方》。

(12)吳佩六兄由歙暑月到揚，路受風邪，脈浮弦滑，頭疼身痛，寒熱而嘔。初一醫用桂枝、細辛、乾薑、附子作厥陰治，失之過重。繼余往診，作風暑夾食，以柴葛平胃投之，因而大汗。殊不知風暑之汗，不足畏也。

浙醫曰：汗多亡陽，誤治之矣。急用人參、黃蓍斂汗，勸其進食，六七日邪不解，日晡寒熱。又作瘧治，用人參、何首烏截瘧，復增泄瀉矣。此景何翁之堂弟也，復招余治，云係代彼里中覓地，家中妻子多人，倘不治，關係匪輕，切囑甚力。余曰：此陽明病，須斷飲食，方敢經手。病家唯唯。復用十日前柴葛平胃等藥，因服首烏而作瀉，加入炮薑，寒熱漸輕。五日後積滯頻下，七八日霍然而起。病者笑曰：省用人參銀數兩矣。

❿ 瘧 疾（8 則）

(1)吳苑仙守戎，戊午年七月酷暑，乘馬出門，恣食瓜果，歸署即寒熱身痛，脈得弦數。告以瘧證，用芎蘇飲二劑，汗出而解。次日自以為無病矣，殊不知間日瘧也。其夜犯房事，次日瘧作，寒熱煩躁，因裏虛不能作汗，熱遂不退。更醫作傷寒治，二三日熱仍不能退。

用滾痰丸下之，大便後即於穢桶上氣脫，大汗遺尿，進人參一兩，灌下方回。回則脈細如絲，汗猶不止，繼以

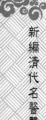

附子理中湯回陽，三日裏氣得溫，邪方外出。間日之瘧，依然發作，但發時左脅脹痛，咳嗽不已，將解必大汗亡陽，幾致暈脫者數次，皆重用參湯救回。

治瘧則以桂枝、當歸、赤芍、白朮、人參、茯苓、半夏、甘草，薑棗為引。如此補劑，瘧止者二次，皆因勞而復。再用參朮，汗愈多而咳愈甚，竟致坐不能臥，即臥亦左半身不能著席。

因思先傷風暑，已經兩瘥，其病中犯房事，肝腎之陰虛未復，邪深入於裏，故致咳嗽不能臥。用六味地黃湯加人參五錢，日服二劑。如此半月，瘧咳皆止，尚半身不能著席，幾成瘧勞。仍以地黃湯加人參二錢，兼服地黃丸，一月方健。病中犯房，豈細故耶？

(2)陳玉生秋間病瘧，截藥亂投將一月，瘧未止而又病痢，瘧痢並作者又數日矣，最後延余診。其脈尚浮弦有力，蓋瘧邪因截不得外解，內搏作痢，邪猶在半表半裏之間。以倉廩湯本方，不用人參，即敗毒散加陳倉米也。連進四劑，令其取汗，上身得汗而瘧止，再進二劑，通身得汗而痢止。乃經營之人，見瘧痢皆止，便不藥矣。遂大勞致中氣下陷，又似欲痢之狀，然脈虛大，有汗不熱，用補中益氣湯二劑隨瘥，又不藥矣。

五六日後，忽神昏譫語，慌迫求治。診脈弦滑而數，蓋前瘧痰未清，不藥留病，勞而傷氣不得不補，此虛回痰作，所以譫妄也。用溫膽湯古方：陳皮、半夏、茯苓、枳實、甘草、生薑、竹茹，六劑後嘔吐痰涎甚多，其病如脫。此證幾兩月，始終以去邪而病解，未常以久病補虛，故治病必以脈為準也。

(3)王君聖翁，乙丑年七月下旬得瘧疾，前醫者已半月，皆柴、葛、黃芩、二母、二陳等藥，不效。困憊在床，迎余診視。面目黧黑，間一日發，脈則單弦而硬，歷醫甚多，補瀉溫涼用之已盡。歷秋至冬，益至危篤，元氣大虛，竟無汗解，身目皆黃。

其發也，由兩足筋抽即惡寒，漸次上衝於腹，腹則脹大如鼓，湯飲不下，惟能仰臥，兩足直伸，不能轉側，寒熱輕而脹重，全無汗解。發則必一晝夜，著朮下咽，腹肋脹痛，臍旁有動氣，諸醫束手矣。

蓋此翁年逾五十，素恃強健，初瘧汗解，以為病退，房室無忌，情或有之。深思瘧狀從兩足上衝入腹，腹脅脹痛，面目黧黑，小便點滴難出，脈弦而硬，不受著朮，皆腎肝病也。病經五閱月，真氣敗傷，瘧邪深入，須補腎藏陰陽，使本氣壯實，逼邪外解。今氣已衝胸脅，未及於喉，若再上衝，必增喘呃。以金匱腎氣湯本方，兩倍桂附加人參五錢。病人苦藥，日投一大劑。服至七八日，足抽氣衝減半，而瘧勢反彰。余曰：無慮也，此正氣與邪爭也。正勝則得汗而邪外解，執方不用增減。

又服二旬至大寒節，次年初氣，則大汗三身而瘧止矣。但一足筋攣，不能步履。至次年上元節，方登室會客，而足跛者仍半年。病之前段，眾醫所療，後半節專意委任，乃以意治效，未作瘧醫也。

(4)梁德卿在室之女，八月間患瘧，四十日矣。前醫見久不癒，用參朮歸芍鱉甲知母，補截兼行，治之愈甚，每日只二時安寧，隨又發矣。診其脈弦而緊，且不發時仍惡寒身痛。余曰：病雖月餘，表邪未解，半入於裏，所以

似瘧而非真瘧。幸為室女，裏氣不虛，未盡傳裏，何以補為？即於是日起，停止飲食，作傷寒治法，以羌活、桂枝、柴胡、蒼、朴、二陳、生薑，表裏兩解。四劑方得汗，寒退身不疼。去羌活又四劑，熱退。至六日，寒熱皆盡，而似瘧亦止，大便隨通。病雖久而邪未除，必以去病為急，即所以保正氣也。

(5)吳靜含河員，初秋患瘧，乃因熱求涼，過餐生冷，寒瘧也。起時殊不重，余初診令其節飲食，戒瓜果，不合病人意，遂易醫。恣其所欲，瘧熱作渴，縱飲冷水。至一月後，病勢危篤，形骸骨立，胸中塞滿，粒米難吞，嘔噦不息，晝夜俯坐於床，不能平臥，每日一發，自午至寅，無汗而止，日惟二時進藥飲湯而已。

不得已復邀余治，脈則細緊如絲，兩足冰冷，雖瘧發熱，而足亦不熱，坐不能臥數日矣。此寒極於下，厥氣上逆，中冷甚矣，辭不治。

堅托不已，議用附子三錢，乾薑、半夏、茯苓各二錢，人參一錢。如此不加減，服十餘日，嘔逆方止，能平臥，得進米飲，續續得汗，瘧亦尋癒。後因勞兩復，仍用前方減薑附一半，加入桂枝、白朮、赤芍、生薑，至十一月冬至後方脫然。

(6)族其五主政，仲秋舟中感寒，歸來患瘧，寒多熱少，巔頂痛，腰背疼，汗出不止，脈弦細而緊，瘧發則小便不禁，滴點不休。此非三陽證，乃厥陰瘧也。用人參五錢，桂枝、赤芍、細辛、炮薑、半夏、甘草，薑棗為引，服後汗少寒輕，而尿不固。加附子五分，遺溺止，病人畏熱，不肯再劑。瘧勢減輕，方加白朮、當歸。因調理失

宜，瘧復者三，皆以參、茋、歸、朮、桂枝、赤芍、甘草、薑、棗等藥，月餘痊可。若宗時派，以柴胡為套劑，豈不益病乎？

(7)高學山文學尊堂，年逾六十，平素多痰而胃冷，初夏便餐水果，因而病瘧。歷醫十三位，已兩月餘而瘧不止，漸增嘔逆，滴水難下，藥亦不納，舌苔全黑，瘧反不發，微有利意，最後相招。診其脈沉弦而緊，重按滑而硬，求治於余。苦藥不能下咽，檢前方皆黃芩、知母、貝母、柴苓湯也。原因停冷致病，又益以寒中冷藥，瘧邪全入於裏，寒痰格拒，非尋常藥能破其堅壘。以半硫丸一錢，薑湯送下，覺胸間衝開，即不作嘔。繼進乾薑、附子、半夏、茯苓、白蔻、橘紅，大劑與服竟不吐。

余曰：能藥矣，但瘧復發，方允可治。學山曰：他醫要截藥，而先生反欲瘧發，豈不相反耶？余曰：瘧者，外受之邪也，知在何經，宜用此經之藥，驅之使出，此善治瘧者也。尊堂太陰脾經瘧也，當用脾臟之藥則中的矣。而用柴胡、乾葛、黃芩少陽陽明之藥，與太陰何與焉？今瘧固在，脈尚雙弦，固本氣自虛，邪陷於內，非竟止也。中氣稍振，瘧必再發。加人參一錢於前藥內，以助中氣，俾邪外解。服至三四日，胃溫嘔止，能進米飲，而瘧發矣，較前更甚。

遂改用桂枝、赤芍、生薑以解肌，不用人參，以蒼朮、半夏、乾薑、附子、陳皮、茯苓、甘草以溫裏。如此六七日，飲食略進，瘧發有汗，寒熱減輕。復加人參，換白朮，又六七日，飲食可餐，而瘧全止。

不虞先原停冷又服涼藥，積冷尚存，少腹遂脹痛溏瀉而又轉痢，脈復緊滑。此腸胃尚有積垢，又去參、朮，用

蒼、朴、香、檳、薑、附、赤芍、二陳等藥十數劑，大便通暢，瀉痢尋癒。調治五閱月，方能步履。

嗟乎！瘧之較傷寒，只差一間耳。傷寒則自表傳裏，瘧則專經而不傳，何得瘧疾不分經而套治耶？

(8)吳坦如兄，初冬真州抱病回揚，外證則微熱微寒，頭疼咳嗽，喉痛不甚，而脅肋連腰則痛甚，脈則弦細緊而搏手，按之又無力。自以為風伏火，求為發散。余曰：脈證陰陽相半，表裏皆寒，幸有頭痛發熱，邪猶未全入裏也。此厥陰傷寒證，以其十數年前，年甫三十曾患中風，半身不遂，用過桂附，故不驚疑。遂用桂枝、細辛、赤芍、附子、炮薑、吳茱萸、半夏、桔梗、甘草、生薑，以當歸四逆加減投之。如斯七日，喉痛止，諸證減，遂轉為瘧疾。脅痛雖減，而不能側臥，咳嗽不除，瘧疾日發，其緊脈雖退，而轉弦細，七八日後，脈更兼澀。

平素肝腎虛寒，遂加人參、當歸，以培陰血，因肋痛咳嗽，恐成瘧勞。服參附歸芍桂枝苓夏甘草之藥百劑，其中三復，皆如此治法，方獲脫然。

⓫ 痢 疾（6則）

(1)朱貞啟文學，年六十外，初秋患痢，其證惡寒發熱，脈浮而數，頭疼身痛，目赤口乾，而又腹痛，痢下膿血，不離穢桶。此雖挾表之證，其勢甚危，乃疫毒痢也。表裏皆病，必須先解其表，而後攻裏，正合敗毒散加陳倉米，乃屬倉廩湯之證。遂以羌活、獨活、柴胡、前胡、川芎、茯苓、枳殼、桔梗、甘草、陳倉米，日投二劑，身得微汗，表熱裏痢皆減半。浮脈雖平，而虛數不斂，此高年

氣虛，即以前藥遵古方加人參一錢。二劑遂大汗通身，熱退痢止，邪從外解，竟不須攻裏矣。

(2)休邑黃益之，時寓瓜鎮，年七十四歲，秋初患痢疾，赤白相間。六脈雖大，而尚有力。初以平胃散加歸、芍、香、砂，四劑積滯已行，而痢不止，下迫益甚，小便難出，六脈更大而無力。余議用參附，其鄰醫曰：痢脈忌洪大，而又有血，反用參附，殊為不合。

余曰：老人脈大為虛，今脈大而不數，重取無力，此氣虛非熱也，乃中氣虛寒，逼陽於外，致脈亦浮於外也。痢疾屬腎，腎主二便，開竅於二陰。今小便秘而大便不禁，乃元氣下脫，宜昇陽溫腎，非桂、附不可。遂用人參三錢，薯、尤、桂、附、炮薑、當歸、茯苓各錢半，升麻、甘草各五分。

四五劑後，小便即通，脈亦斂小，不十劑而痢止矣。後用八味地黃丸加補骨脂、五味子，調理一月，計服人參半斤而痊。此治痢變法，因其年邁也。

(3)溧水藥店張姓，初秋患痢，晝夜百度，不能離穢桶，乾嘔煩熱，而手足反時冷，脈又細數，渴食西瓜，片時隨即利下，而色不變。醫議紛紛，或云完穀不化，手足時冷，恐屬胃寒。

余復細驗，脈雖細，重按則長，齒燥舌黃，斷為熱厥，此邪熱不殺穀，因胃熱極，傳化失常，不及變而速下，此經所謂「暴注下迫，皆屬於熱」也。用大黃三錢，黃連二錢，厚朴、檳榔、白芍、木香為佐，趁熱與服，微寐片時，腹中大鳴，洞瀉數次，積糞甚多，而痢減半。即去大黃，加當歸、陳皮、澤瀉，數劑而癒。

(4)周子仁，深秋患痢，自恃知醫，先以巴霜丸下之不減。恣啖酒肉，全不禁忌，又進大黃丸下之益甚，又自服平胃香砂歸芍等藥，亦不效。晝夜四五十次，將近一月，急招余治。脈則細數身熱，乾嘔不食，面白唇紅，左肋氣衝而痛，下痢純紅，愈便愈墜，投以黃連歸芍香檳芩草陳皮不效。然所見諸證，皆痢所忌，視其人清瘦，素屬陰虛，巴豆治寒痢，大黃治熱痢，寒熱亂投，下多亡陰。季肋屬腎，痢亦腎病，當變法以治之，補陰為本，治痢為標。用生地黃、歸、芍為君，黃柏、人參、陳皮、甘草、陳米、神麴為臣，日進二劑，脈數唇紅稍退。

遂執此方堅服半月，漸次減少而癒。若以脈數身熱，下血唇紅，乾嘔不食，棄為逆證，而不以下多亡陰，用滋腎治法，奚望其生乎？

(5)族兄曉齋先生尊閫，深秋患痢，年近六旬，夏日貪涼食冷，乃寒痢也。以自知藥性，喜補畏消，更惡熱藥，諸醫順其性，惟以平妥套劑治之。因循日久，轉變虛寒，有用肉桂者，有用黃連者，無所適從，決之於余。

診其脈兩尺全伏，舌苔灰黑，噦聲近呃，足冷至膝，布障窗牖，畏見日光，脈證皆大虛寒，以書證病，確當溫補。遂用人參三錢，附子、炮薑、肉桂、茯苓、芍藥各錢半，暮夜請醫不到，勢急勉煎。而病人亦神昏不辨何藥，服後隨得熟寐。醒索再煎，又照前方一劑，次日足溫呃止，痢亦減半。繼延團分璜，余適往探，不令余診，恐余用熱藥也。然分璜以余藥為宜，隨又迎京口吳時乘，用藥亦同，惟加附子三分耳。因病人最惡熱藥，時乘令將人參炮薑先煎湯於藥罐內，以白朮、歸芍、茯苓、甘草、陳皮

佐助群藥，面投罐內，以免疑畏，用尤治癒。

(6)方豫章部司，素虛寒，初秋患痢，日夜十多次，紅白相半，脈弦細緊，反不惡寒，而微發熱，頭疼身痛。若以脈細緊為寒，不當頭痛發熱，以頭痛發熱為濕熱，脈又不當細緊。然必以脈為準，定屬厥陰病，寒凝於內，反逼陽於外也。況厥陰病原有頭痛，且肝藏血，理宜用當歸四逆湯。本方加附子、乾薑、吳茱萸，解肌溫裏，俾邪外解，每日服藥，夜必微汗，次日必熱微利減。如此六七日，則表熱裏痢皆瘥。以後三年初秋必病，皆如此治之。

⑫ 不 寐（2 則）

(1)汪嵩如翁，己未年維揚患病，隨余迪茲至瓜鎮，就彼治療，寓江干從容僧舍，因藥未效，又問治於余。晝夜不寐者已月餘矣。診其脈虛大而數，重按豁然，日惟食清粥兩三盂而已。時當仲秋下旬，衣單紗，猶畏熱之至，令僕揮扇，方可伏枕，否則起行不能著席矣。先醫用藥，祕不令知，但云日服人參而已。審其病，因始於憤怒，兼恐而致病，余即病因合病之狀而議治焉。

蓋暴怒傷陰則肝氣逆，恐傷腎則氣下，腎水不升，心陽不降，腎肝兩病，魂不歸肝，氣不歸腎。因衛氣常留於陽則陽蹻盛，不得入於陰則陰虛，故目不瞑矣。真陽外越，脈虛大而不斂，天令雖涼，而猶畏熱，似與陰盛格陽同病，又非真武四逆所能治也。

經曰：陰者陽之守也，陽者陰之衛也。病始於暴怒傷陰，陰不守陽，孤陽飛越，寒之不寒是無水也。

用從陰引陽法，以八味地黃湯，倍用桂附加人參，四

劑病知，八劑得寐半夜，十日後即熟寐矣。病痊心感，勸余遷揚，代為稅居，踰年之後，因移寓郡城矣。

(2)殷凌霄兄令眷，年近五十，體肥便血，先醫皆用芩連涼血寒中之劑，將兩月而未痊。仲秋忽遍身發麻，合目更甚，因不敢合目，遂不寐者半月矣。諸醫作風痰治療，用星、夏、天麻、秦艽，病益甚。請余求治，病人畏怖，許以重酬。診其脈虛大而濡，便血猶未止，胃弱不能食，面上時有火起，此氣隨血下而虛也。

蓋衛氣行陽則寤，行陰則寐，臥則衛氣行於陰，氣虛行於陰，遂不能周於陽，故合目則身麻也。正合東垣補氣升陽和中湯證，即用補中益氣湯，加蒼朮、黃柏、乾薑、麥冬、芍藥各五分，二劑病知，四劑病減，十劑血止病痊。余再往診，病者託故他出以避藥矣。夫對證合方，其應如響，於此可見。

⓭ 咳 喘（4則）

(1)李子立兄令眷，年三十外，頻次半產，產後未及滿月，便乘涼食瓜果，中秋夜乘涼，外感風寒，即咳嗽惡寒，嘔吐痰水，又當經水大行之後，前醫不辨外感風寒，猶用調經養血補劑。見咳嗽益甚，又疑去血過多，陰虛咳嗽，再用麥冬、貝母，以致表邪不解，裏冷益深。惡寒發熱，汗出咳喘，坐不能臥，吐不能食，腹脹作瀉，遍身麻木，筋骨冷疼。自疑必死，促備終事。

急迎救療，脈浮細而緊，余曰：風寒積冷，表裏皆邪，須重劑方解，無足慮也。以小青龍湯加減，用桂枝、細辛、防風、赤芍、附子、乾薑、半夏、茯苓、杏仁、厚

朴。二劑得冷汗一身，遂喘定得平臥。

如斯八劑，表邪解後，咳喘身痛甫退，旋即裏冷發作，腹痛下痢白膿。轉用附子、乾薑、肉桂，合胃苓湯八劑，冷積消。胃氣本厚，故易效也。

(2)邵子易兄令眷，年四十外，形盛多痰，素有頭風嘔吐之病，每發一二日即癒，畏藥不醫，習以為常。二月間感寒頭痛嘔吐，視為舊疾，因循一月，並不服藥，漸致周身浮腫，咳喘不能臥，嘔吐不能食已五日矣，方請醫治。切脈至骨，微細如絲，似有如無。外證則頭疼身痛，項強膚腫，足冷過膝，咳喘不能臥，滴水不能下咽，沉寒痼冷，證皆危篤，必須小青龍湯方能解表裏之寒水。但苦藥不能下咽，先以半硫丸一錢通其膈上之寒痰。繼以麻黃、桂枝、細辛、附子、乾薑、半夏、茯苓、吳茱萸，煎劑與服。初劑尚吐出不存，又進半硫丸一錢，次劑方納，如斯三日，雖小有汗，足微溫，而脈不起，全不能臥，寒水之勢不退。余辭之，令其另請高明。有一浙醫視為濕熱，用木通、燈心草、腹皮為君，幸病家粗知藥性，不令與嘗，專任於余。改用生附子十劑至四五日，通身得汗，喘咳始寧，方得平臥，頻頻小便而下體水消，非此大劑何能化此堅冰？後用理中桂苓加人參，匝月方健。詢彼家僕人，乃平素貪涼冷所致。若此證屬脾腎虛寒則不可治矣。

(3)吳楚佩國學令政，年五十八歲，十數年前病寒，誤用涼藥，幾至危殆，得團弘春溫劑而癒。致遺中寒痰飲，咳喘脹滿不能臥之證，數年一發，例用溫肺湯加附子而平。己酉仲秋，不由外感而咳嗽，因素有痔血之病，乃追怨弘春之熱藥，惡薑附如仇。延至初冬，則虛寒畢露，

右尺脈全無，反真陽外越，兩足發熱，夜置被外，面赤咳喘，右肋氣衝，不能著枕而臥，乃寒水上逆，水蠱之機。暗加附子，以茯苓為君，附子、炮薑、半夏為臣，芍藥為佐，用真武湯之意，日投二劑。

將一月，咳止脹消，反惡寒足冷。彼方知本體虛寒，遂加人參、白朮，冬至後陽回足溫。藥不易方，至立春尺脈略出半部，春分後始得滿部，而痔血亦癒。

芍藥加多，必致溏瀉，病時謗議洶洶，惟病人不為所惑，必不易醫。右尺半年無脈，薑附藥二百餘劑方起於床，可謂沉寒痼冷矣。

(4)李元亮，書更也，因書寫過勞，秋杪忽咳嗽火上逆，頭面皆赤。前醫苦寒直折，隨吐粉紅白血如肺肉，則火愈上逆，一日三五次，火一逆則遍身皆赤，咳嗽益甚，間有白血，頭面汗多。余往診之，兩手脈大而數，重取全無神力。若以失血之後，見此數大之脈，則為逆證，咳白血亦屬不治。病者云：臥則不咳，坐起則咳甚。

余熟思之，久視傷血，書寫傷力。此氣中虛火，宜人參、黃蓍、甘草以退之。所謂虛火宜補，誤用苦寒，虛以實治，則火愈熾。坐起咳甚，肺虛也。脈大無力，所謂勞則彰，亦氣虛也。多汗面赤，乃虛陽上泛，非陰虛之火。遂用大劑黃蓍為君，人參、當歸、白芍、麥冬、五味、甘草為臣佐，一劑汗收脈斂，三劑火息咳止。如此滋補，一月方能起床。火之陰陽，可不辨哉？

⓮ 嘔 吐（2則）

(1)吳言修封翁夫人，年近六十，素有痰飲證，發則

脅肋大痛，嘔吐屢日，痰盡則痛吐自止。乙亥首春，痛吐已六日，前醫以宣氣利痰為主，用旋覆代赭石湯加吳茱萸、乾薑，藥皆不納。第七日招余，左右手六脈皆伏，推筋著骨皆無，水飲不能下咽，似屬逆證，而聲高音朗，坐起如常，無厥逆汗出等證。

此吐甚傷氣，致脈全伏，當以溫裏為急。用乾薑、附子、人參、半夏、茯苓各錢半，吳茱萸五分，一劑即下咽不吐，再劑相安得寐，四劑痛止。但脈不出，續進米湯，三日後脈出如絲，大進粥食，脈始全見。

嗣後每痛吐脈必伏，用前藥即效。痛吐止後數日，方能服白朮理中等湯，而甘草竟不能入劑，用則必嘔。至壬午年四月，痛吐數日不止，因年增氣弱，即痛引肩背，欲食冷物，畏亮陰躁，以幔蔽窗，有虛陽上越，痛吐亡陽之機。余每劑用人參四錢，附子三錢，薑夏、茯苓各二錢。而病者堅不服參，不得已暗加人參。大劑溫補，三日方陽回躁定，去蔽窗之幔，不畏亮光。嗣後常服半硫丸，則飯食多餐，而薑附之劑居恆不能久輟。人之藏府虛寒，此固世不多見者也。

(2)蕭妲玉兄令眷，年近三十，病頭眩嘔吐，飲食減少，經水不調，積年已久。因其大便秘結，真州時道皆作血虛肝火，而以歸芍、丹皮、生地黃、麥冬、貝母治之，病益甚。甲申冬，自海陵回真州，舟中招診。脈細緊而滑，畏寒抱火，手足麻木，十數日一發，飲食不餐，胸口一脹，即頭眩嘔吐，吐去痰水稍癒，隔十數日又發，遇行經而血甚少，亦不如期。

以脈證相參，此氣病，非血病，乃脾胃虛寒痰飲證

也，所以脈緊而滑。若血病則澀矣，滋陰養血，適足益病。夫大便秘結者，津液上吐，無以潤腸，乃冷秘虛秘，非燥秘也。遂用人參、白朮、茯苓、半夏、炮薑、天麻、香附、生薑，以東垣白朮半夏天麻湯為主，專用氣藥以溫胃陽，全不雜一味血藥，恐助陰也。

立方回真州，令其常服，兩月後蕭兄持煎藥方來求立丸方，謂藥已中病，病癒大半。今大便反溏，非若從前之秘結，觀此則非血虛燥結明矣。凡人稟氣血之軀，患病不偏於氣，即偏於血，不辨氣血之偏，何能求效耶？

⓯ 便 血（2 則）

(1)真州張右山兄令眷，久便血不止，以病狀來郡，問治於余。詢前治法，先用歸地涼血不效，繼用補中益氣不效，又用歸脾湯重用人參亦不效。困憊在床，求藥治療。證經三治法罔效，豈非陰結乎。經曰：陰絡結則血下溢。余用桂枝、赤芍、生薑、大棗和營而開絡：人參、白朮、茯苓、炮薑、甘草補脾以助其健運之常：當歸、棗仁引血歸肝，姑以此試之。不意竟屬斯證，三次來郡取藥，半月而血全止。

續後咳嗽氣促，乘船來郡就診，脈細緊，兩尺尤甚，咳而兼喘，頸脈大動。余曰：便血既久，氣隨血脫，肺脾腎三經皆虛，將成水腫，惟有金匱腎氣，湯丸並進，加人參於湯藥，堅心久服，方得取效。

病者乃同道李仲易兄之姊，仲易兄醫理精通，不以余言為謬，堅服百劑而癒。

(2)李懷白兄令眷，程休如先生之令愛也。懷孕六月

而便血者三月矣，群醫治不效，請余治之。診其脈濡弱如綿，視其爪甲全無血色，兩足虛腫。問其食每餐一盂，食後即腹痛瀉去，方不脹滿。問其藥則四物湯加地榆、秦艽、蒲黃、香附、陳皮而已。

余曰：脈證如斯，脾土大傷，不急補脾，何以大產？用白朮、茯苓、炮薑、砂仁、甘草補脾為君，桂枝、當歸、赤芍、艾葉溫經為臣，薑棗和胃為佐。如此四劑，三月不止之便血，一朝而止矣。

繼以此藥，不加減者兩月，至次年大產一男，皆吉。產後半年，又復便血，習以為常，一月不藥，因勞昏仆，此乃復病，遂臥於床，用參數兩，服前藥彌月方癒。反不似懷孕之時，真陰在腹而易效也。嗣後遇怒，便血常發。

⓰ 怔 忡

汪彥玉兄令侄女，年十三歲，夏月喜食瓜果，仲秋患心內怔忡作嘔。幼科作氣虛治，用參朮不效。又易醫誤認為大虛用歸脾湯，本家恐其過補未服。至夜嘔吐即昏厥，手足逆冷，不知人事。用生薑湯灌下，數刻方蘇。次日迎診，六脈沉弦而緊，身疼頭眩，手足冷麻，胸前嘈雜。余曰：沉弦主飲，緊則為寒，此外感風寒，內停冷飲，表裏寒邪未解，脈沉怔忡皆痰飲證，非虛也。

用桂枝、蒼朮、半夏、茯苓、炮薑、白蔻、陳皮，數劑嘔止，轉發呃。更加附子，則每日吐冷痰水碗許，呃乃止，怔忡亦癒。仍用前劑，則夜夜微汗，身發癮疹作癢，身痛方除。此風邪化熱而外解也，繼用理中、桂枝、二陳，醫治月餘，裏寒退盡，能食不嘔而痊。

⑰ 中 風

汪大扶兄，年四十五，善飲貪涼，此素性也。雪途昏仆於地，抬歸始醒，即遍身拘攣，腰足冷痛，手足不能舉，已具六經形證，此真中風也。先醫者作虛治而用人參，困頓於床。後延余治，脈弦而沉緊，此夙昔之風，加以雪天新中於寒，兩邪併發，致昏厥而仆，風寒未解，何用補為？余以桂枝、細辛、羌活、附子、赤芍、乾薑、半夏、甘草小續命湯加減，溫裏解表。五六日邪氣外出，脈略浮弦，而增咳嗽，再加麻黃、杏仁，續續得汗而痛減。將一月，身發癮疹作癢，外解而痊。

⑱ 中 痰

吳敦吉翁，年逾五十，善飲多勞，二月間鹽洗時，忽然發暈，嘔痰未仆，即右手足不舉，言語謇澀，口眼不歪，尚能扶步，脈弦滑有力而無他證。

此痰中也，用六君子湯去人參，加膽星、天麻、秦艽、竹瀝、薑汁，半月後病減。方少加人參，兼用歸、芍，一月後即言語，步履如常矣。

⑲ 中 惡

鎮江巡江營王守戎之媳，抱子登署後高樓，樓逼山腳，若有所見，抱子急下，即昏仆者一日夜。薑湯灌醒，如醉如痴，默默不語，不梳不洗，與食則食，弗與亦弗索也。或坐或臥，見人則避。如此半月，越江相招。入其室即避門後，開門即避於床，面壁不欲見人。令人抱持，握手片刻，而兩手脈或大或小，或遲或數，全無一定。此中

惡也，與蘇合香丸。拒不入口，灌之亦不咽。明係鬼祟所憑，意惟秦承祖灸鬼法或可治也。

遂授以灸法，用人抱持，將病人兩手抱住捆緊，扎兩大指相連，用大艾團一炷，灸兩大指甲角，灸至四壯，作鬼語求食求冥資。灸至七壯，方號呼叫痛，識人求解，繼進安神煎劑，熟睡數日而癒。

⓴ 中火

巴其臣主政令眷，年未三十，遭新喪悲鬱之後，忽眩暈昏仆不語，脈弦數而澀，有時手抽掣，面上發赤，喉無痰聲，藥亦能咽，惟昏睡不語者三日夜矣。經醫數人，主風主痰主虛，與以牛黃抱龍丸皆能咽，但終不醒。余以脈弦數，獨主火中，蓋木鬱化火，肝火暴甚，故卒倒而無知也。經云：陰氣衰於下，則為熱厥。以滋肝清火，逍遙散為主，用歸、芍、丹皮、柴胡、鬱金、栀子、貝母、羚羊角、竹瀝頻灌，一日夜回蘇，能語而癒。嗣後遇怒仍發。

⓯ 中食

從容庵僧，飽食後混堂洗浴，昏暈抬歸，手足溫暖，呼吸調勻，口眼端正，牙關不緊，又無痰聲，其人氣實本無病者。診其脈，兩關沉滑有力，惟閉目不語，掐其人中亦知痛。此證非風非痰，非寒非虛，以意度之，飽食之後，久浴傷氣，胃中食滿，氣虛不能運轉。

經云：一息不運，則機緘窮，豈非食中耶？以手重按其胃口，則眉皺手推。遂用薑鹽湯探吐灌下，即嘔噦吐出未化之飯半盆，哎喲一聲，目開而醒矣。

㉒ 腳　氣

程毓松兄令眷，年近三十，素貪涼食，冷寒注下部，致成寒濕腳氣，夏觸風涼，其疾即發。腳氣之惡，從未經見，往歲輕舉他醫所治。壬午年夏月，腳氣上衝，頭疼身痛，嘔吐不納藥，陰躁不能臥，令人扶攙而走，徹夜達旦，如狂之狀，脈細疾而硬。

煎劑不能咽，此陰甚格陽，格拒不入，作伏暑夾陰治法。先以來復丹碾碎，湯調服下，以通其格拒，服後方能納藥。再用六物附子湯①以治陰寒腳氣：附子、乾薑、肉桂、防己、蒼朮、茯苓、半夏，驅逐逆上之陰寒。

四五劑後，腳氣方下歸於兩足，而煩躁嘔逆漸除，能進米飲。七八日足始熱而痛癒。

㉓ 周身作癢

休邑蔡毓徵兄，寓瓜鎮，倏得異疾。時四月初旬，或周身頭面作癢，癢至不可解，遂赤身臥於棕床屜，滾擦不休，少刻頭面遍身皆紅腫而癢不息。余至診脈，則浮數無倫。《內經》有刺風一證不若此甚，而多紅腫，脈又數甚，殊不似也。因見肆中鮰魚甚多，《本草》鮰魚別名癩魚，食之令人多發癩。疑其食鮰魚，詢之果然。問其食時有異否，云食魚腦覺舌麻，此中魚毒無疑矣。

───────────────
① 六物附子湯：附子、桂心、防己各四錢，白朮、茯苓各三錢，炙甘草二錢，生薑 7 片。治風寒暑濕四氣流注於足太陰經，骨節煩疼，四肢拘急，自汗短氣，小便不利，惡風怯寒，頭面手足時時浮腫。方出《三因極一病證方論》。

急用甘蔗汁、蘆根汁、橄欖湯，頻頻雜進，時許即止。而遍身皮破，痛楚旬日，落去外膚方癒。大凡食物有異，即當棄而勿食，此可鑒矣。

㉔ 肉苟

王用明兄，新正登金山，日中痛飲，攀緣山巔，勞而汗出，歸臥火箱，夜又夢遺，次日四肢清冷，面慘不光，肌膚似麻非麻，似癢非癢，惟皮外不欲沾衣，覺衣之硬甚也。夜臥被席亦如之，脈浮而濡。醫初用疏邪實表驅風劑不效。

余曰：此肉苟也。雖正月猶屬冬令，陽氣在裏，勞而汗出則衛虛，又值夢遺而營弱，所以不勝衣而肉苟也。以黃蓍建中湯加白朮、當歸，薑棗為引，三劑而癒。

㉕ 陰斑（2則）

(1)余青岩廣文令眷，年近三十，夏初得時疫傷寒，初起不惡寒，但發熱身痛目赤。用敗毒散，二日微汗而熱不退。延至六七日，身發稠密赤斑，狂亂譫語，聲變北音，發則不識人，似屬陽明熱證，但脈細如絲而弦緊，口雖乾而不渴。有議用涼膈、化斑者，余以脈為主，作時疫陰斑亡陽危證，幸程至飛、團弘春定議僉同。主以真武理中合劑，重用參附者五日，陽回斑散，始克有生。此余致恭同道家媳，因自知醫，故弗疑而治效也。

(2)吳季履兄，庚午七月間得傷寒，初不知其病狀，至半月後始延余治。診其脈弦而緊，嘁聲越鄰，舌苔灰黑，胸發紫斑，結硬而痛，臍旁動氣，大便利水。詢其何

新編清代名醫醫話精華

以至此，答云：初醫說是傷寒，不效。又醫說中暑，進香薷飲二劑，遂變至此，仍欲用化斑湯，未敢煎也。

余曰：此陰斑也。因冷極於內，逼其陽於外，法在不治。幸神氣未昏，手足未厥，初劑用四逆湯加茯苓、半夏、吳茱萸，溫裏以治噦，次日加人參以培陽。六劑斑散利止，惟嘔噦胸結不開，仍用前劑，不加增減，半月後胸開痛止。方用白尤理中，計用參斤許，附子斤許，兩月方起床。貽害至今，遇病必須薑附。

❷❻ 腸 癰

黃美倩翁令媳汪氏，產後腹痛四閱月，真州來郡，借居吳天其翁宅就醫。診脈細數而澀，臍下作痛，午後發熱，惡寒咳嗽盜汗，儼然虛損矣，而經水或紅或淡猶未止。詢真州時道治法，或用大黃、紅花、桃仁，或用肉桂、炮薑、附子，遍治不效，漸增發熱咳嗽，脈證皆屬陰虛。但敗濁屢月不止，則非積瘀，又腹痛有形，脈不緊，且已用薑桂附子而痛不減，則非寒。

余擬其為腸癰，未遽用藥，令其看腹皮粗糙否，臍中有臭水否，腹內可有水聲，大小二便可墜脹，所下敗濁似膿血否。病人答云：件件皆有。

余曰：此腸癰，誤治無疑矣。今已潰，未收口，須兩月方癒，不能急效，病人唯唯。遂以六味地黃湯去澤瀉，加人參、苡仁、當歸、赤芍、桃仁、肉桂為煎劑，外用六味地黃丸去澤瀉，加人參、黃耆，此外科治腸癰之七賢散也，用蜜為丸。如此煎丸並服，一月咳嗽發熱先退，又半月膿血方淨，而痛亦止。完口之後回真州。

㉗ 疝

崔魏子，病疝一月，清肝理氣，消堅攻劫，無不備嘗，最後招余。診其脈細濡如綿，惟有三至，羸瘦不堪，色枯貌瘁，臥床不起，疝墜於囊，全不知痛，時值秋暑，畏寒服綿。

余曰：虛寒極矣，元氣下陷，須溫而舉之。用人參、黃耆、肉桂、附子、當歸、升麻、甘草，薑棗為引，溫腎升陽五七日，疝方漸收能坐，溫補而癒。

㉘ 陰瘡

瓜鎮胡宅之內眷，隔幕診脈，兩尺弦數，左關單弦，獨異他部，默不言病，似欲考醫者。余因脈言病，謂兩尺弦數，定為下部之痛，數則為熱，必有血證，但不知為何病。彼家然後直告，謂一月前小便淋秘而痛，因其夫常宿青樓，疑為梅毒。

瘍醫以斑蝥毒劑下之，致血大下而痛愈甚。經數醫雜治而病不減。非敢試醫，因藝病不能直陳耳。

余遂以脈辨證，弦者肝病，數者火證，少腹乃肝部，婦人肝經內絡廷孔。廷孔者，溺孔之端也。鬱怒生肝火，火循經而結於廷孔，所以初病小便淋秘而痛，誤行攻劫以致益甚。

因屬隱疾，不便明言。以逍遙散去白朮，加生地黃、炒山梔、龍膽草、木通，連進二劑。次日痛減，因復再招，遂以陰瘡證書封問其夫，合病則治，否則當別延醫也。其夫云的是此病，即以前方服十餘劑痛止。減去膽草、木通，加丹皮、白朮、香附，十數劑而癒。

㉙ 破傷風（3則）

（1）貢姓武弁①，年二十餘，取耳時為同輩所戲，竟以銅㧐刺通耳底，流血不止。延外科治耳，初不以為楚，仍行走街衢如常。旬日間即頭痛，又延內科治之益甚。迎余往治，則頭痛如破，身體僵直，煩躁面赤，脈弦而緊，仰臥於床，口流膿血。余沉思良久，以為此必破傷風也。檢前所服之藥皆石膏、梔子、芩連，作火頭痛治。

病人云：口吐膿血，不是喉出，不知從何而來。余曰：此的係破傷風矣。腦中膿血，流入鼻內竅，而滲於口中，非由咯吐而出也。破腦傷風項強，已屬不治，此幸未柔汗厥冷。用小續命湯重加桂枝、附子、乾薑，去黃芩，一劑微汗，頭痛減半，兩劑頸柔。十數劑後，耳內結癧，腦涎亦不流，但其耳褒然無聞矣。

（2）程士莘兄，朱姓家人，身體壯實，跌傷手臂，皮破出血，專科不過膏貼藥敷而已。不自知謹，澡堂洗浴，脫衣傷風，次日便惡寒發熱，頭疼身痛。先醫者作傷風陽證治之，三四日後，大汗嘔吐，僵臥於床，手足拘攣，角弓反張，始招予治。左右脈皆沉弦細緊，口眼抽掣，而跌傷之處反不知疼。此證初病失於溫經，反行解表，致風寒內入，直傷肝經，破風反張，大汗嘔吐，均屬不治。

幸未入少陰而下利耳，遂用桂枝、細辛、芍藥、附子、乾薑、當歸、獨活、天麻、吳茱萸、甘草重劑，五日汗斂身柔，嘔止能食，而手反不能舉，軟臥於床。桂附大劑，一月方能起而立，若非年少壯實，萬無生理矣。

---

① 武弁：較低級的武官。

(3)吳瞻大兄，冬月足背生瘡，久潰不斂，一醫者令用刀去頑皮，不無新傷。春日苦寒，跣足就醫，又敷以冷膏，隨即作癢，更乘輿河畔，迎面大風，遂遍身麻癢，面腫唇紫，舌強語澀，儼似中風。先醫未辨何證，雜用風火痰藥，服後嘔噦不止。余至，診脈則弦緊，面赤舌紫，手冷多汗，乃肝經風病，定屬患處刀傷為風寒所襲，又兼冷膏外敷，證類破傷風，不宜緩縱。急用桂枝、赤芍、獨活、細辛、附子、蒼朮、天麻、半夏、生薑，日投三劑，夜半患足方溫。又二劑，微汗身輕，瘡方知痛，如斯八劑乃癒。若非急治，緩則傳裏，不易醫矣。

③⓪ 喉痛

汪宅未出閣閨女，甲申春月，感寒喉痛。浙醫稱火，遂恣食水果，飲冷傷肺，致增咳嗽。因不溫散，咳甚則吐血。又易一醫，竟認陰虛，用生地黃二冬二母元參等藥，更加生藕汁半鐘，令其冷服。服後即嘔吐不止，氣塞喉中，急以咳嗽吐血求治於余。及診其脈，沉弦而緊，搏手甚緊。余曰：豈愚我乎？此脈乃沉寒痼冷，未經溫散，直入於裏，其證必惡寒身痛，胸中阻塞，嘔逆喉痛。問之果然，諸證皆備。余曰：此當表裏雙溫，逼寒外解。遂用桂枝、細辛、赤芍、附子、乾薑、吳茱萸、半夏、桔梗、甘草，二劑喉不痛，亦不嘔矣。

如斯六日，寒邪出表，發寒戰，微熱微汗，邪從外解，胸塞咳嗽皆減，能食米湯矣。彼畏熱藥，遂中止。旬日後，因前汗未周，遍身疼轉為痛痺，仍以前方去吳茱萸、桔梗，加當歸、木通，服七八日，痛減未痊，又畏熱

新編清代名醫醫話精華

藥而止。半月後餘寒內搏，腹肋大痛，呻吟不絕，蓋因吐血時值行經，服藕汁冷藥，經因冷阻，故當經期遂致大痛，復用前方加肉桂、五靈脂，去細辛、木通，六七日瘀血下而痛旋減。又畏熱藥中止，留痛經餘證，至今未除。

❸❶ 口 瘡

程若思守戎令眷，年二十外，腹痛作瀉已久，漸增口舌生瘡，因瘡痛不能食熱物，益致痛瀉不止。前醫謂痛瀉宜溫，口瘡宜涼，用藥牽制，辭不治，決之於余。診其脈兩關虛大無力，食物便嘔，嘔止即腹痛，痛則下瀉，而滿口之瘡白如米粒。

余曰：此脾虛寒也。蓋脾土虛則腎水乘之，逼心火上逆，致口舌生瘡，乃上焦假熱，實中焦真寒。惟治其寒，不惑其熱，宜用附子理中湯冷飲，使暗度上焦之假熱。而冷體既消，熱性隨發，脾土得溫而實，則腎水不上乘心，心火不逆，口瘡不治而自癒，此五行相乘之道也。遂以附子理中湯加茯苓，令其冷飲，病人不知有薑附也。服四劑，口瘡果不痛，再求治痛瀉。

余曰：但藥熱飲，則痛瀉自止。溫補一月，痛瀉方癒。後十餘年，懷孕病痢，亦用桂附乾薑而癒，胎竟不墮。人之藏腑各異，不可以一例論也。

❸❷ 口 甜

吳中璧兄令愛，年將及笄①，出痧後半月，惟口甜喜

---

① 及笄：女子到 15 歲時，古稱及笄。

唾，不思飲食，胃中隱隱微痛，脈虛軟而遲。幼科以口甜為胃火，作餘熱治之，此常理也。但脈不長不數，口不渴而反喜唾，必以前過用膏、芩，熱雖解而中寒生致有此證，且口甜者，脾虛之真味也。胃陽發露，無實熱脈證，反屬虛寒，當變法治之。用六君子湯加炮薑、益智仁，二劑知，四劑即口不甜而能食。

大凡痧痘真陽未破之童身，苦寒可以恣用。出幼男子，經通女子及已婚娶破陽，痧痘當用膏連十分者，寧用七分，以防中寒。曾治一婦人，產後未滿月出痧，幼科尚未用涼藥，痧回七八日，卒然腹痛厥逆嘔吐，六脈全無，徑用四逆湯加人參、肉桂，數劑方痛止脈出。

㉝ 經行腹痛

吳駿聲大行[①]令政，因經行半月不止、腹痛相召。至診其脈則弦緊也。余曰：此非血虛之脈，必因經血虛而寒襲之也，其證必頭痛身疼，發熱嘔逆。詢之果然，初以桂枝、細辛、當歸、赤芍、炮薑、二陳之劑，不應。

邪因藥發，漸增寒熱頭痛，胸膈脹滿，嘔噦不食，脈猶弦緊，全見厥陰經病。用當歸四逆湯加乾薑、附子、半夏，表裏雙溫，續續微汗，表解。因經行既久，血海空虛，邪乘虛而入血室，夜則妄見譫言，寒熱混淆，胸中熱痛，口乾作渴，小便澀疼。煎劑用當歸、赤芍、桂枝、木通、吳茱萸、附子、乾薑、人參、甘草，兼服烏梅丸三十粒，以治煩熱便痛錯雜之邪，隨病機之寒熱而圓活治之。

① 大行：掌管接待賓客的官員。

兩月後，經水再至方脫然而癒。

❸❹ 妊娠腹痛

瓜鎮王篤之兄，適嚴宅之女，懷孕九月，冬月苦寒患病。據嚴宅云：初病是傷寒，已經半月，發表攻裏，俱已備嘗。因腹中大痛，恐是臨盆，穩婆已伺候矣，迎余決之。診其脈沉細而緊，畏寒之極，坐臥火箱中，猶抱火烘面，其痛在臍上，左右衝擊而動，不在少腹，而脈又沉，非欲產之候。

此誤用攻導涼藥，致中焦寒極，非溫不可。而前醫猶要用行藥，謂通則不痛也。余議用薑桂，病家畏桂墮胎。余諭之曰：將產之胎，非若一兩月血胞，畏桂行血，且中宮冷極，桂至中宮，尚不能敵其寒，何能下達而傷胎乎。失之不溫，產婦且危，去病即所以安胎也。遂用人參、炮薑、肉桂、當歸、砂仁、陳皮、甘草，一劑痛減，溫補半月方產。產時幾至虛脫，得補而回。

❸❺ 妊娠水腫

孫思睿翁令眷，壬戌年懷孕喪子，悲泣過傷，因而咳嗽。自秋至冬漸至喘不能臥，兩足水腫，腹胎六月。

諸醫治咳分利罔效，最後招予。水勢泛溢，腹大如鼓，其面反瘦，脈細如絲，兩尺全無，此腎水也。孕婦患水，其胎必傷，況兩尺脈全無，胎已息矣。宜急治其水以全孕婦，惟金匱腎氣湯可救，遂以本方加人參一錢，附子、肉桂各一錢。如此半月，水忽大下，盡濕被褥，流溢床下，而腐胎隨墮，其時氣脫昏厥。令急服參附湯，而穩

婆諸婦爭論不肯煎，蓋以揚俗產後，禁用人參故也。

幸思翁自主，推諸婦出房，用大銚自煎頻灌。半日半夜，通服人參六兩，附子兩餘，夜半回蘇，而餘咳餘水未盡。仍用金匱腎氣湯一月，始水盡咳止。

㊱ 妊娠咳嗽

曹啟心兄如君[①]，生育多胎，體質虛弱，有腦寒鼻塞流涕之證。懷孕七月，先咳嗽，前醫不諳，以流涕為傷風，誤用發散，因虛愈咳，咳甚則吐食。又以為胃寒，用六君子湯加炮薑，服之愈甚。繼招余治，脈弦數六至，胎脈固當數，然不滑數而弦數，此必陰血大虧也。

啟兄云：平素胃寒，麥冬、貝母，入口便吐瀉奈何？余曰：治病必以脈為準，今脈弦數，定屬陰虛，滋陰不可，補陰獨不可乎？此因咳而吐，非不咳而吐也，但治其咳自不吐矣。《脈經》曰：陰虛陽無所依，令人多嘔者此也，豈陰虛獨無嘔病乎？定以熟地黃為君，山茱萸、茯苓、山藥、石斛、苡仁、沙參為臣，枇杷葉為佐。四劑知，十劑咳嗽全止而產一男。產後再以當歸、川芎、桂枝、辛夷、炮薑、黃蓍溫補之劑以醫鼻矣。

㊲ 產後病（9則）

(1)瓜鎮曹實甫令眷，年將三十。產後二日，忽惡寒發熱，頭痛身疼，醫認作傷寒，斷食三日，汗大出而熱不退，更增煩躁。實甫具病狀，問治於鎮江何似充先生。何

---

① 君：妾之別稱。

答云：產後以大補氣血為主，雖有他疾，以末治之。藥用參、蓍、歸、朮、茯苓、炮薑、麥冬、五味、甘草。

實甫復呈方於前治之醫，斥之曰：老朽已聾瞽失時，此等傷寒熱證，豈堪補耶？又任其專治七日，則愈熱愈躁，而脈愈大。

暮夜相招，脈散大，呻吟狂躁熱渴，揚手擲足，幾不欲生。余曰：產後虛煩，急須溫補。發藥加參，實甫以何藥見示，藥竟相同，遂放心與服。服畢即安臥，次日脈斂熱退。囑其仍要加參，實甫惜費不用，逾一日夜，復熱躁欲脫，通夜服人參七錢始安。如前參蓍歸朮，調補匝月而起。

(2)蕭朋玉兄令眷，自真州來郡就醫。因小產後發熱吐血，真州時道認為陰虛，竟以生地黃、白芍、丹皮、麥冬、貝母治之。殊不知此乃小產後瘀血未盡，因而發熱，血不下行而逆於上也。

將兩月，漸致腹脹而痛，嘔吐不食，面黃浮腫，少腹結塊，發熱惡寒，脈沉細緊，按之堅硬而長，血為涼藥所凝，病成血蠱，必須溫暖，其瘀方化。用附子、肉桂、炮薑、當歸、赤芍、五靈脂、香附、延胡等藥，四十劑，遂大下黑血如泥者數碗，由大便而出，腫脹痛一夕皆消。而人虛困殆甚，繼用溫經和血健脾之藥，半載新血漸生，而經再至方健。

(3)程農長兄令媳，吳宅之女也。二月大產，天氣尚寒，未滿月便開窗梳洗，方滿月便爾洗浴，因受風寒，次日頭痛身疼，遍身筋愓，汗多而熱不退，脈不浮而單弦。初診便告病家，此產後中風大病，不可輕視。

用當歸四逆湯：當歸、赤芍、桂枝、細辛、茯苓、炮

薑、甘草，薑棗為引。醫治三日，因本氣大虛，風邪不解，更頭疼如破，筋惕肉瞤，汗出如浴，手足抽搐，時時昏厥，病甚危篤。余曰：此產後氣血大虛，風邪直入肝經，已現亡陽脫證，須急用人參固裏，附子溫經，使裏氣壯，逼邪外解。否則風邪入藏，必昏厥不語，手足逆冷，嘔噦不食，不可治矣。

未幾果噦，病家遂信余言，重用參附加於當歸四逆湯中，更加吳茱萸以治噦，間加天麻、半夏，兼治虛風。如斯大劑，日服人參兩許，附子六七錢，半月後方漸次而回。再去細辛、吳茱萸，增蓍、尤，四十日方能起床。此證幸病家不吝人參，而任醫得專，故獲收功也。

(4)張其相兄令眷，年望四旬。隆冬大產後六日，家務煩勞，遂惡寒發熱，身痛嘔吐，不知何脈。前醫認傷寒，用桂枝、細辛、乾薑、吳茱萸、赤芍、半夏等藥，二劑遂大汗不止，血下如注，暈脫者二次。本家先以人參數錢灌回，余踵至，汗猶未斂，脈細如絲，血尚未止。雖有聲音而不能言。

余曰：血脫益氣，此定論也，用人參五錢，附子二錢，炮薑二錢，連進二劑，方汗斂血止而能言語，次日即改用歸脾湯加黑薑、官桂，溫補滿月而起。

(5)程載錫兄如君難產，產後即暈厥，醒後喉啞，全無聲音，而人事清楚，脈細如絲，手足厥冷，蓋難產玉門久開，寒氣襲入，經云：寒中少陰，令人猝然而啞，且脈細厥冷可徵也。用四逆湯急驅其寒以防變證，用附子三錢，乾薑三錢，甘草一錢，當歸三錢，連進三劑，次日音出，瘀血方下。蓋少陰經絡盡於喉，寒極於下，腎氣不能

時上，致卒然失音。若非重劑，入裏之寒何能驟解？

數日後因難產內傷腫痛，去附子加肉桂、赤芍、桃仁，腫消痛止，半月方癒。

(6)方漢辰兄令眷，右周族叔之女也。大產死胎，穩婆手重致傷子腸，七日後招治。大小兩便不通已四日矣，少腹腫痛如墳，仰臥於床，不能轉側。他醫作腸癰治，用菜瓜子為君，食之不效。又醫作瘀血治亦不效。診其脈澀而數，因小便脹痛，遂不食，虛憊不堪。

余深思良久，腸癰乃瘀血積腸中，久而始化膿作痛。今產後方三日，而即腫痛，斷非腸癰。若瘀血作痛，血病不秘小便，若寒痛少腹不當高腫如墳，且脈不緊而反數。以「藏府內景圖」為證，婦人胞門子戶居中，膀胱在前，直腸在後。以理揆之，產時手取死胎，傷而不覺，後三日腫大，前逼膀胱，後逼直腸，故大小便皆不通。其少腹腫高如墳者，乃膀胱中小便也。

令老成婦人，以熱湯漬布揉按腫處。問痛在前按處否，病人答以腫處不痛，其痛在裏。余曰是矣，令漬布者以手重按腫處，則尿如湧泉，瞬刻腫消。續有敗膿瘀血源源而下，急令煎大劑參、耆、歸、芍、肉桂、附子、炮薑等藥，促令煎熟，頻頻灌下。又令再煎二劑，恐大便隨下，以防氣脫。後片刻大便果下，幾乎暈脫，然卒無害者，幸服藥在前也。後用內癰瘍科治法，皆用參、耆、歸、芍、桂、附、炮薑、苡仁收功。獨不用白朮者，恐助膿也。醫治百日，方能起床，嗣後仍復生產。

(7)汪公蕭兄令眷，夏初大產，天氣猶寒，生時亦快。而不解事之穩婆，巳至不令上床，令其久坐穢桶，以

俟下血。次日即腹痛，大小便皆不通，玉門腫閉，小便反自大腸滲出。第五日請救，脈沉緊。先醫用芎歸消瘀不效，又用理中補中亦不效，痛脹益甚。細詢病狀，蓋由產後玉門未斂，久坐穢桶，寒氣襲入下焦，陽氣不通，前陰腫閉，陰陽乖錯，小便反從後陰滲出。此非交腸之病，乃屬厥陰中寒明矣。

所幸者尚未厥逆於上耳，但乙癸同源，腎肝同治，且腎主二便，開竅於二陰，又屬厥陰純寒，只得借用少陰治法，以四逆湯主之：附子三錢，乾薑二錢，甘草一錢，肉桂、當歸各錢半，日進三劑。小便微通，腫處微消。如此藥三日九劑，小便通而瘀血甚少，五日大便通。半月臀上生癰，蓋因瘀血未淨，寒因熱化而作膿潰也。病者幸因前藥見效，不致怨熱藥貽患。

(8)孫以閭兄令眷，余族侄女也。懷孕值暑月，以西瓜浸井，日食為常，至產後氣血交虛，積寒在腹，三日後胸腹脹滿而堅，猶如未產，乾嘔不能食，咳喘不能臥，足冷過膝，脈沉細而硬。其母謂三朝食麵，著氣停食，再三囑用消導之藥。

余曰：形寒飲冷則傷肺，所以喘咳積冷於中，先有胎元真陽在腹，可以勝其冷物，今胎已產，氣血兩虛，其沉寒痼冷蟠結於上中下三焦，痞塞不通，惟宜助陽消陰，若克伐傷氣則陽益消矣。此證非大溫熱宣補兼施不能望其效也。以閭唯唯，遂以生附子、生乾薑、半夏、吳茱萸以溫裏，桂枝、細辛、生薑以溫經，助以人參、茯苓、赤芍以培氣血。以閭日藏人參於懷，暗投藥中，以免其岳母謂之惡補也。服至半月，上身微汗而咳喘寧。

再服一旬，胸結略下而能納穀。冷秘二十餘日，日服半硫丸二錢，大便方通，其矢碧綠，彈丸續續而下，計兩月腹中上下方通。沉寒痼冷未有如斯之甚者，若順人情而妄用消導，不知作何結局矣。

　　(9)適朱宅三小女，體素虛寒，懷孕將產，先胃寒嘔吐，服理中湯而止。續即兩足少腫，未旬日上腫至腿，漸上至少腹。內懷雙胎，其腹脹大欲裂，氣喘不能行立。脈細如絲，兩足冰冷，小便點滴不通。水已上溢，不急治水，胎必浸傷，而孕婦更不能保矣。

　　諒桂、附尚不能敵水，何暇傷胎，且胎已足月，桂附不能犯。遂用附子、乾薑、桂枝、人參、白朮、茯苓、澤瀉，大劑與服，日投二劑。四劑後足微溫，小便略有。服至十劑，上腹略軟，水盡下注於兩足，惟臥床不能坐矣。又十餘劑，水從大小二便齊出，消大半，而雙生兩男。

　　產後因胎前藥力，三朝尚全無病，遂經理家事，忽然腹大痛，大吐大瀉，困憊於床，脈細緊無倫，惟恐痛脫，仍用前人參、附子、乾薑、肉桂、茯苓、甘草。因腹痛故去朮也。日服人參六錢，藥三劑，六日痛止。加白朮，溫補四十日始康。其產後惟兩血餅，所下皆水，此陽氣虛，血反化水，若執懷孕桂附傷胎而水不下，必致子母兩殞。經云：有故無殞，良不誣也。

　　其所生之子，出痘甚輕，則桂附不貽害於兒，亦可知矣。出痘之兒，因痘甚輕，未滿月便出戶見風，至滿月後作瀉十數日，忽患驚風，幼科皆稱慢驚不治，已擲於地，惟候死耳。余視之，忽啼號數聲，即手足抽搐，眼珠上視，頭向後仰，身體僵直。

夫慢驚抽搐，不先啼叫，且頭不後仰，身不僵直，今有此數證，則非慢驚，蓋天釣風也。其先啼者腹中痛，謂之內釣。內釣後即外釣抽搐。此因痘後失調，又經久瀉而兼風邪故有是證，必須溫經補中。余遂用桂枝、赤芍、鉤藤、人參、白朮、炮薑、附子、半夏、甘草，灌下二劑，即回蘇，但不能吮乳，日進米粥，然一日必啼號十數次，抽搐十數次，而參附藥不輟。幼科畏熱，暫止數日，即瀉不止，瀉甚則內釣外釣亦甚。不得已堅用之，抽搐止，即右手足痿軟，半身不遂。如此大劑，一歲之兒服至百劑，瀉方止，足可站立。但右手尚不能持物，笑則口歪，若非參朮桂附乾薑，何能有生？有斯病則用斯藥，豈以幼兒純陽不堪辛熱，執為定論者哉？

❸❽ 褥 勞

馬彬五別駕[①]，未出仕之十年前，尊閫大產，去血過多，昏暈大虛。前醫重用人參蓍朮，已虛回血止，飲食如常。惟晝夜臥於床，不能坐起，坐則頭眩耳鳴，必睡下乃可。如此已七十日，日服人參四五錢不效，招予治之。

診脈惟細遲無力，而飲食不減平時，肌膚聲音似無病者。此產後不慎起居，肝腎氣虛，肝虛不攝氣故眩暈也。仲景謂之褥勞，久則成痿，用仲景之羊肉湯治之。用精羊肉二兩，煮熟去肉，再以黃蓍五錢，當歸五錢，人參一錢，入湯煎熟，日服二劑。十日後即能起坐，二十日即可步履，回季宅母家調治而痊。

---

① 別駕：州府長官的助理。

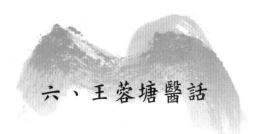

六、王蓉塘醫話

　　王堉，字蓉塘，號潤園，清末介休縣儒醫，「山西醫界出類拔萃之人物」（耿鑑庭語）。自幼習舉子業，1850年「選拔赴廷試」，被拔貢後做過「內閣中書」的京官，曾入值圓明園。道光辛丑年（1841）因母病開始學醫，兒子王文波稱先君，「聰明絕頂，學問淵深，醫之一道，猶是余技。」

　　著有《醉花窗醫案》，記醫案百餘則，原繫手抄本，經著名醫家耿鑑庭先生詳細校核，認為該書文筆流暢，「每案之敘述甚有層次，……是一部有價值的醫案。」後由山西科學技術出版社出版。全書憑脈辨證，用藥精當有效。敘事生動，不蔓不枝，頗有可取之處，本節所選即出自該書。王氏另著有《脈案》，未刊。

❶ 外感風熱

　　馬景波孝廉，與余為文字交，又同出龍蘭簃先生門下，故稱莫逆。乙卯謀納粟作宰①，都中有女校書②才色超群，馬暱之。一日余赴同鄉之飲，在前門酒市，席未半，景波遣其僕，趨車迎余曰：「家主得暴疾，危在頃

刻，亟請視之。」余頗驚駭，乃投箸登車而去，曲折經數處，見非景波所棲止。因問其車伕，車伕揚鞭掉臂曰：「老爺至則自知。」到陝西巷則景波依閭已久，揖余曰：「校書病甚，惟恐君不來，故托於余以速之，急請入一施湯劑。」余乃知為校書病。

入其室，數嫗環守之。啟衾看，則校書蓬首赤體，昏不識人。捫其肌，熱可烙手，面赤氣粗，顛倒煩亂。提腕診之，六脈浮數，幾乎七至。乃曰：「此外感風熱也，一發可癒。」乃開防風通聖散易麻黃以桂枝。景波爭曰：「硝黃劫藥，校書嬌姿恐不堪。」余曰：「君情深如此，宜校書之傾倒，然君解憐香，我豈好碎玉耶，有病則病當之，保無恐。」急遣下走貨藥，煎而進之，囑曰：「三更後，當大汗，渴，勿多與飲，明早必癒，我去矣。」

越日申刻，余公退將入門。景波又遣車迎余曰：「校書病益甚，請再視之。」余駭曰：「既病甚，則藥病枘鑿③。可請別人，余不必往也。」其僕曰：「家主望君如歲，不去恐小人獲戾。」不得已，隨之至。則景波顰惑曰：「病益甚，當奈何？」

見校書仍擁衾臥，蒙其面。揭之則花妝簇簇，躍然而起，繼命嫗輩，皆斂衽④叩頭曰：「昨宵服君藥，三更如夢醒，渾身出汗，到曉，病若失。服君之奇，感君之義，

---

① 納粟作宰：封建社會捐納錢糧，可以做官。

② 校書：指能詩善文的妓女。

③ 枘鑿：枘是木端，鑿是孔竅。以方枘入圓鑿，故不相合。後世遂以枘鑿喻不相合。

④ 斂衽：指舊時代婦女斂衣作拜。

特設一筵，置酒為樂。恐君不來，故託辭招之耳。」余故不喜此輩，擬托公而辭。校書跪留曰：「自知垢污之肴，不足染高賢之腹。然獻芹①之忱，竊難自己。」言之淚欲下，景波急進曰：「勾欄②中一杯水，未必即阻兩廡特豚③何惺惺作態乃爾？」

余不敢再辭，相與狂飲，肴錯紛陳，至夜四更始罷。歸檢衣袂則羅香囊一對、絮絹方巾二事在焉。知為校書之遺。越數日，轉景波而還之。

❷ 熱病

余舅母王氏，守節三十年，苦而益篤，經紀家政，今已抱孫。體素弱而不甚服藥。壬戌夏，忽得熱證，煩躁不安，渾身如火。初請其族婿董某治之。董固寡術，以為風也，用小柴胡湯發之。

次日，則熱幾如狂，時而昏不識人。表弟以農忙無暇顧，遣人告余，急往視之，則全家驚懼。診之則兩手沉數無他象，惟舌苔焦黑，語近謇澀，而心甚清。因告曰：此熱病也。董以溫治，故錯。此時必膈間脹悶，咽乾口渴，大便秘，小便黃赤。幸血分尚清，無斑痧等類，形症雖危，尚易治也。因問思涼水否？曰思甚。乃命取新汲水兩碗滿飲之，頃刻間覺頭目俱清，進以三黃解毒煎合犀角地黃湯。兩服而熱退。又以歸芍地黃湯連進而清其血。

五日後又視之，則病全清，惟思食過甚。乃告表弟

---

① 獻芹：芹，粗劣蔬菜，即自謙獻禮菲薄之意。
② 勾欄：指妓院。
③ 特豚：古代祭禮，獻一牲曰特，庶人獻特豚，士人獻特豕。

曰，此時胃氣初升，食難化之物，最易反覆，宜節之，雖得罪，亦斷不可任其多食也。

❸ 中 暑

伶人某，忘其名，四喜部名旦也。六月初，演泗州城劇，眾稱善。有某官愛其藝，又出錢命演《賣武》一折，身體束縛，刀矛劍戟之類，旋舞越二時許，卸妝入後台，則大吐不已，腹中絞痛，急載歸家，吐止而昏不知人，推之不醒。

其師怒，遣人尋某官，某官知余名，又轉同鄉請余診視，乃偕之往，則剩粉殘脂，猶暈面頰，汗出如油，氣息促迫，呼之不應。提其腕，則六脈浮濡，按之反不見。

余曰：此中暑陽邪也，命守者以熱鞋熨其臍，刻許稍醒。逐以大劑香薷飲進之，二日而安。

後三日，有投小片者，不知其人，問閽人①，乃知其伶來謝也，余卻而避之。

❹ 咳 喘（6則）

(1)咳嗽一證，風寒暑熱，飲食鬱滯，思慮勞倦，皆能致之。《醫宗必讀》闡《內經》之旨，講此症最為詳盡，學者當究心，若一概施治，未有不致悖謬者。

同鄉郝某號秀山，在都作銀商，自秋發嗽至十一月，數醫之尚未癒也。余僑寓襄陵館，與郝某素昧平生。一日梁某偕之來求余治，問何病？對以咳嗽四月矣。問，曾治

---

① 閽人：看門的人。

否？對以藥以百計而嗽如故。言次探手於懷，出藥方轟然一裹。細檢之，皆參苓著尤等類。

蓋郝素弱，又富於財，俗醫皆作虛論也。乃診之，餘平平，肺獨浮滑。告之曰，浮者風象，滑者痰象。君素積痰，復感於風，風痰相搏，而嗽作矣。又以參著固其膝理，膝理不開，風無去路，嗽何時已乎。數藥可癒，郝見余言易，進曰，年少時有唾血疾，體本虛，故畏克伐藥。曉之曰，此他醫之所以用參著也。要知少年唾血，未必虛證。即虛，而此時血止而嗽作，醫不治嗽而治血，請問君見我為治嗽乎？為治血乎？病者笑而是之。

乃以杏蘇飲加山楂、枳實進。囑曰，不過五服病必癒，無煩再來也。病者持而去，越五日，投帖請余觀優戲，晚則筵席豐隆，殷勤周至。時余方以分發赴秦，因遣其同類，隨之到秦，開設銀肆，聽昔過從稱莫逆焉。

(2)刑部主政楊星臣，寧鄉人，與余為前後同年，喘咳廿餘年。每咳甚或至暈絕不醒，醫藥不啻百數而終罔獲效。在星槎侍御①處談及其病，喟然長嘆，憂形於色。余問君服何藥？星翁云：「醫家皆謂余好內②陰虧，所服藥皆滋補劑。年近五旬，不敢強辯，然心竊非之。」余問：「君發嗽時，面赤氣急否？」曰：「實有之，不自知也。」次早星翁即來求予診視，因診其右寸關脈堅凝而滑，幾乎搏指，餘則平平。

乃曰：「滑者痰象也，堅凝者，痰結也，見於右部寸

---

① 侍御：官名，御史的通稱。

② 好內：即房事過度。

關之間，蓋頑痰結於肺胃之管。肺為清道，胃為濁道，兩道為痰所壅，故甚則暈絕也。此病非湯劑可療，非礞石滾痰丸下之不可。」星翁曰：「歧黃家畏礞石如砒毒，何可入口？」余曰：「然則先賢留此方，為毒人耶？君試服之，如誤，當甘庸醫殺人之罪。」

星翁見余言確有定見，乃市三錢服之，臥後覺胸膈煩擾，欲吐不吐，不移時，中脘轆轆，解下黑穢數碗，倦而歸寢，爽適異常，至曉而若失矣。急驅車揖余，謝曰：「奇哉！奇哉！君有膽有識，三錢藥去數十年之病，孫思邈之神奇，不是過也。諸醫謂余陰虧，抱此不白之冤久矣，得君並雪是恥，感銘何既？」

(3)典史①宋曉嵐，同鄉也。丙辰春，與余同攜眷入秦。將至臨潼其孫女甫周歲，坐車為雨泥所滑，女失手墜車下，輪輾其腹，頃刻而斃，亦氣數也。其媳以慟女故，日切悲哀，兼介人安土重遷，鄉思頗切。曉嵐尤吝於財，雖宦遊而飲食衣服不遂婦願。至夏忽患胸脅大痛，喘嗽不寧，飲食俱減。

曉嵐來求治余，診其左脈弦而牢，右寸堅而滑，知為氣鬱，乃以左金丸合顛倒木金散進。二服後，吐痰涎數碗，再視之，則左少軟而右亦漸乎矣。因以逍遙散加木香、青皮等迭進之，半月後始就平復。因勸曉嵐曰：「兒女情懷，須少寬假。前日之病久則成癲，若不去其痰，遙遙千里，攜帶而來，竟成廢人，不悔之甚乎。」曉嵐遵之，辭色稍溫，三月後，如居故土矣。

---

① 典史：官名，掌管文書收發等事。

(4)鄰人郭某之女,再醮於鄰村,歸寧恆數月不返。一日忽患咳嗽,初略不為意,久而增盛,延人治之,則曰,此虛勞也。始而補氣,繼而行瘀,又轉而理脾疏肝。藥屢易而病不減。

一日其母偕之來,俯余治。因問曰,嗽時作時止乎?抑咳則面赤氣急聲聲接續乎?曰急甚。觀其面色紅潤,知非虛證。乃診其脈,則右寸浮滑而數,餘則平平。告曰,此痰火鬱在肺經,常苦胸膈滿悶,發則痰嗽俱出,不但非虛勞,且大實熱證也,進以芩連二陳丸加桑皮、木通以疏之,三日而嗽減。

再請余治,則數象減而滑則依然。余曰,熱退而痰仍在,不去之,恐復作,因用平陳湯加枳實大黃下之。凡二進,下頑痰數碗胸膈頓寬,而嗽亦止矣。

(5)月潭之女,年甫周歲,忽喘嗽交作,渾身發熱。月潭以為尋常感冒,忽之,越日益甚。適余視其弟病,亦請一視,見其面發赤,身發熱,喉中聲如鋸,臆斷曰痰也。必乳母令睡時吃乳,兼膈間有火,故食為火壅而生痰,但得白玉餅兩三枚則可矣。月潭令服之。熱稍退而腹作脹,喘嗽仍舊。

又請余視,以為已癒,細視之,兩目昏閉,精神若無,喉間亦如故。月潭曰:看此形恐不救。余曰:何至此,乃視指紋,則紅絲出風關,兼按其膈,則胸中作聲轆轆然。頓悟曰,前以為痰,乃水也,必小便不利,眼胞虛腫,兼咳而作嘔。乳母曰,是。遂開五苓甘露飲,令當茶飲之。次日,月潭邀同進城,問之,則小便十餘次,腹減而精神作矣。因勸以再進一煎,兩日如初。

(6)里中武庠楊樂齋之二嫂，廿餘而寡，撫一子，人頗精強，一切家政，皆經其手，諸妯娌不及也。然鬱鬱獨居，肝氣時作，發則喘咳交臻，呻吟不食，如此者經年矣，延醫數輩皆以癆瘵論。壬戌春，病復發。臥床月餘，闔家無可措手。

楊邀余視之，診其左關滑數，右寸關俱甚。乃告之曰，此氣鬱停痰，並非癆症。前必多服補藥，因而增劇，萬勿為慮，藥不十劑，保無恐矣。

乃以平胃、二陳、四七湯合進之，藥入口才刻許，膈間轆轆作聲，頓覺寬展，二帖後，喘咳息，而食少進。家人皆驚其神，以為痊癒，遂停藥。余亦忘之，未過三日病又作。又延余視，診之，脈少衰，而滑數未改。因問服幾帖？以二對。告曰：二帖路已開，病未癒，少亦須四服，但得大解膠黏穢物，則全去矣。不必易方，宜照前服之，三日後再見也。

病者聽之，越日晨起，暴下惡物數次，食大進，喘咳皆歸烏有。更告以香砂六君子丸調攝之，尤當穩固，而其家皆淡漠，不知聽之否也。倘調養不善，恐明春再作也。

❺ 泄　瀉

大同同年姜驗熊，入京赴京兆試，與余同寓三忠祠，文酒談宴甚相得也。秋初陰雨經旬，兼北人不耐潮濕，一日友人招飲，歸來渴甚，飲水過當，越日而瀉，日經數十次，頗覺困憊。乃自市補中益氣湯提補之。次早則頭暈嘔逆，腹痛身熱，午後高臥不起。

余叩其門，乃曰：「今日病甚。」余曰：「夏月得瀉

疾，可去腹中糟粕，何必過計。」姜乃以所服之藥告。余曰：「君何貿貿若此？」姜曰：「曾憶家君得瀉疾，服此甚效，茲則增劇，實所不解。」余曰：「尊大人必年老氣虛，中氣不攝，日久滑瀉，故以補中益氣提之無不效者。君飲水過度，清濁不分，小便不通，水皆從大便而出，急宜疏利。乃反提之，若大便再不通，則腹鼓身腫，成大症矣。」

遂遣僕買胃苓丸二兩，令以薑水送之。次日而小便通，又次日而水瀉止矣。

❻ 痢 疾（2則）

（1）有銀商，忘其名。夏得痢疾，醫家以為火，用承氣湯下之，逐日下數十次。又一醫以為虛，補之，痢下止而胸滿腹脹，委頓不起。司事者懼其死，邀伊表兄某引之出鋪，在寺中賃一屋居之，又十餘日醫藥罔效。其表兄已為市殮具矣。

一日午飯後，其表兄來請曰：「舍親病重，恐嚇不能起，聞閣下脈理清真，欲往駕，以決生死，如可苟延半月。擬即遣之還家，較勝歿於旅舍也。」

余隨而往視，屋中臭不可近，急命抬置他處，見其闔眼朦朧，轉側之，並不知矣。提腕而診之，俱微弱沉細，然至數勻稱，惟右關獨大，按之搏指。乃曰：「此病因食積致痢，初醫下其火，未去其食也。此時必肚腹膨脹，醒時見食作嘔，病雖危，不惟不即死，並可生也。」其表兄曰：「果爾，請治之。」

乃以平胃散加神麴、麥芽等類進之，至夜解下穢物極

多，腹平而知人矣。越日視之，脈小而氣虛。因以真人養臟湯固其痢，三劑而痢止，略進食矣，因繼以人參養榮丸半月而健。余當其病時曾見二次，不識其人。

越兩月，有以靴帽等踵門而謝者，不知何人，入門自稱乃前病痢者也，叩頭不起謝曰：「蒙先生再生之恩，不惟病癒，且健壯勝於往日，啣環結草①所不惜也。」余卻其物而善遣之。

(2)同鄉張七兄名守秩，其夫人患痢疾，屢治不效。托其戚梁某轉邀余視之，則年五十餘，人甚枯瘦。

診其脈，浮數特甚。問發熱否？曰，熱甚。問，渴否？曰，渴甚。余曰，若然，則腹必脹痛也。曰，然。乃告張曰，外似虛，卻是實證，非下之不可。張不然其說，曰，體素虛，況痢則愈虛，再下之恐不相宜，萬一病不可補，微利之可乎？余告以利之無益，若再遲數日，恐內蘊攻胃，成噤口也。張不得已，囑余開方。

余以大承氣湯進。歸經數日，又請往視，余曰，此病當大效，何遲遲至是。問來人，則前方恐過峻，減去芒硝故也。乃告其來人曰：歸語張某，不服芒硝，勿望余治也。來人歸以實告，張勉強加芒硝服之，越半時腹中如墜，暴下如血塊數次，病者氣乏而臥，痢亦止矣。越日遣人又問，告曰：病已去，不必再下，但病實傷陰，以芍藥湯和之，數劑則無誤矣。歸遂服芍藥湯，半月而安。中秋備物作謝，言之始知其詳。

---

① 啣環結草：傳說黃雀啣環，報楊寶救生之恩；妾父結草，報魏顆嫁女之德。後世遂以此四字作為感恩報德之語。

新編清代名醫醫話精華

❼ 便　秘

薛鶴亭侍御名鳴皋，陵川人，古道照人。甲寅夏，其夫人患大便不通，醫士或以為實熱，投承氣湯不效；或以為腸燥，投火麻仁亦不效；或以為食滯，投平胃散，通而旋塞。延余治之。診其六脈微弱，右關尤甚，右尺脈細如絲。乃曰：「此脾虛不能轉運故也。」

遂立四君平胃湯，重用黨參至一兩。鶴翁曰：「病苦不通，塞之不轉劇乎？」余曰：「君不識此。《內經》云：塞因塞用。蓋人大小二便，全憑中氣轉運。中氣不攝，則泄瀉；中氣太虛，則不能下送。夫人之病，非不欲不便，蓋欲便而不下也。今以四君提其中氣，平胃散調其胃氣，再不通者事不復為此矣。」晚即照方服之，次早即便數下，肚腹空虛，精神爽健，早餐已進三碗矣。

❽ 食　積（9則）

(1)里中龐守愚茂才之子，年四歲，忽患痛，渾身發熱，見食作吐，汗出不止，已昏昏不知人。龐以訓蒙在外，其家乏人經紀，聽之，病增甚，乃轉人求余治。

往而問之，則以未出天花，鄰媼以西河柳、胡荽等發之。提其腕，則脈頗弦大。問飲食乎？曰，不食數日，且見食則吐，即粥不進矣。問二便乎？曰，小便赤如血，大便絕無。按其腹脹甚，按胸則張口作痛狀。乃告曰，此停食也，不下之，何能癒。

乃以平胃散加芩連大黃以進，服後時許，下黑糞數粒，又下赤色糞數次，腹減而醒。又視之，則脈已小，惟胃氣尚滯，又用保和丸加檳榔末而進之，晚即呼食，其母

以蒸饅頭付之，狂啖數口，三更後，病復發矣。

次早又請治，得其狀，乃責其母曰，小兒何知，食積甫去，頓令食麵，恐新積較舊積難去也。仍令服平胃散，重用萊菔子投之，囑曰，不必再看，一月內謹忌食麵，只可以米粥調之，若再發，則不治矣。

其母慚而聽之。多方調攝，適值中秋，共父酒肉致謝，余以文字交固卻之。

(2)商人曹某，忘其名，豪於飲，而食量亦復兼人。夏月奔走發渴，多食生冷，遂致停滯，頭痛發熱，腹脹神昏。他醫以為感冒，以風藥散之，不效。乃迎余視，其右關堅大，右尺弦緩，並無浮象。

乃曰：「此飲食傷胃也，必見食作嘔逆。弦者停飲之象，不去之不快也，此類傷寒中五證之一，視為外感，失之遠矣。」急以對金飲子加大黃、檳榔等破之，二服而腹減熱退。五日後來謝曰：「余未病時，常有嘔逆手顫疾，不知何故？」告之曰：「此酒積也，試服葛花解酲丸，當必癒。」曹即服之至半斤而宿疾全清矣。

(3)黑六，里中人。一日腹痛欲絕，強步至門，求助余治。余曰：何忽得此疾？泣訴曰，昨日吃莜麵條半大碗，飯罷入瓜田渴甚，飲涼水二碗，歸家則腹痛作矣。胸中如碗鼓甚，按之如刺。

余曰，此食積也。但汝胸中如石塞實無隙可通，用藥治之，恐藥弱而病強，攻之不破也。痛者曰：然則聽之乎。余曰，爾欲病癒，須遣人扶掖，在田野中，往返疾行數百步乃可，病者辭以不能。余曰，不能則難治也。

再三苦求，乃以大劑承氣湯加麥芽、檳榔疏之。告

曰，三服乃可。病者歸，初服而胸中如墜，二服後下氣暴作，急如廁，則如桶脫底，胸腹空虛，負耒而耕矣。

(4)婦人經閉一證，其因多端，而各有虛實之分。審其實而攻之，察其虛而補之。偶一不慎，致禍尤速。

友人王福友之妻，少以貧寒致痞疾，適王數年，面黃肌瘦，月事不至，至或淡少，久而腹痛增脹。延醫視之，見其形症，皆以為虛，補之不應，而王固粗質，亦任之。半年腹大如鼓，見食輒吐，漸至不起，乃邀余治，診其六脈堅大而遲，知為寒凝食積。問曰：胃中按之有堅塊否？病者曰然。告曰，此自幼生冷風寒傷胃氣，故甚則增痛，且四肢發厥，蓋虛人實證也。不溫胃以散其結，則氣凝而血必閉，無怪補之增劇。乃以五積散投之，兩服而腹稍舒。又以香砂平胃散合烏藥散並用之。

有鄰人素看醫書，見方詫曰，病屬經閉，治當行血，乃用消食之劑，無乃非法。余曰，君自不信，看藥後效驗何如。王命其妻服之，越兩日而下穢物，腹膈頓舒。又命常服香砂養胃丸，廿日餘而月事至矣。

鄰人請其故，告曰：「人身之氣血，相須而行。若置氣而理血，斷無效驗。且人以胃氣為主，乃一身生化之源，而胃經多氣多血，氣舒則血行；氣結則血滯，氣熱則血凝；氣寒則血少。前人調經諸方，理血無非理氣也。今王某之妻，氣為寒食凝滯，故血亦不行，非血本虧也。若用四物等類血藥多涼性，轉於胃氣有礙而癒不行。今以祛寒消食之品投之，氣溫則行，食消則通。氣行而通，血不通者，未之有也。」

聞者首肯再三，凡有疑，輒質問焉。

(5)醫人強學潮之妻，蜂目而豺身，頑物也。夫歿後，益無忌，仇媳而愛女。在家則捶楚其媳。其女適吾里王姓，粗悍不讓其母，而其母年過六旬，往返吾里日數四，疾健如奔。壬戌春，氣後食停，得心胃疼證。前尚忍之，後不可忍。延任醫治之，任更憒憒，謂年老氣虛，施補劑，服則痛滋甚。又請任治，任拒曰：疾不可為矣。

其女家與前習天主教者為鄰，知余看王病，乃請治其母，余本欲辭，而王再三慫恿。不得已為一診，見其右關實大而滑數，肝部亦鬱。告曰，此氣滯停食也，必與人爭氣後，遂進飲食，食為氣壅，鬱而作痛。其女從旁極贊余神，反詬其母，常勸爾勿食時生氣，而爾不悛①，今誰怨焉！請一方。乃以越鞠平胃散加枳實，重用香附。告曰：兩服後保無虞矣。後五日遇其女於街，則曰：母病已痊癒，稱謝數四。

(6)間壁郝源林之繼室，雖再醮而撫子孫如己出，內外無間言，里黨咸重之。秋初忽得不食症，精神餒敗，胸膈滿悶。且年過五旬，素多辛苦，以子廷楷來求余治，視之，則氣乏面枯。問頭疼發熱否？曰否。診之，右關獨大，餘俱平平，知為食積。

告曰，病極易治，藥須三服必痊癒。病者擺手曰，余素不能吃藥，吃藥則吐，余笑曰，既不服藥，此病又非針可除，難道醫者隻眼一看而病去也？請易以丸何如？病者有難色。其子曰，請一試之，萬一丸藥亦吐，則聽之矣。病者應允，乃令服保和丸不一兩當癒。

其子為入城買保和丸，勸服之才三四錢許，則膈間作聲，晚則洞下數次，越日而起，精神作，且思食也。後遇

新編清代名醫醫話精華

其子於途，稱神者再再。

(7)裕州刺史李蓮舫，幼與余為文字交，以辛亥孝廉②由議敘得州牧③，在京候選，與余同住襄陵會館，寢饋共之。每日與各相好宴樂，暮出夜歸，風寒外感，且數中煤煙毒最可畏。

一日余臥中夜尚未起，其弟小園促之曰：「家兄病甚，速請一視。」余急披衣視之，渾身顫汗，轉側不安。問之，則胸中煩悶特甚，欲吐不吐，且心頭突突動。急提左手診之，則平平無病狀，余曰：「病不在此也。」易而診右，脈寸關滑而泉湧。乃曰：「此酒肉內薰，風寒外搏，且晚間煤火，漸而生痰。」

乃以二陳湯加麥芽、山楂、神麴，並芩、連、枳實等立進之，刻許安臥，至巳刻急起如廁，洞下紅黃色穢物數次，午後胸平氣定，進粥一盂。又欲驅車外出與友人作消寒④之會，余急止之曰：「朝來顛倒之苦竟忘之耶？」一笑而罷。

後臘月蓮舫西歸，余移與小園同楊。一日天未明，聞小園呻吟甚急，起而視之，病症脈象與蓮舫無少區別。乃曰：「君家昆玉⑤，真是不愧。」乃以治蓮舫之藥治之，所下與蓮舫同，其癒之速亦同。晚間其僕乘間言曰：「家

---

① 悛：改正之意。
② 孝廉：古代選舉，州舉秀才，郡舉孝廉。清代也有稱舉人為孝廉者。
③ 州牧：主事之官稱為牧，州牧即一州中最高統治者。
④ 消寒會：舊時一些文人，逢冬至節作詩文飲宴之會。
⑤ 昆玉：尊稱人之兄弟為昆玉。

主兄弟之病，幸老爺一人治之，若再易一醫，必別生枝節，枝蔓不清矣。」其言近閱歷者，乃首頷之。

(8)定襄西廳程裕堂，都中人，春初到任，而定缺苦甚，歲入不足二百金，而定俗尤鄙陋不堪，一切起居日用多不遂意。又以老母在京，迎養則不給，不迎又不可，憂思抑鬱，手生一疔，延本處牛醫治之，牛屢施針灸，半月而後癒。然程素有積滯，兼日來憂鬱，遂胸膈脹滿，飲食不思，精神餒惰，面目瘦削，牛以為病後大虛，用桂附補之，二服而滿益甚。知余在縣署，急衣冠來拜，幼安問其病，即指余告之曰，潤翁醫道如神，山陝諸相好，無不服者，宜請治之。

余診其脈，六部沉數，右關堅欲搏指。笑曰：君腹中如塞井而下之石，積滯無隙，宜乎飲食之減少也。此有餘之症，急下之，則舒暢。誤認為虛，則相悖矣。程曰：精神餒困，肌肉消瘦，非虛而何？

余曰，俗醫但知書上病，不如身上病，焉有是處。精神不足者，氣血不流通之故；肌肉消瘦，飲食不生發之故也。蓋脾胃為容受轉輸之官，積則無所容受，滯則不能轉輸，胃氣一停，百脈皆敗，無怪其然也。程請一方，以對金飲合保和湯合進之。兩服而胸腹作聲。洞下穢物數次，頃刻間，飢不可忍，神氣亦清。

晚籠燈而來，伏地作叩曰：此方真靈丹妙藥，前尚未深信，今乃知俗醫之多誤也。余曰，人腹中如常平倉，最須年年出陳易新方好，但舊積既去，胃氣尚弱，新物入口，停滯尤易，須節儉也。程首頷之。

(9)裕州牧蓮舫兄之夫人，號杏雲，靈石㵎泉翁女

也。工書畫，善音律，一切博弈棋酒無所不通。壬戌夏，忽遣人邀余，問之，則杏雲病矣。急隨之往，則衣飾楚楚，診其脈，則六部沉伏。余曰：此鬱滯也，宜逍遙散。夫人亦知醫，點頭稱是。二服而全。

又隔月，余赴捕廳之飲，先見曉圃，曉圃曰，兄來正好，五嫂又病矣，何不一視。入而問之，杏雲曰，以為感冒，但覺憎寒發熱，肢體沉困，用柴胡四物湯，一服而腹作痛，昨夕猶緩，朝來無止時矣。時疫氣流行，恐其為疫，故請大哥一視。

診之則餘脈俱平，惟右關頗實而滯。告曰，此非外感，亦非瘟疫，仍是食為氣滯，故中脘不通。不惟增痛，且多脹也。況胸間作悶，時時作噯氣，以藿香正氣散疏之則無病矣。杏是之，稱不謬。乃處一方。越二日，遇曉圃於酒市，問之，則曰二服痊癒，家五嫂命致謝焉。

❾ 胸滿不食

介之城東，馬如村郭某，在城貨燭，人素迂謹。夏間由介赴祁，往返數四，以躁急故，患胸滿不食。時我介疫氣流行，自以為染疫，急服散藥，而氣乏聲微，愈不可耐，別易一醫以為腎虛，用醫家腎氣丸補之，服四五劑轉益甚，幾至昏不知人，乃轉人延余治，至其家，問何病？則曰，成虛癆矣。問午熱自汗，咳嗽氣喘乎？曰否。然則非虛癆。提腕而診之，則兩寸尺俱平平，兩關皆堅而滯，而右關微帶弦象。乃告之曰，此肝木剋脾土也。

病由一時氣不遂，兼發急躁，以致肝氣壅塞脾胃，因而胸滿不食，理宜平肝清燥，醫者以桂附補之，脾胃愈

塞，不增甚何待乎。此時宜先解桂附之藥力。然後進以疏肝健脾之品，不過半月保無事矣。

病者喜急索方，乃開平胃散加山楂、麥芽以消之。病者爭曰，余素無食積，散兼久不進食，君用消食之藥，不亦悖乎。余笑曰，君第知平胃散為消食之藥，不知君脾胃中雖無食，卻有桂附，我之用平胃散非消食，乃解藥毒也。藥毒不解，胸中終難爽快。人第知平胃散消食，而不知藥亦積，非此不能開脾胃之路，此俗醫拘其方，而不究其理，所以多誤也。病者欣然服之。越三日又請視之，則胸中寬展，漸思食矣。乃繼以逍遙散理其脾而清其肝。告曰，不五劑君必起，但服香砂六君子丸半斤，便更壯健。郭如言服之，半月後仍入城貨燭矣。

❿ 小兒乳積

東鄰李喜陽，與余往來甚契，庚申秋生一女，其夫人乳素壯，凡子女幼時，無不肥健。一日余至其家，見所生女昏睡不醒，喉中如鋸，問何病？李曰，不知何故，早來忽得此疾，乳之不哺，二便亦閉，腹大如鼓，定是急驚，恐不救。余曰，何至如此。捫之渾身發熱作汗，胸膈高起。告曰，此乳積也，下之可癒。

李之表兄梁某，在李之前設藥肆，命取筆硯。開白玉餅方，急令取藥搗而灌之，兩刻許，胸間轆轆作聲，下穢物數次，汗止熱退，醒而啼矣。

乳之似甚餓，告曰：寄語夫人乳須從容，勿令過急，且乳必坐起，切忌臥乳，永無此疾。其夫人聞之而笑。問何故？則前夕臥乳半夜之所致也。李痛戒之。

⓫ 水積吐食

里中相周龐兄之母，年五十餘，得吐食症。始以為霍亂，吃塘西痧藥數粒，吐如故。又請一醫以為氣鬱，用四七散開之，仍如故。

龐求余治，余細問形症，即非霍亂，亦非氣鬱。按其脈，則右關弦甚，餘各平平，乃頓悟曰，此水積也。病必小便不利，好飲水，胸膈悶滯，時兼頭暈，病者點頭稱是。因以五苓散加蒼朮、木通利之，越日吐止。

龐又請視，告曰，不必再視，但常服香砂六君子丸，不但不能停水，且大益於脾胃，於老人甚相宜也。龐遵之，其母遂健。

⓬ 嘔 血（2則）

(1)穆某之副夥，忘其姓名。素有嘔血疾。因見穆某病危，鋪事紛集，以急躁故，嘔血轉甚，亦求余治。余問曾服藥否？曰：「藥不離口者數年矣，而作發無時，見逆事則益甚。」為診其脈，並不甚虛，左關弦滑如湧，且有堅象。余曰：「此肝鬱也。君初得病時，必因暴怒，此後必脅間時時刺痛，甚則嘔，色必紫黯。」曰：「誠然，先生何如見也？」

乃以左金丸合顛倒木金散①解其鬱，繼用逍遙散舒其肝，命常服養血平肝之劑，戒其憤怒。一月後酒肉來謝，余卻而問其病，曰：「服逍遙散後已胸脅寬舒，血歸烏有，先生命長服之藥，不欲服也。」余聽之。

---

① 顛倒木金散：為鬱金和木香，見《醫宗金鑑》。

(2)武芝田先生，崞縣人，以名進士出宰陝西，後升榆林觀察，以榆林地瘠，故在省遙領①之。觀察素豪於飲，以酒積得吐血疾。余在省候補，一日招余往視其病，談及其病，觀察曰：吐血數年矣，遇鬱益甚。已更十數醫。或曰思慮傷脾；或曰暴怒傷肝；或曰血熱妄行。或效或否，而終未拔其根，可為吾一治也。

余見其氣體魁偉，面色紅潤，食飲兼人，知非虛證。為一診之，則左部沉實，非病脈，右關沉弦而數。乃告曰，大人乃有餘病，非不足病也。如思慮傷脾，則當怔忡健忘驚悸；如血熱妄行，則當身熱發渴，頭暈目眩；如暴怒傷肝，則當兩脅膨脹，胸膈不開，兼發嘔逆。今無此諸證，則前醫皆誤也。以愚見參之，必是濕熱內淫。熱能瘀血，故所吐必血色紫黯，且時而成塊。胃口多患刺痛，小便常赤，大便艱澀，時亦帶血。

觀察曰，語語不謬，當作何治？余曰：先以葛花解酲湯清其胃，繼用枳朮胃苓丸行其瘀。再飲食淡泊以調之，不過一月，保不再犯矣。觀察如言調攝。廿日而安。後觀察內艱歸里，以清風兩袖，主講吾汾之西河書院。余亦以內艱歸籍，相隔六十里，文字往還甚密。

⓭ 唾血

同年婁丙卿，壬子捷南宮②，得庶常③，亦寓於三忠祠。素有唾血疾，人不知也。一日宵坐，其僕攜湯藥來飲之。因問君何病，所服何藥。

丙卿曰：「弟有血疾，經數年矣，醫藥不啻百輩，竟無效。昨遇醫士，以為肺金受火傷，賜一方服之。雖不甚

效，然尚平平無大誤，弟覺病非旦夕病，故藥亦無旦夕效也。」余請一診視，丙卿曰：「潤翁解此乎？相處不知，幾交臂失之。」

乃伸其腕，覺六脈沉細而數，脾部尤甚，而肺部卻浮短而澀，非病脈也。乃告曰：「君所患為陰虧生內熱，兼思慮傷脾，脾不統血，故午後有時發熱，水泛為痰，或夢遺失精，怔忡驚悸，然否？」

丙卿曰：「所言之證，無毫髮差，當作何治？」乃視其所服之方，則救肺飲也。

告曰：「君病在脾腎兩經，與肺並無干預，果肺病，當喘咳。君不喘咳，而以紫菀、兜鈴涼之，是誅伐無過也。久而肺寒氣餒，則成瘵矣。此時夏令，宜常服麥味地黃丸。令金水相生，水生火降，血亦當少止。秋後以人參歸脾丸攝之，不過二斤，保無病矣。」

丙卿乃買麥味丸服之。五日後，熱退神清，唾少止，繼以歸脾丸。至仲秋後分手時，則血全止而無病矣。次年散館作武邑宰，秋寄函問余，有曰：「自服君藥，頓去沉痾，懷念良朋，時形夢寐，每公餘獨坐，猶憶握腕清談時也。」余復謝焉。

⓮ 痺 證（3則）

(1)介之羅王莊張冠英，家稱小有，繼娶吾里中李姓

---

① 遙領：任官而不到任所，只在他處管事，叫做遙領。
② 捷南宮：漢代尚書省稱南宮，後世稱應禮部試者亦曰南宮試。捷南宮，即禮部考試告捷也。
③ 庶常：清代官名，以進士文學優等及善書畫者擔任。

女。得腿病，骨節痛楚，不可屈伸，且時作腫，臥床已半年矣。延醫視之，或以為下痿，用虎潛丸補之；或以為癱瘓，用續命湯散之，皆不效。

其內弟請余往治，余診六脈緩大。告之曰：「既非下痿，亦非癱瘓。所患乃寒濕下注，關節不靈，腫痛必在關節。病雖久可治也。」乃先進羌活勝濕湯加牛膝、防己以疏利之。三服後，杖而能起。又往視之，投以五苓理中湯，四服後，腫痛全消。

意不願服藥，余曰：「濕氣未清，恐將復作，不如多服，以免後患。」張聽之，服藥二十餘劑，乃以酒肉來謝。余告以謹避風寒濕氣。相隔十餘年，余見於其戚家席上，稱健步焉。

(2)介之田村喬某，年老得痺疾，或手或足，痛發左右無定。醫藥數輩皆以癱瘓治之，藥不啻千百劑，竟罔效。委頓經年，已為治喪具矣，而痛則飲食二便尚無大害。其里中有商於都者，知余名，因囑請治。余至其家，未見病人，先問其子曰：遵大人是何病？其子以癱瘓告。余曰：老年人得此病十無二三癒者，恐治之亦無益也，然既來不得不一視之。

入其室，則病者拱手稱謝，問答數語，口舌便利，視其口眼無喎斜狀，神氣亦清。乃問手足麻木乎？曰，並不麻木，惟有時作痛，不可忍耳。因診其脈，六部俱緩而沉，兼帶弱象。

告之曰，君所患乃濕痺，既非癱瘓，又非痿證。蓋寒濕著於皮膚，四肢重滯，每轉側則重不可舉，如移山挪石，非人不行。病者曰，不錯，不錯，先生所認既真，急

請施方必可癒也。余曰，癒則可癒，然無速效，須服藥數十劑，起居調攝，乃杖而起，早亦在三月外，遲則半年。病者曰，但求病癒，何必急急。

乃先以五苓理中湯加附子蒼朮進之。五服而痛少止，肚腹寬，飲食進。又易羌活勝濕湯加牛膝、肉桂等類，命多服之，半月痛全止。惟舉動艱滯，步履尚難。更以白朮附子湯加松節、萆薢等。命十服後，丸服之。更命每早晚遣入扶掖，往返數十步不必再視也。

病者遵之，越三月，驅車備物衣冠而來，見其行走如常，而履階遇限，尚多不利，急遣還而養之。冬十一月遇於城中酒市，則指揮如意，毫無痛苦矣。此事相隔十餘年，辛酉其子來求治眼，談次具陳本末，乃始憶而錄之。

(3)祁壽陽相國，仲秋又苦臂痛，使部曹[1]某治之，乃為部曹述前病，並道余治之之法。部曹乃因而附會曰：「王某之言誠然，今之臂痛，仍係痰之為害，不早除之成癰瘓。」乃以大秦艽湯進，藥甫入口，痛益增，不可屈伸，次早而寢食俱廢。

乃使其子子禾部郎延余，急往視之，脈浮而弱，面津津有汗出，而神氣清明，語言便利。乃告相國曰：「此肩臂中風而痛，病極微末，部曹小題大做，用秦艽湯，豈知秦艽湯以十全大補為主，風在皮膚，以抒發腠理為要，茲用參蓍固之，豈非益之痛乎？老師勿為所惑，藥三進必無苦矣。」因進東垣羌活勝濕湯，加威靈仙、蒼朮各二錢，一進而痛減，三進而若失。

---

① 部曹：所屬部下人員。

⑮ 痰厥頭痛

里中王雲集夫婦，習天主教，精於技藝，大而土木之工，小而鐘錶之細，以致裁衣治膳，騎射技擊之術無不通，亦無不精也。而清貧如洗，夫婦誦經奉佛，意氣淡泊，鄉黨皆敬之。壬戌春，得腦後疼，起臥不敢轉側，動則如針刺。請王槐堂茂才治之，以為風也，散之不效，乃邀余治。診其六脈浮滑，兩寸俱出魚際者半寸。

告曰，此痰厥頭痛，非外感也。甚則為剛痙，必至角弓反張，身體強直；緩則半身不遂，口眼喎斜，實大症也。止頭痛，極易事，但此病須服藥數十劑，乃除根。不然疼雖止，將復發。王以貧辭，乃曰：但能止頭痛則舉動自如，余聽之可也。乃示以東垣通氣太陽湯①二服，痛果減，遣人告余，擬余易方，余曰，方無可易，但服至五六劑，痛全止矣。王遵之，痛遂已。

⑯ 痰擾心包

備三之夫人，工詩善畫，刺繡尤冠一時，人亦風流自喜，詞辯滔滔。余在備三處閒談，諸寅②作鬥葉③之戲，余不喜此事，作壁上觀。晚餐甫設，有媼自內出，啟備三曰：「太太不知何故，忽患心煩發嘔，坐臥不安，聞王大老善醫，急請入視。」余偕備三入，則二婢扶坐，粉汗淫淫，作捧心狀。急診其脈，脾部細弱，左寸滑數特甚。

乃曰：「夫人所患是脾虛停痰證也。蓋由思慮傷脾，飲食不化，平日必有健忘驚悸之疾。此時痰涎繞心包絡，故煩嘔交作。須先清其痰，後理其脾。清痰須用蓮子清心飲，理脾須用人參歸脾丸。病以漸來，亦以漸去，旦夕難

痊癒也。」乃先以清心飲投之，二日而煩嘔止。再進歸脾湯，十日而四視之，病若失矣。

❶ 氣鬱成痰（2則）

(1)同譜弟張月譚之姊，所適非人，貪而好氣，以故時增煩悶，久而生痰，又久而積食，因之精神委頓，飲食不思，膈滿肚脹，自以為癆。一日同入城，月譚邀余診之，則脈象沉伏，按之至骨而後見。告曰，此氣鬱痰也。胃氣力痰氣所壅，則清陽不升，濁陰不降，而頭暈目眩，項粗口乾，腹滿便秘，諸症交作矣。病者稱是。

乃進以胃苓承氣湯，二服後，下穢物十數次。又往視之，病者再三稱快。命再一服，即繼以香砂六君丸，不及半斤，當健壯倍於昔日矣。

(2)醫士郭夢槐之妻，以家道式微，抱鬱而病，發則胸膈滿悶，胃氣增痛，轉側不食。郭以茂才設童蒙館，而貲不給饘粥④。見其妻病，以為虛而補之。病益甚。

乃來求余，診其六脈堅實，人迎脈尤彈指，因告之曰，此氣鬱而成痰也，則發頭暈，且增嘔逆，久而胃連脾病，恐成蠱。郭求一方，乃以香砂平陳湯加大黃、枳實以疏之，二服而大解，病若失矣。

---

① 通氣太陽湯：即李東垣通氣防風湯：柴胡、升麻、黃蓍各一錢，防風、羌活、陳皮、人參、甘草各五分，薰本、青皮各三分，黃柏一分，白豆蔻仁二分

② 諸寅：同官稱為同寅，諸寅即諸同官。

③ 鬥葉之戲：即鬥牌之戲。葉即紙牌。

④ 饘粥：稠厚的米粥。

⑱ 濕痰流注

風寒暑熱，飲食勞倦，內因外因，病各有一定之徵，一定之脈。惟痰之為病，奇奇怪怪，實有千變萬化之勢。凡不可名狀，無從考核者，大抵皆痰為之也。

同年李友蘭，亦精醫理。辛亥秋在會垣①閒寓，得痛病，或手或足，或頭或腹，或腰或脅，發無定時，亦無定處。自以為痺病，用續命湯不效；又以為寒，用麻黃湯亦不效。一日與余閒淡，告余曰：弟病實不可測。余請一診，則緩而滯，乃告友翁曰：君之病乃濕痰流注也。欲再言，友蘭頓悟曰，不差！不差！余已知之，君破題下文我自作也。相與一笑。越兩日，病良已。問服何藥，友蘭曰：箇中人豈煩明言，君試言何藥？余曰，不過二陳湯加蒼朮、薑黃、羌活、獨活也。友蘭出方示之，種種不謬。石虞琴廣文在座，嘆曰，二公可謂心心相印矣。

⑲ 氣鬱吐逆

同鄉張文泉司馬，於余為同譜弟。丙辰春，先後入秦需次，公餘則酒宴過從，其戚喬其亦介人，為楚郢陽府經，以提餉來秦，館於文泉之室，文泉厚遇之。而喬鄙甚，飲食之外索洋煙，洋煙之外索衣服，又索小費。文泉稍拂之，則裂眥負氣。久而不堪其擾，擬遣之去，又以軍餉未齊，遲遲兩月，臨行訛誶百端，幾乎握拳相向。文泉素訥於言，不能發洩，心甚恚之。

一日由咸寧過余，余留晚餐。言次文泉含淚欲滴，余勸以不仁之人無可計較，既去矣，置之可也。文泉歸館，則氣急腹痛，嘔吐大作。急遣車邀余，至則痰涎溢地，猶

張口作吐狀，汗出如流，面帶青色。診之，則六脈俱伏。乃曰，此氣鬱而逆也，甚則發厥。急命搗生薑汁半碗灌之，刻許而吐定，然胸腹悶亂，轉側難安。乃以越鞠丸合順氣湯進之，至天明而腹舒，仍命服順氣湯，三日而癒。

⑳ 不 寐（2則）

(1)不寐之病，厥有數端：食積則消導；水停則逐水；陰燥則安陰；脾虛則補脾；陽盛則斂陽。實證多而虛證少，治之極當分別。

余讀書於城東之三道河，有友人李君香泉年四十許，未博一衿②。素嗜茶，自早至晚，約飲茶數十碗。見爐鼎熱沸，則喜形於色。久之面乏血色，食量減少。每至秋初，則徹夜不寐，天明益渴。一日由家至塾，攜丸藥來，朝夕服之。又常蓄熟棗仁一囊，不時咀嚼。余問何故？則謂醫家云，棗仁能安神，苦不寐，故常嚼之。問服何藥？則因不寐請醫士習天主教者，名王凝泰，令服人參歸脾丸，謂是讀書勞心，心血虧損所致。余曰，藥效否？香泉曰，並不見效，然尚無害。

余請一診，則脈多弦急。告香泉曰，此水停不寐，非血虛不寐也。就枕則心頭顫動胸脅悶脹，小便不利，時時發渴，乃有餘證，宜逐水則寐自安。若以歸脾丸補之，久而水氣上蒸，恐增頭昏嘔吐，年老恐成水腫。香泉曰，是

---

① 會垣：即會館，為同鄉籌建的館舍。
② 未博一衿：封建科舉時代通稱秀才為「青衿」，簡稱衿。這裡指沒有中秀才。

六、王蓉塘醫話

是。急請一治。

余以茯苓導水湯付之，二更許，小便五六次，啟衾而臥，則沉沉作夢語曰，好爽快。須臾轉側至明始覺，則遺尿滿席，被襆如泥，而飲自此少，食自此進。命常服六君丸以健脾胃。香泉逢人說項焉。

(2)商州牧趙笏山同鄉，崞縣人。以進士宰秦中，所至有政聲。丙辰夏，以天旱祈雨，夜作早興，又商地皆山，每禱出入崎嶇甚苦。秋末忽病，商僻地少醫，遣幹僕入省，求余往治。余以需次人，不敢私出省。同鄉武芝田觀察[①]，言於撫軍[②]吳仲容先生，乃治任[③]隨之，越秦嶺而視焉。

至其署，笏山尚危坐，議論風生。問何病？曰：「夜不瞑目者廿日矣。」問何所苦？則曰：「胸滿氣急，飲食不思。」茶後診之，六脈俱形沉數，而右關毫無神氣，乍沉乍浮，乍緩乍急，且二至而一息。余以脈非吉象，不便明言，乃曰：「君所患為心火上炎，心腎不交故也。急滋陰以壯水則得寐。」笏山急索一方，乃以地黃湯加生地、桔梗進之。藥下二刻，倦而就枕，沉沉酣睡，晨鐘動方起。請余入曰：「真仙丹也。前屢服天王補心丹，以為睡覺良藥，而竟不寐。今服君藥，徹夜常眠，披衣而起，如釋重負，弟病雖危，有閣下神手當無恐也。」

再診之，脈似稍起，而右關依然。乃進七味都氣湯，

新編清代名醫醫話精華

---

① 觀察：清代通稱道員為觀察。

② 撫軍：即巡撫。

③ 治任：任為衣裝，治任即準備行裝。

又開香砂六君湯敷衍之。亟欲歸省，而笏山再三款留，不得已為延三日。臨行笏山食亦少進，起坐頗自如，囑余筆論其病，余乃書曰：「金水不生，脾胃枯竭，室欲惜精，少思淡食，一陽始生，病將自絕。」笏山銘之。

余歸途無事，戲作輓聯云：「越秦嶺而視君，愧余寡術；牧商山而懷古，想爾同仙。」入省後，芝田問笏山之病何如？余曰必不起。曰：何故？曰：「脈已敗壞，焉得不死。」因告以已作輓聯，同人皆笑，芝田陰為料理身後，至十一月二十四日歿於署。

㉑ 水 腫（2則）

(1)諺云：「老醫少卜」，殊未必然。蓋此事全關天資學力，資質清者，讀書多，則雖少亦佳；資質濁者，胸中無物，老而亦憒憒也。辛酉春正月，家君體素壯健而年過七旬。以新年酬應勞攘，且多食厚味，又年前偶感風寒，痰咳流連。上元後，口下暴腫，漸而兩足增脹，漸而兩手亦脹矣。

坫屢欲施治，而家君素不服藥，自以體壯，俟其病之自已也。越三日更甚，以長媳有小恙，前曾經楊醫治之，乃托治媳病，遣人招楊治家君病。下車視之，則鬚髮蒼然，步履遲重，戴眼鏡厚輪，扶杖而入，毫無謙抑態，揚揚睨一切，余唯唯聽命，竊意必斲輪手①也。

---

① 斲輪手：斲有斲削雕飾之意。《莊子》載：有一工匠名輪扁，技術高超，斲輪時輕重緩急，得心應手，但其妙處，只可意會，不可言傳。故後世稱經驗豐富的人為斲輪手。

茶後以家君病請教，楊曰，脈後再談，診之越時許，乃釋手曰：年老氣虛，宜有此疾。此時宜先補虛，不必治腫。氣不虛，腫自已也。余以其統混無頭緒。辨曰，經云：「水腫初起，目下如臥蠶形。」今家父病適合，似宜先導水，楊怫然曰，治病拘定書本，焉有是處。請服余藥，方信余之不謬也。

余未便非之，而心竊不謂然，因請一方。乃八珍湯加桂附也，又加陳皮五分，木通三分。云可利水，掉臂而去。知必不效，而家君以其年老，當有確見。藥初進而胸腹增滿，腫愈甚。不得已，私以杏蘇飲加木通牛膝防己各三錢，煎成請家君服，至半夜，則小便五六次，天明腹寬，而腫處作縐形，嗽亦少止矣。

家君見藥效，連進四服。腫俱消，惟腎囊尚脹，停三日，又以原方加葶藶、二丑進。凡一服，小便洞下十餘碗，腎囊如常，而病全息矣。

諺之重老醫者，以其閱歷深，而見聞廣，如楊某者，雖松鶴之壽，此事安得夢見乎！

（2）趙梅村先生，崞縣人，工書，兼精筆札，見者輒賞之。以廩生博廣文尚在需次，為榆林觀察芝田先生記室，後芝翁以內艱歸里，梅翁亦家居，近為定襄令同譜弟戴幼安翁司筆札。

壬戌夏，定襄縣試，幼翁邀余閱卷，與梅翁朝夕聚談。一日梅翁曰：弟素頗健，近不知何故，兩腿連腳作腫，午後益盛，悶滯不能屈伸。余問皮皺乎？曰然。光亮乎？曰然。小便不利乎？曰然。胸膈發悶乎？曰然。

告曰，此必飲水太多，水氣下注，不治則成水腫，漸

而至腰，至腹，則無救矣。梅翁請一診，余曰，不必診脈，但疏瀉其水，小便利則腫自已。至於茶水，渴而後飲，不渴時則絕之，勿過貪也。因進以五苓散加木通、牛膝、防己、瞿麥，至夜則小便五六次，覺肚腹寬舒。天明視之，腫消其半，連服三劑，則腫跡全無，步履矯健。梅翁為書對聯、橫幅，稱神者再再。

㉒ 癃 閉

庚戌春，余以選拔赴廷試。有同年張君，久雨之後兼嗜茶飲，六月初患小便不通，數日而手足漸腫，漸至喘咳不能臥。有其同縣人商於京，頗知醫，告之曰：「此陽虛水腫病也。少年酒色過度，精氣內虛，非金匱腎氣丸不可。」張信之，服未一兩，腫愈甚，喘亦增，轉側需人，自以為不可救藥矣。

有同鄉薦余往視，六脈俱伏，目睜睜不得合，乃曰：「此謂水腫信不謬，而陽則不虛，蓋由濕熱相搏，水不由小便去，泛於皮膚，故作腫耳，實證而補之，焉有好處？且病即虛，而古人云，急則治其標。先消水瀉腫，後補其虛，乃為正路。今以補虛為瀉水，非通之，乃塞之也。」命市舟車神祐丸服之，四錢而小便泉湧，越兩日而腫消喘定，又命服橘半枳朮丸半斤而痊癒矣。

㉓ 腹 脹

相國之長媳，子禾之夫人也。性頗暴，而相國家法甚嚴，鬱而腹脹，月事不至者兩度，眾以為孕，置而不問。且子禾未獲嗣，轉為服保胎藥，則脹而增痛。

一日子禾公退，偕與往視。診其左關弦急，乃肝熱鬱血，以逍遙散合左金丸處之，子禾恐其是胎，疑不欲服，余曰：「必非胎，若胎則兩月何至如是，請放心服之，勿為成見所誤。」乃服二帖，腹減氣順，惟月事不至，繼以加味烏藥湯，兩日而潮來，身爽然矣。至是每病必延余，雖婢僕乳媼染微恙，皆施治矣。

❷❹ 胃熱與脾寒

涇陽令周備三之岳母，並其內嫂，兩代孀居，食息仰給於周。一日讞局公退，備三邀余曰：「舍親病甚，乞往視之。」余隨至其家，問何病？備三曰：「家岳渾身發熱，煩渴汗出，胸滿便閉，腹中增痛。內嫂患肚腹悶脹，有時而痛，不熱不渴，四肢無力，精神睏倦，飲食不思。」余兩診其脈，其岳母則沉而數，右關堅大，其內嫂則六部遲緩，右關尤甚。乃告之曰：「二症老少懸殊，老者胃熱，少者脾寒；熱者宜下。寒者宜溫。」遂令其岳母服調胃承氣湯，其內嫂服桂附理中湯。備三曰：「下則用芒硝大黃，補則用肉桂附子，二症雖殊，不該逕庭若此，少緩之何如？」余曰：「泰水①病若實火內攻，緩之恐發狂疾；內嫂脾土弱極，緩之必成泄瀉。急救之尚恐不及，況敢猶豫？」備三曰，唯唯，余辭而出。

過數日，問兩病何如？備三曰：「二病俱有小效，然未痊癒。」余駭曰：「服硝黃而不下，服桂附而不振，難道熱者懷鐵石，寒者成癆瘵耶？」備三笑曰：「前日之方，實恐太峻，君去後承氣湯去硝黃，理中湯去附子。諺云：當遲不當錯，非藥不效也。」余曰：「令親何拘之

深，藥病相投，如機緘②之對發，過則為害，少則不及，此間分隙不容毫髮，何得私意抽添？請照方服之，錯則我當之，必無害也。」備三乃可原方進。次日其岳母下燥糞，火退而身清矣。其內嫂腹痛遞減，飲食少思。

又延余往視，余曰：「令岳母病已去，不必服藥，唯令調攝保無虞。令內嫂則此藥非十數劑不可，且須常服溫中理脾諸藥，方無反覆，非旦夕可望也。」

㉕ 眩 暈

祁壽陽相國，余告京居。素有頭暈疾，每發則嘔逆旋轉欲跌。延醫數輩，皆以為虛，參蓍之類久不離口而病終不去，見天陰則轉甚。一日雨後無事，邀余閒談，並求一診。見其左寸獨虛，右三部俱滑而緩，並見弦象。乃曰：「老師勞心過度，脾濕停痰，且時瀉時止，身體重困，非燥濕祛痰不可，而古人云治痰不理脾胃，非其治也，非健脾不可。脾健則痰消，痰消則暈止，相因之勢也。」乃進以香砂六君子加益智、澤瀉之類，五服而暈全除矣。

繼相國邀晚餐，席間告同鄉云：「頭暈屬痰，此語未經人道。潤園為此語，吾始不信，服其藥，竟去宿恙，非深明脈理，何能見及於此。」余謝不敏。

㉖ 中 風

商人穆棲桐，吾介東鄉人也。在京為號中司事。體素

---

① 泰水：岳母的別稱。
② 機緘：機主發動，緘主封閉，機緘對發，言動靜適宜也。

肥胖，又兼不節飲食。夏有友人招飲，酒後出飯肆，卒然昏噤，口不能言，四肢不能運動，胸腹滿閉，命在旦夕，車載而歸。其契友南方人，頗知醫，以為癱也，用續命湯治之，數日無效。乃轉託其同事延余視之，余診其六脈緩大，惟右關堅欲搏指。問其症，則不食、不便、不言數日矣。時指其腹，作反側之狀。

余曰：「癱則癱矣，然邪風中腑，非續命湯所能療，必先用三化湯下之，然後可療，蓋有餘症也。」南醫意不謂然，曰：「下之亦恐不動。」余曰：「下之不動，當不業此。」因立進三化湯，留南醫共守之。

一飯之際，病者欲起，腸中轆轆，大解穢物數次，腹小而氣定，聲亦出矣。惟舌根謇澀，語不甚可辨，伏枕視余，叩頭求命。因問南醫曰：何如？南醫面赤如丹，轉瞬間鼠竄而去。

因命再服二劑，神氣益清。用龜尿點其舌，言亦漸出。越日談及，曰：「中風之言不謬，余以書名，持紙素索書者頗多，因循堆積未暇搦管。爾日無事，開窗作字，窗外多竹，適風起覺冷，晚而痛作。子言之，余憶之矣。然何以所用皆汗藥？」余曰：「老師營心經濟，醫道小技，究未深考。羌活、藁本乃太陽皮膚疏散之藥，非發汗也。汗證用之者，以其能開腠理，非能動汗也。」

相國驚曰：「此言更覺入微，醫家多不識此，可謂才大於身，心細如髮矣。君少年乃造詣如此，將來必岐黃中自樹一幟，勉之哉！具此才思，早輟高科，老夫當避三舍。」余惶愧而退。

在陝需次時，相國來書，尚稱之不已。

新編清代名醫醫話精華

❷⑦ 遺 精

黃庚垣先生，江西人，年五十許，曾患遺精病。觀察侍妾數人，幕友有善醫者，以為許多姬妾，必致虛損。用三才封髓丹補之，而觀察又講頤養。日食燕窩、東參以調之，然遺精如故。幕友以為已成虛勞，不可救藥。

一日午後無事，忽召余至署，曰：患遺精數年矣，曾服湯藥百餘劑，丸藥數斤而毫無效。余問飲食何如？觀察曰：雖不能多，然尚非不能食者。老夫子以我為虛癆，故不敢多食也。問咳嗽氣少、發熱自汗乎？曰否。乃告之曰：既無此數者，恐有餘症，非不足證也。觀察驚曰：遺精尚有實證乎？

余對曰：大人未窺醫書，兼脾胃虛弱，不特醫者不敢以實論，即大人亦自疑其虛也。豈知遺精之由有數端，相火太旺，夜夢失遺，陽必壯健，宜滋之；飲食厚味濕熱內淫，則迫而失精，宜消導之；久曠氣充，精滿而溢，宜疏洩之。此外，中氣下陷，清陽不升，則亦遺；色慾過度，心腎不交，則亦遺；又有恐懼暴怒，精竅滑而不澀，皆能致遺。俗醫不細求其故，不分虛寒實熱，見遺精者，則曰色慾過度也；又曰年少好淫也。致病者，多受不白之冤，而治之多不效。

觀察蹶然起曰：聞君講解，無不確當曉暢，心為之開，然則我之遺精絕非虛證，請一視之。乃診其脈，緩而堅，右關尤甚。告之曰：大人之病，所謂濕熱內淫是也。胸膈常患悶滯，大便頗形後重，當消導之。進以震亨滲濕湯。觀察閱方內有黃連恐不宜，且厚朴、蒼尤恐傷胃氣。

告曰：胃苓湯是濕熱要藥。平胃散者，培卑監而使之

平，非削平之謂也，前輩言之甚明。此方用黃連川芎素亦疑之，細思其理，苦能燥濕用黃連而焦炒之，用其苦非用其涼也。濕熱能瘀血，用川芎以行之聞君言甚有理，而心竊疑之，今服君藥，遺已止，果覺精神增健，食量亦佳，並陽事亦壯。非君妙達精微，幾乎冤我，可見醫道無方，在究其理，震亨此方具有深意。大人成見在胸，一誤豈容再誤，他人必謂此方，非治遺之藥，豈知治病必求其本，本治而末不治者，未之有也。請放心照服四劑，常服香砂六君丸以調之，不但精不遺，即飲食亦當倍也。觀察如言服之，五日後，約晚飯，至則告曰，前而變通之耳。

㉘ 瘧 疾（4則）

（1）少司成[1]馬介樵所狎伶人名阿二，秋後發瘧疾，寒多熱少，精神困憊。介翁亦知醫，云是虛寒，施桂附補之，瘧不少減，而轉寒為熱，發則煩渴汗出。一日有友人在吟秀堂招飲，介翁命呼阿二車載以來，則坐立不能自主。介翁云：「今日招爾非為侑酒，王老精於醫，擬令去爾病也。」阿二請安將叩頭，余曰：「病體如此，何必拘拘。」診其脈，則浮而緩，沉取之，內甚實。乃告介翁曰：「瘧疾是外感病，阿二內有積熱，外傷於風，須先解其表，後清其熱，用桂附似未當。」乃命服五積散，以桂枝易麻黃。二日瘧少止，而煩渴依然，又進以桂枝白虎湯，十日而全清矣。後在文昌館文宴，阿二在三慶部，晚飯後專為余演桂花亭一折。情深文明，的是佳劇。後余呼

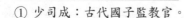

① 少司成：古代國子監教官。

之必來，雖極忙促時，必匆匆一至也。

（2）茶商某，忘其名，在都中，夏得瘧病。醫藥數進，而午後必寒戰經時許。沉綿者數月，漸至體膚削減，飲食少進，出入隨人扶掖。又年過五旬，獲利不豐，家無子嗣，言必長嘆，已不作生活計矣。適秋間，余到其鋪，有契友田時甫扶之來求余治。見其面若敗灰，氣息僅屬，診其脈則六部皆沉細遲微，右關更不三至。

乃曰：「此固瘧疾，然瘧係外感，初發時解之清之，無不癒者。君病時所服，必草果、常山等劫藥，中氣本屬虛寒，再克伐之，必無痊日。此時滿腹虛寒，中氣大餒，仍作瘧治，是速其斃也。」時甫曰：「尚可治否？」乃云：「六脈雖虛，毫無壞象，何至不治？」因進以附子理中湯，越日而寒戰去。再進以補中益氣湯加白芍、白蔻、肉桂數種，五日而飲食進，半月後如常矣。

（3）丁未歲，余讀於鄉之僧寺。是年太陰司天，五月後陰雨經旬，裏中地極下濕，而農家露宿於野，外感風寒，必病瘧利。因先配常山酒一罈施之。六月半瘧果大作，凡十人而五六，取酒者接踵至，保全頗多。至七月中，瘧少息而酒亦罄矣，寺僧名昌裕，素無賴，以余在寺稍斂跡。旋亦病瘧，向余求酒，余以酒已完，欲再製之非浸漬十數日不可，倉促不能辦。昌裕似嫌余吝，乃招而來曰：子怒我錯矣，瘧雖一病，而人之虛實稟賦不同，余所施之酒，未必人人盡效。我為若治之何如？僧始轉怒為喜，乃診其脈，則弦而遲。

告曰：弦是瘧正脈，而遲則寒象。子患寒瘧，發必多寒少熱，且先寒後熱，身痛無汗。僧曰：良是。乃以越婢

湯發之，二日瘧少止，令五服則痊癒矣。

(4)先生之母，余太師女也，年過八旬，頗壯健。夏秋，忽得瘧疾，發則如火燒身，狂叫反側，他醫用藥截之不效。招余治之，見其目如赤珠，口乾唇破，時時呼冷水。問二便，則小便如血，大便閉數日矣。按其脈，則六部弦數尤甚。

乃告曰：此熱瘧也。單熱不寒，須內清其熱則火退而瘧自止。若徒用截法，萬無效理。因投以大劑白虎湯，重用石膏至兩許，二服而熱退，四服而瘧已。

㉙ 霍 亂（2則）

(1)管香病癒未一月，其兄偉卿大令，在都候選，忽有友人招飲，醉飽之餘，又苦炎熱，自恃氣壯，吃西瓜一顆。臥後覺腹中絞痛，吐瀉並作，夜已四更，遣人招余。

余詢其由知為霍亂，命服藿香正氣丸，不必往視也。其家人逼之不已，疑余深夜懶行，因隨之去。見偉卿呻吟不已，腹膨膨如鼓。

余笑曰：西瓜作怪也。問小便利否？曰否。乃命其家人循腹極力推下之，不十度，腹中轆轆有聲，溺下數碗，而痛少止矣。因仍使服藿香正氣丸。次午衣冠來謝曰：「西瓜如此可惡，余當與絕交也。」為之一笑。

(2)業師龐芸圃夫子，秋間抱喪弟之戚，忽患水瀉，自辰至申酉如廁者三十餘次，如桶瀉水。繼之以吐，困頓不堪。且時時作轉筋，急遣人呼余至，問其形證，按其脈俱弦直，知為霍亂。

以藿香正氣散進，瀉少止，而二刻許復吐，所服藥點

滴無存，前病發作。至天明，轉筋將近腹，兩腿不可屈伸污便床褥。及余視之，神氣僅屬，瀕於危矣，舉家惶恐，余急命刺尺澤、委中二穴，出紫黑血半盞，刻許而吐定，可服藥矣。仍煎前方與之，逾時安臥，至午後則腿舒而瀉少止。至晚又進一劑，三日而安。

而先生知無害，便不服藥。余視之見其皮粘於骨，面色青黯，乃以老親在堂之說，竭力勸之方許焉，告以香砂六君子湯。半月始得如常而出入動作矣。

❸⓿ 發 頤

小梅之次媳，初秋忽患項脖腫痛，延一醫視之曰：「此厥陰瘰癧也。」外貼膏藥，內服疏肝解鬱之劑，五六日來並無功效。

其夫似竹延余視之，見其高腫焮紅，按之堅凝，知非瘰癧。問初發時寒熱否？曰：「不但寒熱，並帶頭疼，且頭目眩掉，時時有汗出。」按其脈，兩寸浮數。

乃曰：「此發頤病，並非瘰癧。蓋內蘊積熱，外傷於風，以致火鬱經絡，四體不舒，骨節煩痛，若作瘰癧治，失之萬里矣。且貼膏敷藥，勢將破潰，遂至纏綿，癒且無日。」急命去其膏，用通草湯洗淨，投以連翹敗毒飲，越日而痛止，再服而腫消，五日後全清矣。

❸❶ 陰 疽

商人某，不知姓名，亦西人，在質庫①為經紀。秋後

① 質庫：即當鋪。

六、王孟英醫話

疽發於背，延醫治之未效也。一日其弟專車到門叩頭迎
余。問何病，則曰：背疽。余以醫瘍甚污穢，辭以不能外
科，宜請專門名家治之。其弟曰：「已請瘍醫數輩，俱曰
陰證不能治，念兄弟零丁，千里投商於京，兼獲利無多，
倘有不測，骸骨亦難歸里，請君一視以決之，必不可為亦
不怨也。」余以情詞哀切，至，則肺俞處潰爛口如茶碗
大，不紅、不腫、不痛，肉色帶青，流出黏黃水，非膿非
血。而病人昏昏欲睡，精神全無。

余曰：「瘍醫謂是陰證，良不謬。然轉陰為陽，尚有
方術，何竟無知之者？」其弟急請之，余曰：「此病余實
不能動手，況此時外治亦無益，須建中提氣，覺腫痛則有
望矣。」乃開補中益氣湯，重用參蓍，並加桂附、乾薑命
服之。

越二日，其弟又來曰：「家兄疽已紅腫，精神頓生，
飲食小進，請施外治。」余辭曰：「外治則吾不能，宜仍
請前外科家治之，彼能動手，必無慮矣。」乃延前瘍醫敷
藥去腐，凡二日一洗滌，半月後瘡合而癒。

㉜ 臁瘡

臁瘡外症，極為纏綿。幼時嘗見患此者，膿臭浸淫，
經年潰爛。治之法亦頗多，而奏效殊非易事。

辛亥歲，家君曾患此病。洗敷百施，時發時癒。繼有
縣之西堡村多福寺僧，名鐘靈者，祖傳外科數世矣，極有
把握，乃請治之。鐘靈來視，則曰：此臁瘡也，最畏散
藥、膏藥。若用膏散，必致增盛。生豆腐最好，但切薄
片，用暖水泡過，日日更易，不半月必癒矣。家父如言貼

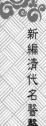

之，果克期而癒。

後余亦因磕傷發潰，慚致成此瘡，亦用豆腐貼之，口漸斂而痛時作，又有鄰人教以黃蠟化融去盡煙，加松香末少許，攤竹紙上貼之，果痛止而癒。

以不緊要之藥，治最纏綿之病，功如反掌，乃藥病貴相投，不在貴賤也。故志之。

㉝ 寒疝

常少①張炳堂同鄉，甲寅得疝病，腎囊重墜，膀胱時作痛楚，適入值圓明園，出城門路砌以石，長數十里，行者車傾側，車中人四肢竭力支持，多以為苦。炳翁一往返，疝痛甚，腎囊欲腫。延醫視之，倉促不暇細詰病狀，因曰：「腎囊腫多是濕熱下陷，利水清火痛自除。」炳翁於岐黃素憒憒，急服其藥，痛增甚，腰脅不可屈伸。

乃命余視，診其脈象沉遲，季肋丸丸，直上直下。乃曰：「此寒疝也，病由肝氣凝結，脅下如柱，非溫血養脅不可，利水清火，不增甚何為？」乃為合茴香丸一料送之，服未一兩而痛減。

適有盛京視學之命，炳翁即束裝出關。冬季來函，則曰：「藥已服完，疝不再發。」余猶以溫養告之云。

㉞ 痔

商友梁某，素有痔，兼好鴉片，發則痛不能起，且有隱疾，未嘗告人。一日痔發，不可忍，延一南醫治之。梁

---

① 常少：即太常寺少卿，為掌宗廟禮儀之官。

素弱，面目消瘦，飲食不思，南醫以為虛也，用桂、附補之，二日而腹膨如鼓，煩悶不安，因而痔益增痛。

急延余往視之，脈細數而有力。余曰：「陰虧血熱，且增煩躁，故痔作。鴉片最燥肺，肺主氣，氣燥而血亦不潤矣。再以桂附火之，無怪其增痛也。昔人雖謂痔有虛實，而未有不由濕熱內蘊者，先清其熱，則痛止。」遂用槐花散加歸芍而進之，夜半痛少止。次日又往，則進以歸芍地黃湯，十日而癒。

他日告余曰：「不惟病癒，痔亦癒。」余曰：「痔何能去？特血潤則不痛矣。須薄滋味，謹嗜欲，節勞逸，方可漸望其去。否則，發作無時。目中所見，固少因痔而死者，亦少治之痊癒者。」梁首肯。

後余以內艱①歸家。越三年餘，梁來信云：「本年痔發特甚，惟服君前藥少止，然成長命債矣。」

㉟ 目 痛（2則）

(1)喬某之子名夏清，忽踵門，先以函入，拆視之，詞極文雅謙抑，延之入。問之，已入縣庠。據云一別十餘年，家道零落，又以嫂氏妒悍，避其虐，舌耕於祁縣。春來乍得眼疾，兩珠痛楚，夜則尤甚。易數醫，無少效。因憶前治家君之病，甚有確見，故特來請治。余撥其眶視之，則黑珠周圍起白膜，帶二三紅血點。診其脈，則左關弦滑，尺微細。乃曰：此陰虧肝鬱也。幸未久，尚無害。若再遲數月，則生外障，翳膜遮睛，則揭去匪易。乃先開

---

① 內艱：母喪或承重祖母（長子亡後，長孫稱承重孫）之喪。

一疏肝散，又繼以杞菊地黃湯，二方並付之。告之曰：先服疏肝散三四劑，痛當止；繼服地黃湯不十劑，當無事矣。每晚臨臥，以火酒洗之，避風寒辛熱，遙遙數十里可勿再來省往返也。夏清揖而去。半月後，忽自稱謝，渭目疾痊癒，專申感悃，並偕鄰村郭某來云，亦有病求治，余適在城中宴會，未及見，後不果來。

(2)郭鶴軒名昌年，醫士也，貨藥於鄉。甲辰夏，忽患目痛，因自知醫，用黃連、山梔、菊花、薄荷之類清之，轉益增劇。不得已，延余視之。觀其不紅不腫，又無翳障，惟黑珠起紅一點。診其脈搏，沉數細弱，知為陰虛血熱，鬱於肝臟，無怪寒涼之不應也。因以杞菊地黃湯易生地而投之。一服而疼減，三服而紅點除，疼全止矣。

遂設席請教，乃告之曰：「凡眼疾有內外之分，前人雖謂眼無火不病，然火有虛實，病有內外。如暑天酷熱，天行暴腫，羞澀難開，此外症也，但用黃連、蟬蛻等洗之即可；如濕熱內淫，脾胃鬱火，因而攻目，必兼頭暈口渴、上下眶暴腫，此內實熱也；可下之；若夫不紅不腫，又無翳障，斷為陰熱無疑。君用寒涼，截其發生之源，能無增劇乎？」鶴翁乃謝不敏。

㊱ 耳 聾

直隸藩庫廳[①]張一端，介人也，以名家子，赴直候補。內艱歸里，與余時時作觴豆[②]之會，人亦瀟灑不群。

---

① 藩庫廳：清代布政司所屬之庫，管徵收田畝賦稅雜役之事。
② 觴豆：指飲食之具。觴豆之會，即今之會餐。

以其猶子①張文泉司馬與余為同譜，故叔呼之。庚申夏，忽患耳聾，人與言者，必大聲疾呼方可。適余約作消夏之會，入門與語，貌甚痴。怪問之，方知其聾。談次便請一診。問其得自何時？曰：四月中旬。延醫數四，皆以為肝氣，用平肝藥數十劑竟不效。乃診之，覺其六脈沉而數，兼帶弱象。因告之曰，此陰火上衝也。耳主腎，腎氣壯則耳通；腎氣虛則耳悶；腎氣寒則耳枯；腎氣熱則耳塞。君所患乃腎熱，絕非肝氣，吾鄉小兒多患此，甚則流黃汁，一予散肝，不益悖乎。

一翁問服何藥，乃以知柏地黃湯進。一翁似嫌過涼。余曰：長夏氣衝，兼胃中有濕熱，必無礙。但耳不聾，則勿服也。否則須服麥味地黃丸，其功稍緩。一齋歸而服之。余略不記憶，越年許，與其兄張立翁茂才談及，方知四劑耳即通。因憶其事，申謝再再。

㊲ 身面皆赤

星槎侍御之女，年十三，能讀葩經②、四子書③，唐詩古文，略皆上口。寫畫亦頗有法度，星槎愛如拱璧。乙卯夏，偶患發熱，身面皆赤。延醫視之，或曰瘟疫也，用藿香正氣散；或曰過食生冷，陽鬱於脾也，用散火湯；或曰中暑，用香薷飲；或曰實火，用承氣湯、天水散，而皆不效。急遣紀綱迎余。

---

① 猶子：即侄子。
② 葩經：《詩經》別名。
③ 四子書：四書的別稱，含《論語》《孟子》《大學》《中庸》。

問曰：頭痛乎？曰否，然則非瘟疫也；問腹痛吐瀉乎？曰否，然則非中暑也；問捫之炙手乎？曰否，然則非脾鬱也；問煩渴出汗乎？曰否，然則非實火也。余曰：既無此數者，必午後轉甚也。曰然；且眼黑耳鳴也，曰然；且口乾咽痛也，曰然。星槎驚曰：「尚未診脈，何瞭如指掌如是？」余曰：「此為陰虛內熱，既非彼，則在此。症如是，脈必沉數，不必診也。」

投以大劑歸芍地黃湯加生地、蟬蛻。二服而癒。星槎謝曰：「他人診脈，移時不放，立方之際，不勝遲疑，君寥寥數語，所見如是其捷，奏效如是其速，非絕頂聰明曷有此哉！」余謝過獎。

❸❽ 紅 痧（2 則）

(1)甲寅春，同鄉尋管香太史，在文昌館作團拜。申未之交忽患身疼，眾以為坐久而倦也。囑之少息，晚餐初上，竟命駕歸矣。次早張太常炳堂，專車迎余，曰：「管香病篤危在頃刻。」其紀綱乃多年舊人，涕泣長跪，求余救主人之命，余曰：「昨在會中尚同席，何至如是？」因繫心腹交，不暇櫛沐，而往視之。四肢椎床，昏不知人，提腕診脈，無一絲可見。按太谿則沸如湧泉，心頭突突亂動。余曰：「此紅痧也，症雖危，卻無礙。」乃刺其委中、尺澤，出黑血半盞，神氣稍定。急進柴葛解肌湯灌之，因囑眾人勿動，後半日當有紅紫點發於肢體，晚再進一劑，明早當再來也。

越日往視，炳堂太常迎門云：「君言果驗，此時紫斑夾痧而發，遍身如塗而心地清明，約無害也，已進粥

矣。」余驚曰：「誰使食粥？痧最惡粥，恐增劇也。」炳堂又惶恐自怨。待余入，又手足亂動，煩悶顛倒矣。急取麥芽湯灌之，始少安。晚以犀角地黃湯解其熱，又以小陷胸湯解其煩，越五日而病安。惟餘熱未清，身如束縛。余曰：「血熱傷陰，固應爾爾。」命服滋補之劑，半月而後，安然如常矣。

(2)吾里中有口頭語，見臥病者則曰傷寒熱病，醫者來則曰汗證也。而不知傷寒與熱病二者大相反。蓋傷寒，則真傷於寒，須用熱散，仲景之法是也；熱病，則外而風寒暑熱，內而飲食嗜欲，皆能致之。一或不慎，殺人易於反手。春溫夏熱，河間之法最善。至飲食嗜欲，則合東垣丹溪之法。參而通之，無遺蘊矣。

長媳初入門十餘日，得溫病。呻吟叫號，反側不安。因新婦，急告其父。其父延一醫來，則吾里中丙午茂才也。幼嘗同考試，其人玩世不恭，鄉黨薄之，頗落拓。雖通醫理，而所讀不知何書，每治病，藥寥寥三四味，皆以分計，故獲效甚少。請視長媳，出告余曰，痧也。宜服犀角解毒湯。尚覺近理，急服之，痧未出而熱如故。又易一醫，乃河南武安藥僧也，初解藥性，立方字常誤，胸無墨水，而治病頗有一二效者。適為鄰治病，延之來。診脈不一刻，即出曰，此是痧證，又兼胃寒，故胸煩作嘔耳，須用溫散。請其方則平胃散也。余不欲令服，而家中人皆曰，時醫常以誤效，請一試之。藥入口則熱幾如狂，晝夜不安。實無可處。

余乃入診之，脈極沉極數，而外症甚險。告其父曰，以弟愚見，當是陰虛血熱。此熱證，非痧證也。如是痧，

流連將十日，何無一點發耶。此雖新來，乃弟兒婦，當以
私意治之，倘有誤，親家亦相諒也。

其父諾。乃以大劑地黃湯易生地，合三黃湯滿飲之。
二更許沉沉睡矣。又恐餘熱未清，加蟬蛻、燈心，四服而
熱止，病始安。令常服麥味地黃丸，半月痊癒。

❸❾ 發 斑

余甥名映昌，以服賈奔走，兼不節飲食，四月忽得斑
疾。初斑未清，請董醫視之，董以時症兼食，用五積散，
病益重，渾身如丹，目睛皆赤。有老女醫為人按摩，延視
之，知為斑，乃以針刺其舌，又刺其陰而吮之。心稍清，
氣稍定，而熱則如故。

余知而省之。見面汗如流，口唇焦破，以為陽明胃
熱。診其脈則沉而數。問二便則小便赤，大便如常。腹亦
綿軟。知為陰熱無可下，宜清之，乃以知柏地黃湯進之。
初服而熱減，三服而熱清。困臥不起，面目黃瘦矣。惟急
索食。告之曰：病已去，不必服藥，惟飲食宜清淡減少，
否則恐復發也，調養一月而安。此亦陰熱證也。

❹⓿ 痘 疹

乙卯夏在都，一日將值圓明園，衣冠而出，將登車。
忽一老嫗跪車下，自言伊孫病痘甚危，聞老爺善醫，敢乞
一救小孫之命。余恐誤公，辭以本不善醫，痘疹尤所未
習，使之再覓他醫，而嫗涕零如雨，揮之終不去，叩頭幾
見血，旁多代為請者，無奈，急隨之。走不數步，已至其
家，蓋右鄰有乳媼，日在街望，閽人告之也。

視之，乃一男，約四五歲，見其痘形平板，色不紅潤，手足發厥，且時作瀉。法在危險，而顆粒分明，大小勻稱，且日進粥三二碗。

余曰：「氣虛不能托送，又過服寒涼，以致不起。」問幾日？曰：十日矣。視所服之方，則芩連之屬類多，因示以六味回陽飲，其家問幾服？曰：須二三服乃可。隨言隨走，連日公忙，幾忘其事。又一日雨後，不能遠出，閒到門外，前嫗抱兒而至，投態作謝。余方憶其事。

❹ 月經不調

越數月，余送堂幾府試，與觀察日日見面。談及其如君云：癸水不調，臍腹常疼，精神委頓，飲食不思，偶受孕，三四月輒墜。前在嶂曾服藥無數，茲又請教授齊老師治之，又請府幕錢老夫子治之，病仍不癒。皆以為癆矣，請一決之。

如君出則荊釵裙布寒素依然，向余展拜，余答之。診其脈則六脈俱虛，而無數象，右關尤甚。告觀察曰：此乃脾虛土衰之證，故精神少，飲食滯。至月事不調，懷孕輒墜，則中氣不能健固之故。極可治。但須積日累月，非旦夕可癒之病也。若遲延不治則久而泄瀉，或久而咳嗽發熱，面赤惡寒，真癆症矣。余先進以六君子湯加益智、乾薑、芡實，命服八劑後，服資生健脾丸。觀察問：丸藥服幾斤？余曰：多多益善。

後余歸介，觀察解帳①歸嶂。二年後，在會垣見其長

① 解帳：古代設帳授徒講學，故辭去講學職務稱為解帳。

子，問前病狀，則曰：邇來體甚壯碩，去年冬，竟舉一女，家父猶時時道及而銘感焉。

❷ 血 崩（2則）

(1)鄰人劉錫慶之姊，三醮而仍寡，年近五旬，忽患血崩，村醫以為蹉跌，用髮灰、地榆類澀之而不效。經月餘，來邀余治，見其面白如灰，氣息僅屬，甚不堪。視其脈則沉細遲弱，凡虛象無所不有。乃曰：此病危如朝露，過半月恐不救也。又貧寒難事藥餌，急欲辭歸，其婿忽止之曰：岳母病如可癒，藥錢我任之，萬一不救，則不必矣。余感其義，乃告之曰：君熱腸如是，余當竭力，雖無旦夕效，然性命或無礙也。

投以大劑六味回陽飲，二日而精神起，然崩則如故。其婿來曰：命似可救，而血崩不止。余曰：君無慮，止血崩實易事，但岳母陽陰兩虛，不固其氣，血崩難止。今有回陽飲以固其氣，再用提補，靡不效矣。

又投人參養榮丸，加柴胡、升麻以提之，又加芡實、龍骨以澀之，凡五進而血止，因命專服人參養榮丸，兩月後，偕其婿來斂衽拜謝。

(2)戊午秋，張七兄親家之夫人，繼室也。即前病喉痛者之姑，年未四旬，得血崩疾。其家富甲一鄉，因距城頗遠，恐有倉猝病，醫藥不便，乃設藥肆於家，而鄉中貧苦者，輒造而請視疾，故亦時時觀醫書。以夫人病崩，自用血餘散止之小效；更一醫，又以為熱，用寒涼清之，轉益甚。乃囑張俯求余治，余以路遠辭，而張哀懇至再，不得已隨之去。

入而視之，見病者面如石灰，唇指皆白，知為血虛之極。乃診其脈則微弱特甚。乃曰，此中氣下陷，脾虛不能攝血，故崩不止。再服寒涼恐血脫也。此時不宜峻補，但提其中氣。氣能統血則崩自止。澀之，截之皆非法。因為開補中益氣湯，宋似嫌其平平無奇。

乃告之曰：君曾讀醫書，不聞士材先生之言乎，其云：補氣有行血之功，補血無行氣之理。二語極為明確。可見血隨氣行，氣升則血升，氣降則血降。若不攝其氣而徒止其血，所謂揚湯止沸也。今升其氣，使攝血而不下降，然後再用聖癒、養榮之類補其虛，氣血相調，並可受孕，治病猶餘事耳。宋豁然悟，首肯者數四。更為開大劑聖癒湯，余告曰：服補中湯不四帖血當止，後以聖癒湯繼之，如恐其煩，可易湯以丸。

余去矣，不必再視也。歸不數日，時將春夏之交，宋遣人擔過牡丹二本。並道病已痊癒。再三申謝。

㊸ 閉 經（2則）

(1)鄰人李壽昌之妻，年四十餘，忽患經閉，其夫素務農，日用頗窘，兼無酒德，醉後輒加詬厲，妻久而鬱結，遂成病。適夏間陰雨，李忽踏泥而至。問何為？曰，家人病甚，擬請診視。余問何病？則曰：經閉數月矣，此時腹中脹痛，飲食不下，人皆以為蠱。請一視之，果不可治，亦聽之矣。問身體腫否？曰，不腫。乃曰，不腫則非蠱也。問痛多乎？脹多乎？對曰：痛有止時，脹則時時如此，幾乎大便不利。余曰，此氣滯礙血也，無須診脈，但服藥三四劑則病癒。李曰：不如一診，較為穩當。余曰：

新編清代名醫醫話精華

此病顯而易見，何在診脈，爾無非願病癒，但能病癒，何必診也。乃處以《本事方》琥珀散，命服四劑。

李持而去，余亦忘之。至中秋晚餐無事，余巡行田壟間，李忽攜鐮自禾黍中出而叩首，余驚問何故？對曰：內人服君藥一服，即胸膈雷鳴下氣而脹減，再服之，病全失矣。余以其病已癒，不必再服，至今月事不愆，飲食壯健，真仙方也。以農忙未得叩謝，茲遇君敢申意也。余笑而扶之起。說麻問稷，日暝而歸。

(2)里中鈕某之妻，體素壯，忽患月事不至，始以為胎。久而腹痛，又以為虛，補之益甚。留連數月，腹大如鼓，飲食不思。迎余治之。診其脈，兩關堅勁。

問發渴乎？曰：前半日多渴，後半日方可。余曰：此胃熱血結也。尋常必患胃熱，發則胸膈如燒，甚則發咳，痰必稠。病者曰：良是。先以三黃四物湯破之，二服後下紫塊十餘，腹少減。又以兩地地黃湯加山梔、連翹、通草，疊進之。逾月而潮至，然前後尚不齊也。命常服歸芍地黃湯，數月後如期血至，久而受孕矣。

❹ 不 孕

越二年，張七兄之女，適吾鄉大郎神村宋，數年不孕，月事不以時至，飲食亦少。春間忽患咽痛，人以為感冒瘟疫，凡解毒散風、消火涼血諸藥，無所不施，而喉痛如故。張求余治，診其脈沉而滑，恐喉中腫爛，以箸按其舌而視之，則痰核纍纍如貫珠。白喉連及上齶，且復如此。乃笑曰，如此不著緊病，乃累贅至是乎。頭不痛，鼻不塞，非感冒也；項不腫，喉不閉，非瘟疫也，不渴不

熱，非火也；不汗不昏，非風也。此乃痰熱上潮，結而成瘡形，按之軟而滑，其痛若口瘡。況病者體素肥，痰膜凝結，故數年不孕，月事不至。但去其痰則血絡通，不惟止喉痛，即月事亦當至也。其父喜，急索方，余以芩連二陳湯示之，告曰：二服喉痛自止，再合加味二陳丸一料，時常服之，不半年必更壯矣。病者聽之，余亦不問。

迨戊午春，於宗人處見張至，急揖謝曰：小女病，誠如君言，今抱子矣，鄙親家亦極感謝。為之一笑。

⑮ 產後氣虛

鄰人郝某之次女，產後經數月，飲食不思。精神減少，時兼胸滿，面黃肌瘦，延醫視之，以為癆瘵。投以八珍湯，獲小效，而病復如故。或又以為產後血虛，用大劑四物湯合生化湯，轉增腹痛。繼有庸手，作傷寒陰證治，去益遠而病增劇。治無可施，來求余治。診其六脈浮弱，右關尤甚。

乃曰：此氣虛，非血虛也。當補氣以生血。他人多用血藥，品多清降，不轉餒其氣乎？因處以補中益氣湯。

其父素明針灸，頗知醫，難之曰：病苦胸滿，益以補中，不增甚乎？余曰：令嬡胃氣下陷，清陽不升，故濁陰不降，以致飲食留滯，故胸苦滿。若清陽既升則濁陰下降，胸中自當痛快。命如方服之，三劑而精神作，飲食進。更命易湯以丸，一斤而痊癒矣。

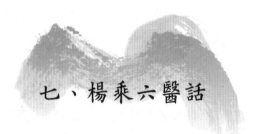

七、楊乘六醫話

楊雲峰，字乘六，清初康熙、乾隆年間西吳（今浙江湖州）名醫，「家世寒儉……鑽研於靈素性理及張李朱薛等書，窮流溯源，如有夙契差於此中，有一得每試吾技，幸無不旦夕建效。」擅長溫補之法，調理脾腎，溫中益氣，精於陰火辨識，著有《潛村醫案》，記驗案 40 則，其中垂危之證占十之六七。

案中以參附而效者大半，人參養榮湯、八味飲、補中益氣湯為其常用之方。該書市面已無蹤跡，彌足珍稀，今特選其大部分案例公之於眾。原書各案標題過長，今據案意另擬標題。楊氏另外輯有《醫宗己任編》。

❶ 汗 證

桐川朱御章弟，年二十外。勞倦發熱，上半身自汗如雨，隨揩隨出，三晝夜不止。一切斂汗方法並無一應。其岳陸右文，亟倩人邀予。至時，更數三籌矣。

診其脈浮細沉洪，軟弱無力。面白無神，舌胖而嫩且白而滑。

余意此必肺氣大虛，而腠理不固也。以黃蓍湯加五

味、附子各二錢。自子至卯連進三劑，其汗如故。

余思之良久，乃用蜜炙黃耆二兩，人參四錢，白朮一兩，蜜炙升麻、柴胡、陳皮各一錢，歸身、炙甘草、炒黑乾薑各二錢，白芍、五味、附子各三錢，大棗五枚，一劑而斂。

右文曰：「連服補斂之劑，汗只不止，乃用升麻、柴胡、炮薑等辛以散之，而汗立止，其故何也？」

余曰：「此症本以勞力傷其脾肺，中藏之陽陷而不升，衛外之陽虛而不固，以致陰氣不肯下降，乘虛外溢，故特用升柴以升提下陷之氣，並黑薑以收固衛外之陽，使陽得在外而為陰之衛，斯陰得在內而為陽之守也。程子論乾坤動靜而曰：不專一則不能直遂，不翕聚則不能發散。余就其言而言而反覆思之，可知非直遂則亦不能專一，非發散則亦不能翕聚也。」

右文喟然曰：「此真入理之言，出神之技，非沉酣靈素而根柢於易理者，不能有此論治也。吾婿餘生自當叨活矣。」後用生金滋水等劑培養而癒。

❷ 鼓 證

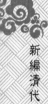

武林孫氏室女，年十九，病鼓證。先自頭面腫起，漸次手足浮腫，又次肚腹腫脹，小水不利。杭醫雜用枳實、厚朴、陳皮、蒼朮、三棱、莪朮、黃芩、半夏等並利水藥，腫脹益甚，更加痰喘，乃延余治。

余細詢其起病之由，知是寒水侮上，因治不如法，以致水勢沖中而土崩防潰也。以大劑補中益氣湯加木瓜、乾薑煎送金匱腎氣丸，服至月餘而癒。

❸ 痢 疾（2則）

(1)竹墩沈默齊弟廣蔭，病痢腹痛，裏急後重，晝夜百餘次。發熱口渴，體倦懶言，倦臥少食，小便不利。醫用痢門清熱消滯套藥數劑，病熱益甚，遣人招予往視。

診其脈緩大無力，面色嫩白，舌苔微黃。余曰：「此夾虛感寒，不可以痢疾正治治也。」乃用補中益氣湯重加白芍、炮薑，一劑而急重漸緩，痛痢隨減。再劑身涼食進，諸症悉除。

默齊曰：「余聞諸醫云，痢之為病，由於濕熱蘊積胃中，治法最忌溫補，惟清熱導滯，行瘀調氣，則痢自除。若用參、蓍、朮、草等則熱益熾，氣益滯，而血益凝，為禍不淺矣。今余弟病與濕熱蘊積者，果何分別？顧諸法不應，而必以溫補取效耶？」

余曰：「經曰，溲而便膿血，此氣行而血止也，行血則便膿自癒，調氣則後重自除。所以凡痢疾初起三日內，可皆用白芍藥湯立除者，以有歸芍、肉桂行其血，檳榔、木香調其氣，並有黃芩、黃連清其熱，大黃、厚朴導其滯也。但此症因中氣虛弱，與脾氣鬱結，十中寧有八九，似痢非痢。治當審察以上諸法，不可混施。今令弟本因中氣虛弱，內傷於寒，寒氣乘虛入於下脘，中州不運，故生滯下，是其病固由寒而得者也。且其寒固由虛而感者也，故其裏急後重，圊後必減，與濕熱蘊積，邪壓大腸而圊後不減者，迥不相同也。」

默齊曰：「身熱口渴，小水不利諸症，俱是毒盛，何弟以圊後之急重隨減，而據此以責其虛寒耶？」

余曰：「如所言，則其脈必洪大滑數而有力矣，未有

懶言倦臥，脈又緩大而無力者也。且毒盛則清熱導滯，行血調氣，宜其急重漸除，次數漸減，身涼食進矣。又未有諸法盡試而痢反加頻，身反加熱者也。」默齊為之歎服。

(2)邑中蔡健亭病痢，臍腹絞痛，裏急後重，晝夜無度。健翁自精醫理，所服皆培腎燥脾之劑，幸不誤事，但病根不斷，每一晝夜或五六次，或七八次，遲延三載，了無休息。形肉漸脫，力不能支，乃招余商之。診其脈附骨而緊，左尺尤甚，面色㿠白，舌色淡嫩且胖且滑。

診畢，健翁曰：「余病濕氣最重，看來脈上何如？」余曰：「寒氣誠有之，濕氣則未見得也。」

健翁曰：「痢之為病，大都由濕熱而致，若濕氣不重，何為久痢憊憊迄今三載耶？」余曰：「病非一端，各有所因。河間濕熱滲於腸胃與朱丹溪濕熱入胃等論，第就積熱致痢者。而究其所由來耳，不可以概。夫內傷於寒而為痢者也若翁之病，此則必為陰寒下襲，否則為生冷中傷，以致寒積在大腸，底所以諸藥皆不能到，而經年累月痢無止息也。」

健翁曰：「素性嗜蟹，病前日不輟口者兩月。今諸藥不癒，想為蟹積無疑，然則何法以治之？」余曰：「肌肉瘦削，脾腎大虛，須服養榮、八味各數十劑，待其氣血充足，然後蠟丸巴豆一枚，大如龍眼，空腹以熱水送之，到得蠟焗丸化，則藥已抵積所而其積即去，其根自除矣。」如法治之，果不再發。

❹ 吐血（**2則**）

(1)石塘汪天培弟聞遠，病血證，午後發熱，倦怠嗜

新編清代名醫醫話精華

臥，四肢痿軟，五心煩熱，醫用涼血清火之劑兩月餘，諸症益劇。更醫觀之，曰：「弱症成矣，無能為也已。」乃延余診。余見其面黃而萎，舌黃而滑，右手寸關大而緩，左手寸關細而緊，兩尺俱洪而旺。因謂天培昆弟曰：「據症合色與脈，乃脾肺氣虛下陷，不能攝血歸經也。其胸中必噁心漾漾，其血色必鮮紅而散。」聞遠曰：然。遂以補中益氣倍參蓍朮草，加白芍、五味、炮薑與之。且慰之曰：第服此血自止，身自涼，諸症自退矣。服至四劑，果如所言。聞遠曰：「吐血發熱，諸醫咸謂病從火發，乃服降火滋陰之藥 6 餘劑，而俱不應且增甚焉。得公數劑，諸症霍然，其故何也？」余曰：「凡病皆標也，而必有其本。本者，所以致病之原也。治病者惟得其致病之原，而處以對症之方，斯無不投之立應耳。若使見血止血，見熱除熱，而血果肯止，熱果肯除哉？則記一篇藥性賦足勝其任矣，何籍乎醫，而醫又何籍乎《易經》性理、《素問》、《靈樞》、張李朱薛之惟日孜孜也哉。」

天培昆弟為之歎服。繼用養榮加附子作丸，早晚兩次，每服五錢，服至兩月而健。

(2)石門鎮孫丙章，患吐血，咳嗽發熱，飲食不思，怔忡不寐，健忘驚悸，肌肉漸減，肚臍右側有塊作痛。醫用消瘀理血、滋陰清肺等劑，俱不應手，病勢增劇。其尊人風儀疑為怯症，徬徨無措。時余以他病見招，赴桐川，過玉溪，因邀余診。脈見左寸尤大，右關結滯，兩尺洪盛。面色白裏泛紅，舌色淡黃不燥不滑。

余曰：「此症乃思鬱傷脾，不能統血歸經，以致血虛發熱，血燥作痛也。其塊必不闊而長，不橫而豎，形似鐮

刀，非瘀而亦非痞，乃脾也，而居胃右者也。血盈則潤而軟，血少則燥而痛，凡鬱怒甚與思慮重者，類多患此。內經所謂二陽之病發心脾，在男子則隱曲不利，在女子則月事不來，正此症也。其傳為風消，為息賁者不治。今肌肉雖減，氣猶未急，亟救三陰，病尚可痊。」乃用歸脾湯去木香，加白芍、五味，煎送都氣九，守服兩月而癒。

❺ 咳　嗽

新墅徐右顏次郎喜蔭，病弱症。咳嗽，體倦，少食。墅醫以陰虛治，所服皆清肺瀉火之劑，百不一效，乃囑葉正芳致余診之。切其脈，六部皆沉而洪大有力，面色嫩白，時見嬌紅。舌體胖壯，前半淡嫩，後半黃膩。

余謂正芳曰：「諸醫以咳嗽面紅，脈大有力，便曰陰虛火盛，金受火刑，故妄用瀉火清金之劑耳。不知此由脾土不能生化，津液不得上佈，則肺失所養而陰虛，陰虛則肺熱，肺熱則上焰，火煽其竅，時為翕張而作咳嗽，蓋診其標則為金臟陰虛，而求其本則因中州氣弱也。其脈洪大有力而沉者，陽脈見於陰位也。其所以陽脈見於陰位者，由於陽氣素虛，又為寒涼所抑，以致陽遏不升而下陷於陰中也。」乃用補中益氣湯合生脈散，培脾土以升陽氣，滋肺陰以退肺熱，守方服至兩月而癒。

❻ 鼻衄

馬千施鳴玉，鼻衄如注，三週時半不止。一切止衄方法，並無一應。飲食不進，氣息欲絕，走人邀余救之。切其脈虛大而緩，面色萎黃，舌微黃而胖。知其四肢痿軟，

渾身倦怠，懶於言動而嗜臥者，匪朝伊夕也，詢之果然。而衄起之故，緣自鐘谿歸家，一路逆風，操舟盡力，不及達岸即衄，至今第四日矣。

余曰：此人中氣大虧，本不足以攝血，而復因勞力大甚，重傷胃絡。胃絡陽絡也，陽絡傷則血出於上竅。胃脈絡鼻，所以血出鼻孔也。乃用補中益氣湯加炒黑乾薑，一劑而衄止，復去乾薑加白芍、五味子，守服數劑，而從前痠倦懈怠、懶言嗜臥等症漸除。

❼ 肝虛脅痛

璉墅許五常內人，產後動怒，寒熱往來，脅痛口苦。漸次發熱晡熱，醫用風藥混加表散，肚腹左側忽增一塊，堌，大如掌，晝夜作痛。或疑寒凝，或疑食滯，或疑瘀蓄，或疑痞積，方藥紛投，益醫益痛。食減肌消，病勢垂劇就余診視。切其脈右關弦洪，左關弦數。面色黑瘦，舌色淡黃而乾。因問：「腹中左側有一痛塊乎？」病家驚應曰：然，起來一月有餘矣。諸醫不識，特求診示，不知此塊究為何物耳？」

余曰：「此症乃怒氣傷肝，肝經血少而燥痛也。蓋肝居胃左，本藏血者也。肝火不動，則肝血不虧，肝血不虧，則肝葉軟潤而下垂。若怒動肝火，火旺則肝血虧矣。血虧則肝葉燥矣，燥則硬而不能下垂，時為翕張，內與胃相磨，外與肌相逼，能不股股而痛乎？每驗性躁多怒者，往往患此，而歸女尤多。此症庸妄不知此義，謬指為積為痞，妄用香燥消克等藥，肆行誅伐，枉殺者不知凡幾，良堪痛恨也。」乃用滋水清肝飲，四劑塊消痛止。繼用歸脾

湯去木香加白芍、丹皮、山梔，間服十餘劑而諸症咸除。

⑧ 胸膈痞悶

武康徐以立適上柏朱氏，姊病胸膈痞悶，兼寒熱往來，口乾作渴，飲食不進，服諸寬利清解藥益甚。以立乃命伊甥朱思皇遣人邀余診之。其脈右關弦數而沉，面色帶紅，舌乾微黃。乃以益陰地黃湯與之。以立曰：「胸滿不食累月矣，陳皮、枳殼、桔梗、香附等日夜吞嚥，尚且不能通泰。地黃、山藥、五味、山茱萸之屬俱係酸澀陰滯之物，其可投乎？」

余曰：此症本因肝膽燥火閉伏胃中，而肝膽燥火之所以閉伏胃中者，則又由於腎水之不足。何也？蓋腎者，胃之關也。腎水不足，則火旺燻蒸而胃陰必虧。胃與肝膽相併，且為其所勝，胃陰既虧，則不能拒勝我者而使之不入。而肝膽者又賴腎水以滋養者也，腎水不足，則肝膽又失所養而陰虛，陰虛則燥火獨熾，熾則乘其所勝之虛，而閉伏於胃中矣。閉伏胃中，則胃陰益虧，又不能推勝我者而使之即出，由是衝於上則口乾咽燥，流於下則二便秘結而塞於中，則為胸膈痞悶矣。醫惟不知此義，反用香燥消導以治痞，所以腎胃之陰益虛，而胸膈之痞益甚耳。第服此，則腎水旺而胃陰生，火自清，痞自除，胃自開也。」以立深服余論，命煎與飲。次早即進粥碗許，胸次爽然矣。復用原方連服四劑，而寒熱各證悉癒。

⑨ 發 熱（4則）

(1)新墅李載揚嬸母，年六十。外病熱證，胸口痛

悶，神思昏沉，氣粗便秘。醫以發散消散與之增甚。邀余診之，脈滑數而重按有力，面色壅熱通紅，滿舌黃苔中間焦燥。余曰：「此食滯中宮，賁門壅塞，太陰之氣阻而不運，陽明之氣抑而不升不運。不升則氣不透，不透則熱而為火也。」以大劑疏肝益腎湯倍熟地與之。當晚下黑矢數十塊，熱勢減半，胸膈通暢，神情清爽。

翌早再診，脈見浮洪，舌上焦燥黃苔盡脫，而其色反黑如炭。其家問曰：「身熱已減而舌反黑，何也？」

余曰：「向者食滯便秘，上竅不透，下竅不通，火在其中，悶而不舒，故其焰光不能上進。今以純陰潤下之劑，滑腸以利便，便則下竅通而上竅之壅塞者去；膈以便通，火隨便洩，而其餘火之未盡者，得炎炎而上行，所以舌反加黑耳，何足慮焉。仍以前方加棗仁、當歸、山梔以滋水清肝，則未盡之餘火悉除，而舌自紅潤而不黑矣。」如言進之，即日午後舌黑退。遂以生金滋水及六君子加歸芍等，調理而癒。

（2）射村沈壹皆繼室，病感症。身熱口苦，脅痛頭眩，初服表劑不應。更醫重用發散，身熱益甚，舌黑唇焦，口渴煩躁，手足腫痛，大便艱澀，小便短赤，寢食俱廢，病勢增劇，乃邀余診。切其脈浮數無序，余曰：「此症乃肝鬱致感，因發散太過，以致血少陰虛而火燥生風也。」遂以滋水清肝飲備加熟地，一劑諸症悉退。次用歸脾湯去木香，加白芍、丹皮，調理而癒。

踰年，產後復因勞力致感，壹皆恐蹈前轍，不敢發散，一味養陰，漸至大便不實，飲食不進，氣促如喘，晝夜不能闔眼，闔眼即見一白髮老嫗，坐立面前。胸中戰

跳，恍惚不寧。舉家惶惑，遣人仍來邀余。

余至時將二鼓，壹皆具述病狀。余曰：「脫陽者見鬼，內經垂訓極明。然非謂真有鬼邪作祟也。蓋陽氣大虧則神不守舍，其所見者即其不守舍而飛越之元神也。所以男病必見男形，女病必見女狀，且虧在某臟，則某色獨見。若虧及五臟，則五色並形耳。不明斯理者，謬以為鬼，遂相率而著鬼耳。吾子理解甚析，正須圭持正論，力破群疑，其可為當局之迷，而使坤乾皆為著鬼之場哉。」

壹皆為之鼓掌，請進臥診之。其脈浮取如絲，沉則緩大無力。面色㿠白，眼光散大，舌胖而嫩且白而滑。余曰：「此勞倦傷中，氣虛致感，逼以寒涼，致陽氣益虛而陰氣乘之耳。」乃以參附養榮湯倍棗仁、白芍、五味與之。曰：「此逐鬼靈丹也，急煎飲之，服訖則老嫗不見而得闔眼矣。」

是晚齁齁達旦，寤則喘息已定，便洩已止，進粥碗許。繼用補中益氣加白芍、五味數劑，諸症悉癒。

(3)上柏朱湘波母，病熱證。痰盛喘急，煩躁口渴，喉中如煙火上攻，兩唇焦裂，足心如烙，小便頻數。西塘董子安擬用十全大補煎送八味丸子。湘波以時方盛暑，又是火證，不敢服，乃招余商之。切其脈洪大而數無倫，按之虛軟，面色游紅，舌上生刺，且斂縮如荔枝。

余曰：「此腎虛火不歸經，脈從而病反者也，當捨時捨症從脈以治之。」方用八味飲合生脈散，備加參地、附子。湘波見余方論與子安合，送出子安所擬方示余，余曰：「天熱證熱而用辛熱，非有灼見，不敢出此，何以疑懼為也？」乃取藥濃煎探冷與飲，而前症悉退。

（4）後窯簡聯三姪秀升，病感症，遍身壯熱，時作微寒，倦怠嗜臥，懶於言動，日輕夜重。醫以羌防發散與之，唇燥口渴，煩躁譫妄，不便不食，病勢增重，來招余。診其脈浮數無序，重按虛大無力。舌苔嫩黃，中間焦燥。余曰：「此內傷似外感症，因誤加發散以劫胃陰，所以津枯液涸，火無所畏而變生燥症也。」乃以左歸飲加生地、當歸、白芍與之，兩劑便解熱退。翌日再診，其脈浮數俱除，而虛大依然。其舌焦燥盡去而嫩黃仍在，其症焦渴躁妄悉癒而倦怠嗜臥如故。

診畢，秀升問曰：「繼起之病已退矣，乃初起之病一些不減，其故何也？」余曰：「病有緩急，治有次第，不可責速效也。蓋初起之病，因中氣素虛而來，繼起之病由胃陰暴傷而致。夫症見煩渴，舌見焦枯，脈見浮數，則知陽邪燔灼，陰汁將乾，使不救暴傷之陰，而先補素虧之氣，是為無制之陽邪樹幟，而將垂絕之殘陰下石矣。所以繼起之病速為先治，而初起之病反不得不置為緩圖耳。今陽火既退，陰汁漸充，則初起各症，余可為子立除之。」

遂以補中益氣湯合生脈散，四劑與之而癒。

❿ 伏 火

鐘溪姚舜琴弟又魯病感症，外涼內熱，肢冷口渴，胸膈痞悶，神思昏沉，語言譫妄，不食不便。舜琴與謝達宸同裏又最契，邀診之。達宸作肝經鬱火治，用逍遙散加生地、薄荷兩劑，病者益加煩擾不安，乃招余商之。切其脈沉伏，按至骨則細數有力。面黑而滯，舌黃而燥。

余曰：「據脈驗症，乃火遏陽明而胃陰不能充拓，所

以脈與症皆內顯陽徵，外呈陰象也。」舜琴曰：「症既火遏，法宜抒發，乃服逍遙加生地、薄荷而轉劇，何也？」余曰：「逍遙薄荷，風藥也，單走肝膽，不入陽明。肝與膽木喜風搖，故二經火鬱則用逍遙薄荷以疏之發之，火自透鬱自解也。若以陽明伏火而用單走肝膽之劑，風以散之，則火得風而益熾，其轉劇也又何疑焉？」舜琴曰：「抒發既非對症，然則當用何藥耶？」余曰：「第用左歸飲去茯苓以滋胃陰，再加生地、當歸以清胃火，則胃陰充足而火自退矣。」舜琴如言，立煎與飲。

次日脈氣起泛，神情清爽，肢體溫和，胸膈通泰。仍用前方數劑，飲食漸進而便通矣。逾數年，復病如前，醫見身涼脈細，方用左歸飲加附子，服後神情昏憒，狂擾不寧。仍來邀余，余即前方去附子加花粉，一劑即安。乃去花粉仍服數劑而癒。

⑪ 感冒誤治

桐川陸掄三病感症，發熱，咳嗽。醫用發散，嗽熱轉甚，氣短如喘，痰湧如潮，寢食俱廢，甚至譫妄撮空，危症蜂起，遣人延余診之。其脈輕按之滿指，重按之則空。面色㿠白，眼眶寬大，神水散漫。舌苔嫩黃，中間焦燥，兩手振掉。

余曰：「此症本屬氣虛致感，醫者誤用峻表，以致胃陰被劫而將亡，陽氣無附而欲脫，非亟救胃陰以收攝陽氣不能挽也。」乃用左歸飲去茯苓，加人參、五味，大劑濃煎。服訖即睡，時將亥刻，直至翌日午後方寤，寤則身涼，嗽止喘定痰消。繼用佐金滋水飲一劑，次早面上亮光

已退，舌上黑苔盡去。診其脈軟而細且沉矣，復用養榮湯加附子，四劑而諸症悉除。

⑫ 陽虛感冒（2則）

（1）菱湖吳御六，病感症。先作微寒，繼壯熱不止。頭眩噁心，吐沫不絕，胸中脹悶，出言懶怯，氣難布息，四肢麻木，兩腿痠疼，腰痛如折，寢食俱廢，大便秘結。時在夏月，醫用清暑解表、消食等劑，益熱益脹，不時暈厥。余診其脈，左手沉細，右手緩大而皆無力。面色㿠白，舌胖而嫩且白而滑。知其多欲陽虛而致感也，乃寫養榮湯加附子一方與之。旁觀者以熱甚又兼溫脹而投溫補，恐誤事不敢與服。

余曰：「但服此方，諸症悉退。若捨是而再用芩連退火，枳朴消食，則真誤事矣。」

遂煎飲之，一劑即臥，醒則大叫冷甚。比及半時，汗出如雨。再劑而胸寬食進，便通熱退。

次日再診，御六曰：「危候蜂起，咸謂無生理矣。得公兩貼，諸病悉除，真堪云神劑也。弟兩腿外臁向生瘡腫，循皮爛臭，膿水淋漓，痛癢難當，一切膏丹洗貼不癒，遷延至今六七載矣。不知可有法癒之否？」

余曰：「病有內外，原無彼此。此瘡之所以纏綿而不癒者，皆因陽氣素虧，不能下達，以致毒氣時墜，不肯上升故也。若仍用前方作丸久服，則陽分充足，氣血溫和而毒氣自出，瘡口自收矣。」如言守服兩月果癒。

（2）烏程潘中建季弟浴青，隨中建在京候選，籤掣岳陽石邑赴任。回南一路勞頓，感寒發熱，時作微寒，雜用

散風發表藥數劑，熱勢漸熾。改用清火養陰藥又數劑，熱勢轉甚。比到家，則舌苔已由白而黃，由黃而焦，乾厚燥裂，黑如炭色。神思昏沉，手足振掉，撮空自汗，危症蝟集矣。同好周庶膽、王龍溪皆郡中名手也，見其熱勢熾甚，以為寒之不寒是無水也，投以六味飲不應；見其舌黑如炭，燥裂焦乾，又以為攻伐太過，胃陰乾枯也，投以左歸飲又不應。

中建乃邀余相商，余診其脈，左關尺細而緊，右寸關大而緩，舌體浮而胖。

謂中建曰：「此證乃陽虛火衰證，即此舌亦非陰虧火旺舌也。蓋緣陰盛於內，而復益之以陰，重陰內逼，逼其虛陽於皮膚喉舌之間，故其熱益熾而振掉昏沉，其苔益厚而焦乾燥裂耳。若果是陰虧而火旺，則未有六味、左歸滋陰猛進，而舌反加黑，苔反加厚，身反加熱者也。夫舌亦有似實而實虛者，審之貴清；苔亦有似陽而實陰者，驗之宜晰。今以其舌之乾燥而責以陰虧，苔之焦黑而責以火旺。就常而論，誰不云是據理而斷，誰得曰非？殊不知陰虧而乾燥者，其舌必堅斂；火旺而焦黑者，其舌必蒼老，萬無乾燥焦黑屬陰虛火旺而舌見胖嫩者也。」

中建大服余論，乃擬養榮湯，用人參五錢，加附子三錢，一劑熟睡竟夜。翌早則舌上乾燥焦黑之厚苔盡脫，而變為嫩紅滑潤矣。仍用原方減人參二錢，附子一錢五分，連服四劑，回陽作汗而諸症悉除。

⑬ 戴 陽

丙申三月中，吳長人家染疫症。其父死於是，其叔死

新編清代名醫醫話精華

於是，其弟婦亦死於是。一家之中至長人而將四矣。時余以封翁沈舜友病滯竹墩，其仲弟卜予於星士錢令聞，甚吉，因延診之。其症身大熱，口大渴，唇皮焦裂，兩目赤色，兩顴嬌紅，語言謬妄，神思昏沉，手冷過肘，足冷過膝。其舌黑滑而胖，其脈洪大而空。診畢，伊鄰丁勷宸問曰：「此病尚有可救否？」余曰：「病非無可救，但非參附不救耳。」勷宸曰：「昨醫欲用白虎，今日乃用參附，一炭一冰，何其大相懸絕乎？」

余曰：「此證與白虎症相似而實相反，乃真假之所由分，即生死之所由判，辨之不可不晰也。蓋此症外雖熱而內則寒，其名曰格陽。格陽者，陰盛於內而陽格於外也。上雖熱而下則寒，又名曰戴陽。戴陽者，陰盛於下而陽戴於上也。所以其身雖壯熱如烙，而不離覆蓋；其口雖大渴引飲，而不耐寒涼；其面色雖紅，卻嬌嫩而游移不定；其舌苔雖黑，卻浮胖而滋潤不枯。如果屬白虎，則更當有四肢厥冷，而上過乎肘，下過乎膝，六脈洪大而浮取無倫，沉取無根者也。昨幸不用白虎耳，一用白虎立斃矣。」

遂以大劑八味飲加人參，濃煎數碗，探冷與飲，諸證乃退。繼以理中加附子、六君加歸芍，各數劑調理而癒。

⑭ 陽虛欲脫（2 則）

(1)苕中戴冶攻子麗延，年二十四，病感症。始則微寒發熱，醫用發散藥表之，繼而譫妄發狂。又以苦寒藥下之，旬日內寢食俱廢，危候蜂起。晟舍閔雄飛，病者之外父也，因延沈自昭診之。自昭以傷寒熱甚，又兼狂妄，為胃火熾盛，方用生熟地黃、天門冬、麥門冬、石斛、黃芩

等五六劑，病者益狂悖不安，乃招余診。面色㿠白無神，舌頭胖滑無苔，脈氣細緊無力。知其五臟虛寒，真陽欲脫。方擬養榮湯，用人參五錢加附子三錢與之。時病家及在座親友見余所擬方，與自昭相左，殊皆不愜其意者。然在生死所關，不得不求其當，不能為同好護短也。

因謂冶攻之兄大儀曰：「令姪病勢垂劇，急進余方，庶可冀其萬一。但主見不定，必為從旁所阻，佇看午後至申，兩足一冷過膝，則今夜亥子之交即為令姪人鬼之關矣。」冶攻果惑於旁論，勿與服。

至酉刻，則自足而上漸及腰以下，俱冷且硬。大儀以余言既驗，力催冶攻取藥煎之。自戌至亥，盡劑服訖，子時後由腰至足始溫和，五鼓則進粥半甌，齁齁熟睡矣。守服原方十餘劑，諸症悉癒。

癒後未及半月，忽右足大趾彎筋縮而痛，呼號枕席，有外科進乳、沒等止痛藥益甚。後延余診，余曰：「此因病後心慮少寐，一端懸想，徹夜不已，思慮傷脾，以致脾經血少不能榮養本經筋脈，所以筋攣而燥痛也。須以歸脾去木香加白芍，連服四五劑，則筋自舒，痛自止矣。」如言服之果癒。

(2)桐鄉諸聖濟，歲五十四。冬杪，因勞力致感，頭痛發熱，時作微寒。緣混表太過，口乾便秘，壯熱不退。復用苦寒瀉火等劑，頭汗如油，下頦脫骱，口角流涎，鼾聲如鋸，神情昏瞶，語言錯亂，甚至循衣摸床撮空等症諸惡畢備。伊兄聖瞻乃遣人邀余，余診其脈洪大躁疾，重按全無。驗其舌，糙刺如砂皮，焦黃如烘糕，並舌底俱乾燥斂束如荔枝肉，而滿舌卻甚胖壯。問其飲食云，日日進稀

糊碗許，大便則病來半月從不更衣。

　　診畢，余謂聖瞻曰：「若論外象則百不一活也。幸脾氣不洩，胃氣不絕，尚有生理。但須服藥之後，神得收斂而睡，脈得細靜而沉，方可渾身擔任耳。」

　　遂以大劑養榮湯重加附子，濃煎與服，服訖果睡。醒後複診，脈亦細靜而沉。服至四劑舌轉紅潤，惡症悉退，頻進稀粥，惟午後至子刻，尚有微熱未除。聖瞻疑陽藥助火，欲去薑朮桂附。

　　余曰：「勞傷脾肺，氣虛發熱，非甘溫不能除也。余猶嫌火力不及，不能蒸土回陽推出陰邪耳。火力一到而地氣上為云，自然天氣降為雨，頃刻為清涼世界矣。」

　　守服原方至十二劑，始戰而汗。汗後半晌，其婿忽叩臥，云此刻身冷如冰，問之不應，推之不理，不知何故。先生其急起視之，余曰：「此病既到今日，則斷然不死，不過一汗之後，虧其衛外之陽，故身冷懶言而無氣以動耳，子刻自平復，切勿舉家驚擾，致弄假成真也。」

　　頃之，果如所言，翌午後重欲便，扶至圊，虛坐努責者數次，忽小水癃閉點滴不能出，至翌日少腹脹痛不可忍，呼號床蓆。

　　余細思其故：乃因大便固結不出，幾及一月，則其宿物陳陳相因，貯於腸胃之中者，日積月累，合少成多。至於後重欲便，則大腸充實可知，而又頻加努責，將疊積胃底之糟粕，悉推送而歸併於大腸，以致大腸重墜，壅塞膀胱。膀胱為大腸壅塞，下竅不通，所以癃閉不出也。須以輕清之劑升舉大腸重墜，使膀胱少得寬鬆，則其下竅自通，小水自利矣。乃取補中益氣立煎與飲，下咽後，未及

片刻果索溺器。次早大便亦濡潤而出，飲食倍進，繼以養榮作丸，補中煎送，培補兩月而健。

⓯ 真寒假熱（4則）

(1)歸安張學海，世業醫。因疲於臨症，染時疫。微寒壯熱，頭痛昏沉。服發散藥數劑，目直耳聾，病勢增盛，口渴便閉，寢食俱廢。改用瀉火清胃解毒等劑，熱勢尤熾，油汗如珠，譫語撮空，惡候悉具。其大郎丹如求救於予。時在蒲節，余適有客，過午一飯之頃，來促三次。

趨而視之，其脈洪大躁疾而空，其舌乾燥焦黃而胖。診畢，丹如問曰：有救否？余見伊親族在座者皆同道，因答曰：「病本有可救，但有一著難救耳。」丹如又問何故？余曰：「壯熱譫語，口渴便秘，據其症則陽明火旺證也；躁疾無倫，洪大有力，據其脈則陽明火旺脈也；乾燥無津，焦黃有裂，據其舌則陽明火旺舌也。夫合脈症舌三者，既皆屬陽明火旺矣。則是擬其方白虎承氣方也，而顧欲以參蓍尤草投之，桂附炮薑進之，則惟病家不識藥性，不懂醫理者，或肯冒昧吞之，此其所以難救耳。」丹如曰：「諸藥不應，束手無計矣。果有可救則攻補寒暄唯所命也，先生其勿以掣肘為慮。」

余乃寫養榮湯用參附各三錢與之，曰：「服此後當得睡，睡則諸脈俱靜，諸症俱退而舌變嫩紅滑潤矣。」翌日複診，果如所言。

丹如曰：「家嚴此證凡同道諸親友未有不曰火盛者，而先生獨以虛寒論治，果以溫補見功，如此手眼，不知所憑何在耶？」

余曰：「證有真假憑諸脈，脈有真假憑諸舌，如證係實證，則（脈）必洪大躁疾而重按愈有力者也；火為實火，則（舌）必乾燥焦黃而斂束且堅卓者也，豈有重按全無脈者而尚得謂之實證？滿舌俱胖壯者而尚得謂之實火哉？」丹如乃恍然曰：「微先生則殺吾父矣。」仍用原方減去參附一半，守服數劑而癒。

(2)余族倬人弟，病熱證六七日不解。口渴便秘，發狂踰牆上屋，赤身馳驟，勢如奔馬，譫妄時不絕口，罵詈不避親疏。覆蓋盡去，不欲近衣，如是者五日矣。時余以歲試自苕上歸，尚未抵岸，倬人曰：「救人星到矣。」余孀母問是誰，倬人曰：「雲峰大兄回來也。」頃之餘果至，舉家及諸親友咸以為奇，為述於余。

余視之良久，見其面若無神，兩目瞪視，而其言動甚是壯勁有力。意以胃中熱甚，上乘於心，心為熱冒，故神昏而言動狂妄耳。不然何口渴便秘，而白虎、涼膈等症悉具耶？及診其脈，豁大無倫，而重按則空。驗其舌，黃上加黑而滋潤不燥。始知其症是陰盛於內，逼陽於外，故壯勁有力而見症如此，乃外假熱而內真寒者也。

因思其於余將至而先知之者，乃陽氣大虧，神不守舍，而其飛越之元神先遇余於未至之前也。遂以養榮湯加附子，倍棗仁、五味、白芍，濃煎與之。一劑狂妄悉除，神疲力倦，齁齁熟睡，周時方寤，寤則渴止食進而便通矣。繼用補中益氣加白芍、五味，調理而痊。

(3)新墅沈龍乾，病感症，身熱自汗，忽時作寒，嗜臥體倦，出言懶怯，口不知味，手足心熱，陽分稍安，陰分更甚。醫用發散，熱甚不解，漸至口渴譫語，煩躁便

秘。更醫雜用涼膈、解毒等劑，病勢垂危。其姨丈邱南苕延余往視，診其脈洪大而數，按之不鼓。面色淺紅，游移不定，舌黑而潤，手足厥冷。

余曰：「此假熱證也。」以八味飲加人參與之。諸醫以火症悉具，力爭人參、桂附不可服。

余曰：「公等以為陽明實火證乎？非也。蓋此證雖似外感，實本內傷，初起即忌發散，發散則津枯液涸，而口渴便秘、譫妄煩躁等變症蝟集矣。然外雖似實熱，而內本甚虛寒也。乃復用寒涼，重陰下逼，以致龍雷之火不安其宅而狂越於外，則非人參、桂附八味何以返飛越之孤陽，而納之復歸於宅哉？公等如其不信，且以附子作餅，熱貼臍間時許，便覺少安矣。」

病家試之果然，乃煎與飲，不及一時面上嬌紅立退，而譫妄煩渴等症悉除。次用生金滋水、補中益氣等劑，調理而癒。

癒後未半月，其尊人彝仲公，又病感症危甚，走力迎余。余至時候，醫者滿座，南苕亦與焉。同進臥所，余驗其舌苔，黑而枯，滿舌遍列人字紋。

余謂南苕曰：「脈不必診也。」南苕驚問何故？余曰：「此腎氣凌心，亦八味之對症也，誤用芩、連無救矣。」南苕曰：「昨日至今，每晝夜盡三大劑，約用芩、連果有兩許，子何以識之也？」余曰：「舌上明明現出耳。」龍乾昆弟哀懇曰：「即無救理，姑求一診，以冀其萬一。」余曰：「脈隱而難憑，不若舌之顯而可據也。舌既如此，脈可知矣，何以診為？」遂辭而別，踰日果歿。

（4）長興朱訥亭繼母，病熱證。胸口痞悶，眼赤羞

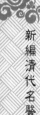

新編清代名醫醫話精華

明，遍身瘡腫，大便燥結，小水痛澀，聞聲則惕然而驚。醫者咸作火治，所用方藥皆解毒清火導赤。服至十餘劑火勢益甚，以至飲食不進，晝夜不寐，病勢轉劇。

延余診視，其脈浮分鼓指，沉則緩大，兩關尤洪軟而遲，乃知其外症悉屬假火也。因語訥翁曰：「據所見症本皆屬火，揆所用藥本多對症，但正治而不應，則非從治不可也。」乃以參附養榮湯予之。時議論紛紜，謂藥與症反，恐不可服。

訥翁就余商之，余曰：「芩連、桂附，兩者冰炭，一或誤投，死生立判，若見之不的，豈容輕試耶？蓋此症本為憂慮所傷，以致三陰虧損，又為寒涼所迫，以致虛火遊行，所以衝於上則兩目赤澀，流於下則二便艱難，乘於外則遍身瘡腫，塞於中則胸膈痞悶，蓋其標雖似實熱，而其本則甚虛寒。若果是實熱，則何以聞響則驚，且何以寒涼頻進而火勢反甚耶？」訥翁遂取藥立煎與飲，下咽後即得臥，臥至五鼓大叫餓甚。自寅及巳，連進稀粥三次，大便潤而小水長，聞響不驚，諸症悉退。仍用原方去附子，守服十餘劑而眼赤瘡腫悉癒。

⑯ 內傷變症

新墅徐卜臣側室，勞倦發熱，時作微寒，倦怠嗜臥，下午更甚。醫用發散兩劑，咳嗽不絕，脅痛如錐。更用清金瀉火，瀉痢不止，飲食不進，晝夜不寐者旬日。招余至，已束手瀕死矣。

按其脈浮分細軟，沉則緩大，面色㿠白，眼光散大，舌形胖壯而斂，舌色淡白而滑，兩手厥冷而振。診畢，余

謂卜翁曰：「此症不死，不過勞力傷脾，氣虛發熱。初起若用補中益氣湯，不一二劑即瘥耳。緣認為外感，誤加發散，因藥致嗽，因嗽致痛，因痛致藥，因藥致痢。胃陰被劫於咳嗽之前，中氣重傷於脅痛之後，無怪其不食不寐，危候蜂起矣。然症雖紛見，其實同原。彼用涼藥以清肝潤肺而瀉痢加頻，用暖藥以燥脾止痢而咳痛益甚者，惟不求其原也。」

乃擬人參、熟地、白朮各一兩，附子、炮薑各三錢，赤石脂、禹餘糧、炙甘草各五錢。卜翁曰：「附子一味，從來不投，奈何？」余問曰：「如今病狀，前經幾次矣？」卜公憤曰：「只今一次。」余曰：「既是只今一次，則從前自應不投耳，公勿疑焉。」遂如數稱藥，濃煎一大碗，徐服至大半，即睡去。

卜公欣然曰：「得藥即睡，得無果有生氣乎？」余曰：「酣然一覺，諸症全除矣。何第云生氣耶？但此時切不可驚擾。」時方巳刻，睡至戌分始寤。寤則咳利俱除，脅痛若失，口稱清爽而進粥飲。

是晚服訖前藥，安臥至曉，吃粥碗許。繼用調中益氣、生金滋水等劑，調理而癒。

⑰ 腹 脹

司農汪柳亭，年近六旬。春仲病腹脹兼作痛，飲食不能進。服群醫藥十餘劑不一應，且增甚。

遣人招余，診之六脈洪大滑盛，重按益加有力，如年壯氣實人。而面色則㿠白而帶萎黃，舌色則青黃而兼胖滑。診畢，余索前醫所擬方遍閱之，則皆香附、厚朴、烏

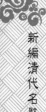

藥、木香、山楂、神麴、陳皮、半夏、藿香、延胡索、枳殼、桔梗、萊菔子、大腹皮等一派消導寬快之屬。

因謂柳亭曰：「若但據脈症則諸方殊得當也。第面色白上加黃，且㿠而萎，舌色黃裏見青且胖而滑，則症之脹痛與脈之洪盛可知皆非實候，所以陳皮、枳殼、木香、烏藥等劑，日夜吞噉而腹痛依然，腹脹如故也。不知此由心機太重，心境不舒，思慮鬱怒，虧損肝脾，以致肝脾兩經氣血兩虛而臟寒生滿且作痛耳。」

乃擬養榮湯倍人參加附子一方與之，柳亭以余言切中病情，即命取藥立刻煎服。一劑而痛脹隨滅，再劑而痛脹全除。繼用補中益氣加白芍調理，而飲食如舊。

次年三月中，桐川汪辛仲以母病致書柳亭，遣力延余，柳亭囑友人陳星川伴余同往。星川於舟次間曰：「柳亭胸次灑落，興會豪舉，吾郡縉紳先生中推第一，不知當日子何所據，而責其為思慮傷脾，鬱怒傷肝耶？」余曰：「有諸內必形諸外，察形觀色，自見其中。彼舌見青色，非肝膽病乎？肝之志為怒，凡鬱怒用事而肝膽病者，其舌必青；舌見黃色非脾胃病乎？脾之志為思，凡思慮用事而脾胃病者，其舌必黃，故知其為肝脾傷也。」星川曰：「形盛脈大，焉知其症屬虛寒乎？」

余曰：「凡物之理，實則堅，虛則浮，熱則燥，寒則濕。今舌色青上加黃而胖，則為肝脾之虛無疑，而脹非實脹，痛非實痛可知矣；胖而兼嫩且滑，則為肝脾之寒無疑，而脹為寒脹，痛為寒痛可知矣。引而伸之，諸臟皆可類推。余茲三十年來，所挾以破群醫莫破之疑，治各種難活之候而幸無或誤者，所恃有此法也。使不有此法，則何

以陰陽虛實見之悉得其真，補瀉寒溫投之則神其應哉？」星川乃大悟曰：「不服藥為中醫。」

⓲ 痰 厥

吳江朱聖功內弟翁姓者，病癇證。每日至子時必然僵仆，手足勁硬，兩目直視不能出聲，其狀若死，又必午後方蘇。蘇則言動依然，飲食如故，別無他病。如是者三年，並無虛日。吳門橋李雲間，武林素有醫名者，遍求診焉，而俱不告以何故也。癸丑七月，聖功乃來延余。

余至時，日已過午，病者方蘇。見其氣色晦滯，口眼呆瞪，面若失神，上下眼胞周圍黑暈。舌壯如無皮，診其脈右關虛大而滑，左寸欲有散意。

余謂聖功曰：「此非癇證，乃痰厥也，必因驚而得者也。蓋心為君主，凡七情皆由此起，驚則心包氣散，君火受傷，脾土不生，中州虛損，水不能攝，乃因而生痰矣。夫痰之上下隨氣為升降者也。天地之氣，升於子而降於午。人身一天地也，當其半子初開，一陽方肇，其氣上升，痰亦與之俱升。逢虛則入而迷於包絡之中，此其所以不省人事而僵仆若死也。及其一陰生於午中，則其氣下降而痰亦隨之同降，包絡得以清虛，則天君泰然百體從令矣。《素問》以心為君主，而云主明則下安，國乃大昌，主不明則十二官危。吾於此症益見也。」

聖功曰：「受驚幾死，數年前果有此事。但余內弟已四十外矣，何以知其病由驚得耶？」余曰：「雜合色脈，自可得之，非敢率胸臆妄為推測也。」

聖功曰：「因驚致損，因損至痰，三載疑團，一朝震

悟矣。第為今之計，且先鎮其驚乎，抑先消其痰乎？」余曰：「鎮驚固不必，然消痰亦無益也。為今之計，惟有補其君火，箍其包絡，包絡一箍，則其氣不散，即使痰隨氣上，不能侵擾而為害。且君火漸旺，則能生土以攝水，其痰不消而自消矣。」

乃以養榮湯去遠志，倍棗仁、五味、白芍，一劑與之，是晚果即不發。攀留五日，連服十劑，夜夜安然，一覺酣臥至曉矣，為之留方而別。

⑲ 痿 證

時掄之母孀居，臥病不能起於床者兩載矣。或作濕治，或作痿醫，集方累帙，百無一效，因並致余診之。其脈緩大無力，面色痿黃，舌胖而滑。

余問：「飲食不思，略食即飽，且夢中常見神鬼，醒來胸中戰跳乎？」掄三曰：「俱如所言。」

余曰：「此命門火衰，元陽虛憊，心火衰息，脾土不生，中氣不旺，以致四肢痿軟無力而不能舉動也。」亦用養榮湯加附子，煎送八味丸，不一月而舉止行動如常。

⑳ 咽喉腫閉（2則）

（1）吳家柵房佐生子，年近三十。病咳嗽，午後稍安，午前更甚。醫作傷風治，連進芎蘇、十神等數劑，咽喉腫痛，痰涎上湧。更醫視之，又以為喉閉也，猛用芩連寒苦之劑，熱益甚，喉益閉，氣喘如鋸，不寐不食，危症悉具，請診於余。

其脈輕按之滿指，兩尺更覺有力。其面游紅，其舌枯

黑，其唇焦燥生皮。其氣自臍下衝上。

診畢，余謂佐生曰：「此腎水不足，六味之對症也。乃不壯水之主以鎮陽光，而反加風燥，則陰為燥劫，虧者益虧，火得風搖，旺者益旺，由是則水為火灼而湧沸為痰，咽為火逼而腫閉作痛，變症蜂起矣。變症既已蜂起，猶不補水以制火，而復用寒涼重傷中氣，以絕其肺金生化之源，則其呼吸促急，不能接續，似喘非喘，聲如曳鋸，寢食俱廢而勢劇垂危也，又何怪乎？」

遂以都氣飲予之，一劑而鋸聲除，喘息定，鼾鼾熟睡。醒則腫痛已減，痰涎悉退，飲食漸進。繼用六味合生脈，歸脾加白芍，守方間服月許而咳嗽全除。

(2)射村吳雲從內人，兩目赤痛，上連太陽，下及肩胛。醫以頭風治，雜用荊防、辛芷之屬，赤障如膜，目痛轉盛，口燥唇乾，喉中如煙火上衝，窒塞不利。醫者乃重用苦寒瀉火之劑，病者復縱啖生冷爽口之物，遂至咽喉腫閉，點水難吞，病勢危急，惶無措。適余由下昂旋里過射村訪沈壹皆，因求診。其脈兩尺沉而軟，兩寸洪而旺，兩關獨細而緊。舌見紫色，上加微黃而胖。

正診間，其廚下一老嫗云：「昨日尚吃火柿數枚，今乃滴水不能下咽，恐縱有仙丹，無奈其喉嚨作壞何矣。」余得此數語，益悉其所以腫閉之故，即為想一進藥之法。隨令老嫗取土磚一塊，投火煅熱，夾布數層，熨於氣海，頃之覺滿腹溫和，試以米湯可咽矣。遂即取藥立煎與服，服後即睡，安臥至曉，腫閉如失。

次早壹皆來候，云：「昨用何藥其神乃爾？」

余曰：「附子養榮湯耳。」

新編清代名醫醫話精華

壹皆曰：「此何症也，而用此等藥耶？」

余曰：「此症本以思慮鬱結，傷損肝脾，以致氣虛血少，怒火上衝，故目赤頭疼，見症如此，其實無風可散也。醫不知此而妄用發散，則火得風而益熾，血得風而益燥矣；醫者以其火益熾血益燥也，而苦寒瀉火之劑乃復肆行無禁；病者以其口益乾、唇益燥也，而生冷爽口之物乃又縱啖不忌。重陰內逼，中氣大傷，則虛火無畏而直奔於上矣。夫人之咽喉，猶夫灶之曲突也，唇口乾燥而咽喉窒塞，則火氣到此直達既已無門，轉灣又加有凝，此其所以閉則必腫，腫則益閉，而滴水不能下也。此時若於火中沃水則寂滅矣，火上添油則焦爛矣。唯於火下加火，則同氣相引，上焰即熄耳。」

壹皆拍案稱奇，且曰：「此種論治，洵足拓人識力，請立一案，以為後來一鑑。」

❷❶ 瘰 證

下昂俞文遇，患瘰證。左右大小十餘枚，俱堅硬如石。頸項腫大，不能展側，兼具吐血、咳嗽、夢遺、洩精等症。服藥半年皆滋陰瀉火，固精伐肝之劑，遂致痰咳不絕，夢洩不止，竟成弱症。

九月中，偕前邱吳玉山就診於余。余適以封翁徐商農先生病在邑中，不及面遇，日復相招。

余見其性情慷慨有豪爽氣，且操心精細多思慮，做事剛果有決斷，語言躁直不欺然諾，同里人皆重之。知其致病之原，由於肝膽用事，惱怒居多，以致肝膽先病而延及心脾者也。其痰咳不絕者，肝氣虛逆，痰隨氣上也；其夢

洩不止者，肝經氣血虛損，疏洩失職也；其瘰證腫大，堅硬不能消散者，肝經氣血虛滯鬱結不舒也。

診其脈，弦勁中兼見躁動，而左手關尺獨緊細如刀口。舌色青嫩而胖且滑，乃以養榮湯倍肉桂主之。服至月餘，內外各症俱有痊意。

遂以前方作丸，佐以歸脾、養心兩方，隨症消息，守服三月諸症悉除，而左右兩邊瘰證俱消。

㉒ 產後發熱（2則）

（1）歸安沈指南室人，分娩後發熱，自汗，五心煩熱，四肢懈怠，懶於言動。胸腹脹悶，怔忡驚悸，少寐少食。每日子後稍安，午後更甚。時在三伏，或以為暑，或以為痧，或以為瘀，或以為滯，集論紛紛，無一確見。所進湯藥，非清暑去痧即破瘀消滯。延至七月初，寒熱如冰如烙，往來不歇，自汗如雨如油，寢食俱廢，乃延余診。

余據前症而合之面色，則白而㿠，舌頭則胖而滑，脈氣則脾肺大而緩，肝腎細而緊，按之皆無力，知其氣血大虛而大寒也。以養榮湯加附子二錢與之，正在煎藥，適西關外一醫者至，指南出余所定方示之。

醫者曰：「症候至此固知無生理矣，然尚有一息未斷之氣，或者別有商處，以庶幾於萬一。今以如此熱天，如此熱證，而用如此熱藥，下嚥後非煩躁發狂，即七孔流血，不轉眼斃矣，真無望也已。」

指南懼不敢服，醫者乃用藥胡一錢，黃芩二錢，花粉三錢，丹皮、山梔各錢半，甘草五分，且謂指南曰：「少陽邪氣既深，陽明胃火又盛，非此清火逐邪，不能救也。

一線生機在余早來一刻，不使桂附入口耳。」服藥後自酉及辰，扼捏不安，危劇尤甚。時吳門陸鳴九寓苕中，請診焉。鳴九謂指南曰：「此症氣血大虛，肝脾將敗，非具有膽識如昨用參附薑桂者，不能挽矣，何不傾心任之？」指南猶猶豫未定，決於卜，乃復延余。

及赴診則傍晚矣，群醫尚在座，昨之西關外者亦與焉。余向指南索余所定原方，又添附子一錢五分，肉桂五分，餘俱如昨。

指南曰：「昨因方有桂附故不敢投，今益加重，不尤令人膽怯乎？」余曰：「昨多涼藥一劑，今加桂附二錢，正內經所謂，時必順之，犯者治以勝也。如此熱天，如此熱證，如此熱藥，設有不投，人鬼立判，寧敢稍有誤耶？下咽後即得睡矣，得睡即活矣。」

比晚進藥一劑，果齁齁熟睡至寅刻始寤。寤則汗已止，熱已退，胸膈通泰，進粥碗許。

自此守服原方，每日兩劑，每劑參附各三錢，薑桂各錢五分。至第三日，寒戰索被加至三四，只叫冷甚，舉家又甚惶惑。鳴九曰：「莫非間日一發之瘧疾乎？」余曰：「此陽回佳兆，非瘧疾也。助以參湯即微汗而止矣。」如言果安。照前方服至第六日，諸症悉除。繼用十全、八珍等調理而癒。出步後，因遷臥上樓勞力，復發熱。伊時指南因公外出，其大郎飛雲以熱勢熾甚，疑前症復發。余曰：「氣虛勞復，固病後常事，補中益氣加白芍多服四劑自癒耳。」如數服之而痊。

(2)雙林許聖祥次媳，產後發熱，或時作寒，頭痛體倦。村醫誤以為感，妄加疏散，口渴心煩，身益加熱。改

用清邪降火等十餘劑，飲食不進，諸症轉劇，乃遣人邀余診之。其脈浮取似數，重按則芤，左手尤甚。唇舌皆白，面無血色。余用十全大補湯加炮黑乾薑。

聖祥曰：「如此大熱而用炮薑、肉桂，何也？」

余曰：「陽在外，為陰之衛；陰在內，為陽之守，兩者相依附者也。今產後陰血大虧，虛陽無附，浮散於外而為熱。非引浮散之陽歸於柔陰，則其熱不退。故用溫補血氣之劑，欲其補以收之也。」

聖祥曰：「薑桂味辛而散，何云補以收之耶？」

余曰：「桂逢陽藥固能汗散，若逢血藥即為溫行；薑之為用，生則開肌發汗，熱則溫中散寒；至於炮黑則入血且能領氣藥以入血分而生新血，故以大補為主加佐而用之，使陰得陽生，則熱自除耳。」

遂煎飲之，四劑，果熱退身涼。連服十餘劑，面色唇舌紅潤如常，諸症悉癒。

㉓ 子 懸

牛墳家我修內人，懷孕八個月。一日胎忽上搶塞至心口，喘滿不食，自汗悶絕，促余往救。至則僵臥在床，口噤目直，視其面色不赤，舌色不青，按其兩手，尚有脈息。急取丸子兩許，滾水研化灌之。灌至兩酒杯，胸口鬆動，口開睛轉，手足運動而蘇矣。

我修問：「是何藥乃而神應？」余曰：「八味地黃丸也。」又問：「此何病也，而用此丸？」余曰：「此子懸也，其故由於下元虛冷，胞中無火以養嬰兒，故特上湊以就心火之溫，如人睡被中足冷則上縮也。」

我修驚服，後用蓍尢芎歸煎送前丸，服至兩月而產。

㉔ 慢脾風

仙潭孫自范甥孫，慢脾證。痰涎湧盛，咳嗽身熱，四肢抽搐，自汗，嗜臥露睛，撮空手振。屢進補脾兼消痰逐風之劑不應，自翁錄症袖方商於余。

余曰：「此症風自內出，本無可逐；痰因虛動，亦不必消；只補脾土，諸症自退。但據所示兼症，則其面必㿠白，眼必散大，舌必胖滑，色必嫩白，頸必軟而頭必垂矣。」自翁曰：「誠如所言，予固知其虛也，乃救虛而不應，究何故耶？」

余曰：「諸症皆屬寒，而諸方止救虛者也。使天柱未倒，固自響應矣。然其間逐風消痰之品尚須削除務盡也。今頸軟頭垂則天柱已倒，而虛上加寒顯有確據，非炮薑、桂附何以追已去之陽，而蘇垂絕之氣哉？」

乃寫參附養榮湯一方與之，且囑之曰：「如阻以稚幼純陽無補陽之法，則危在旦夕，百不一活矣。」自翁歸，速命取藥立煎與飲，一劑而各症悉減，三劑而各症全除。次用五味異功散加煨薑、白芍，調理而健。

國家圖書館出版品預行編目資料

新編清代名醫醫話精華／張存悌、白龍、趙文文編著.
——初版，——臺北市，大展，2016〔民 105.06〕
面；21公分—（中醫保健站；71）
ISBN 978-986-346-114-2（平裝）

1.中醫 2.醫話 3.病例

413.8 105005419

新編清代名醫醫話精華

編　　著／張存悌　白龍　趙文文
責任編輯／壽亞荷
發 行 人／蔡森明
出 版 者／大展出版社有限公司
社　　址／臺北市北投區（石牌）致遠一路 2 段 12 巷 1 號
電　　話／（02）28236031，28236033，28233123
傳　　真／（02）28272069
郵政劃撥／01669551
網　　址／www.dah-jaan.com.tw
E-mail／service@dah-jann.com.tw
登 記 證／局版臺業字第 2171 號
承 印 者／傳興印刷有限公司
裝　　訂／眾友企業公司
排 版 者／菩薩蠻數位文化有限公司
授 權 者／遼寧科學技術出版社
初版1刷／2016 年（民 105 年）6 月　　　　定價／330元

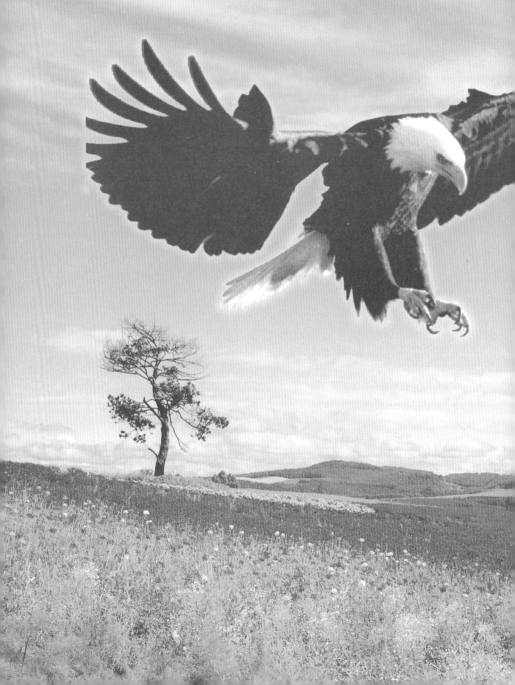

大展好書　好書大展
品嚐好書　冠群可期

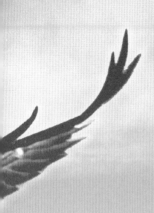

大展好書　好書大展

品嘗好書　冠群可期